내과의 불편한 진실

편저자 Yasuhiro Komatsu,
Makoto Taniguchi

옮긴이 김 영 설
이 상 열

군자출판사
KOONJA PUBLISHING INC.

내과의 불편한 진실

첫째판 1쇄 인쇄 | 2014년 05월 14일
첫째판 1쇄 발행 | 2014년 05월 19일

지 은 이 Yasuhiro Komatsu, Makoto Taniguchi
옮 긴 이 김영설, 이상열
발 행 인 장주연
출 판 기 획 노수나
표지디자인 김민경
편집디자인 한시대
발 행 처 군자출판사
　　　　　등록 제 4-139호(1991. 6. 24)
　　　　　본사 (110-717) 서울특별시 종로구 창경궁로 117(인의동 112-1) 동원회관 BD 6층
　　　　　전화 (02) 762-9194/5　　팩스 (02) 764-0209
　　　　　홈페이지 | www.koonja.co.kr

ISBN 978-89-6278-640-8

정가 27,000원

Basic Q&A for
Medical Residents
First Edition

내과의
불편한
진실

지음 ● Yasuhiro Komatsu
Makoto Taniguchi

옮김 ● 김영설 · 이상열

군자출판사

서 문

날마다, 무심코 시행하는 검사, 처치에 대해 거듭 「왜 이것을 시행하는가?」라고 물었을때 생각보다 대답하기 어려운 경우가 있다. 이러한 질문들은 학회에서 시행하는 연수강좌의 주제가 되지는 않지만 조금 신경이 쓰이는 것이다. 이에 우리는 지금은 찾아보기 어려운 옛날 교과서나 진료 지침을 참조해 보아도 잘 기록되어 있지 않은 그런 내용들 중에서 중요한 항목들을 모아 책으로 엮어 보았다.

과학기술을 발전시키는 원동력은 지적 호기심과 더불어 앞으로 나아가려는 마음가짐에 바탕을 둔다. 사실 전문직의 일이라도 일상적인 업무를 반복하는 경우가 대부분이다. 그 안에서 의문을 찾아내서 새로운 사실을 발견하려는 마음가짐에서 연구가 시작된다. 영국의 사상가 Thomas Carlyle은 "Science must have originated in the feeling that something was wrong"(과학은 무언가 이상하다는 느낌에서 시작된다)고 말했다. 매일의 임상 현장에서 생기는 사소한 의문이라도 소중히 여겨야 한다.

사소한 의문이라고 해도 내과 전체에서 바라본다면 그 종류가 셀 수 없이 많다. 갓 졸업한 신입 인턴이 가지는 의문, 갓 트레이닝을 시작한 레지던트가 가지는 의문, 그리고 수련 과정을 다 마친 전문의가 가지는 의문에는 차이가 날 수 밖에 없다. 사실 전문의가 되면 정답이 없는 문제가 예상보다 많다는 사실에 기가 죽기도 한다. 무엇보다 전공의가 모르는 것의 대부분은 공부 부족이나 경험 부족에서 생기는 것에 비해 전문의가 전문 분야에 대해 「모른다」라고 말할 경우에는 온 세상에서 아무도 대답할 수 없는 문제일 경우가 많다.

수많은 의문 중에서 어떤 것을 선택할지에 대해 편집 위원들은 많은 고민을 했다. 이 중, 전공의가 적어도 1주에 한번은 만날 수 있는 문제들을 수록하고자 했으며, 전반적인 내과 지식에서 멀어지기 쉬운 전문의들에게도 도움이 되는 내용을 선별하고자 하였다. 그리고 일선 전공의가 가지고 있는 의문을 모아 편집 회의에서 토론을 거듭하여, 최종 의문과 집필을 위한 요점을 선정하였고 이에 대한 전문가를 초빙하여 집필자를 선정하였다.

의학은 「경험 축적 → 기초 의학 연구를 통한 이론화 → 임상 연구를 통한 검증과 통합 → 현장 적용과 발전 → 새로운 문제 발생 → 새로운 연구」라는 일련의 과정을 통해 항상 발전해 나간다.

이 책에서 추궁하려는 의문에 대한 병태 생리, 또는 치료에 대한 근거가 완전히 확립되어 있는 것은 아니다. 집필자는 풍부한 임상 경험과 현 시점의 근거를 따르고 있으며 읽기에 흥미 있는 내용으로 정리하였다. 특히 근거로 확립되어 있는 부분과 앞으로 규명할 내용이 남아 있는 부분을 알 수 있도록 기술했다. 학회의 진료 지침을 보아도 통일된 근거에 따라 권고되는 치료 행위는 아직 일부에 지나지 않는다. 「약간의 의문」이 독자의 임상 연구 주제와 결합하여 계속 발전해 나가기를 기대한다.

바쁜 가운데 원고를 집필해 주신 필자와 집필이 늦기 쉬운 우리를 격려해 준 편집부의 츠나시마 아츠코에게 깊이 감사를 드린다.

코마츠 야스히로

추 천 사

물리학자인 고 토모나가 신이치로 박사는 「이상하다고 생각하는 것, 그것이 과학의 싹이다. 잘 관찰하고 생각한다. 이것이 과학의 줄기이다. 그렇게 해서 마지막에 수수께끼가 해결된다. 이것이 과학의 꽃이다」라고 말했다. 의학의 세계에도 의문나는 것이 많다.

20여년전 필자가 임상 수련을 받을 무렵에는 인터넷, Google, UpToDate, EBM은 물론이고 PubMed도 없던 시대였다. 그 무렵에는 자신의 소박한 의문에 답해 주는 지도교수나 책도 적었다. 이런 책이 있었다면 필자도 수련을 더 받을 수 있지 않았을까 하는 생각이 든다.

임상 의학에 과학적 방법이 도입되었다고는 해도 아직 해답이 발견되지 않은 의문이 많다. 이 책에서는 각각의 집필자에게 가능하면 과학적 해답을 제시해 줄 것을 부탁했지만 충분한 이유나 증거를 제시할 수 없는 의문도 상당수 있다. 여기에는 경험 있는 의사의 의견을 참고로 해주었으면 한다.

이 책은 전문가도 즐겨 읽을 것으로 생각한다. 당연하다고 생각하고 있었던 것들이 의외로 대단한 근거에 의한 것이 아니라는 것을 깨달을 수도 있다. 당연하다고 생각하지 말고 문제 의식을 가져 젊은 의사들과 함께 생각해 보면 좋을 것이다. 전공의나 학생들은 항상 '왜?' 라고 생각하는 버릇을 몸에 익혀두는 것이 좋다. 이치를 따져 해답을 이해하는 임상의학의 기본을 배우기를 기대한다. 이 책이 그 발판이 되기를 바란다.

원고를 집필해 주신 필자와 기획·편집 등 전반에 걸쳐 노력해 주신 츠나시마 아츠코씨에게 깊은 감사를 표한다.

타니구치 마코토

역자서문

임상의학은 경험의 과학이며 판단의 예술이라고 한다. 따라서 한발 앞선 임상의가 되기 위해서는 많은 문헌을 읽어 지식을 늘리고, 다양한 환자를 보아 진료 기법을 연마해야 한다. 그러나 최근에 쏟아져 나오는 방대한 문헌은 눈을 어지럽게 만들고, 단시간에 기계적으로 환자를 진료해야 하는 우리나라 의료 현실에서 진료 기술을 발전시키기는 쉽지 않다.

이런 상황에서 임상을 시작하면서 훌륭한 선배 의사나 지도 전문의의 교육을 받으면 좋겠지만 그들도 진료와 연구에 매달려 중요한 내용을 기초부터 자세히 알려줄 여력이 없다. 따라서 임상을 시작하며 떠오르는 많은 의문을 해결하지 못하고 시간이 지나다가 어느 날 심각한 상황을 만나 당황하는 경우가 있다. 이럴 때 교과서나 인터넷을 뒤져도 충분한 해답을 찾을 수 없는 경우가 많다.

이 책은 교과서나 진료 지침에서 알려주지 않는 임상의 의문에 대한 해답을 제시하고 있다. 이 책을 읽고 번역하면서 지금 알게 된 것을 전에도 알았더라면 하는 아쉬운 느낌이 들었다. 그만큼 흥미있고 소중한 정보라고 생각하여 번역을 계획하였다. 일본에서는 임상 여러 분야에서 이런 형태의 서적이 많이 출판되어 있으며, 우리나라에서도 임상의가 가진 의문을 쉽게 해소해 줄 수 있는 좋은 책이 많이 나오기를 기대한다.

한발 앞선 임상의가 되기 위한 조건은 무엇일까? 무엇보다 일상 진료에서 "왜 그럴까?"라는 의문을 갖는 것에서 시작된다고 생각한다. 바쁘고 복잡한 임상에서 그저 선배 의사의 지시만을 따르고 아무런 의문을 갖지 못하면 보다 앞서가는 발전을 기대하기 어려울 것이다. 이 책은 평소에 흔히 놓치기 쉬운 의문을 제기하고 또 근거에 의한 구체적인 설명을 제시하여 임상을 배우기 시작한 전공의에게 좋은 길잡이가 되어 줄 것이다. 또한 전문의가 되어 다양한 환자를 담당하게 된 개원의나 전공의를 교육하는 지도 전문의에게도 좋은 지침이 될 것이다.

좋은 책을 발굴한 군자출판사 장주연 사장님의 혜안에 감탄하며 번역 기회를 주심에 깊은 감사를 드린다.

경희대학교병원 내분비내과 김영설 · 이상열

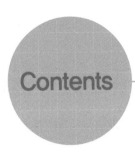

Contents

PART 04 | 영상 진단

PART 05 | 수기(정맥 확보, 수액 공급 등)

PART 12 | 응급 · 집중 치료

PART 13 | 수술 전후 관리

PART 14 | 교원병과 알레르기

주의

　이 책에 기록된 정보가 정확하게 되도록 일반 임상에서 널리 받아들이고 있는 방법을 제시하도록 주의를 기울였다. 그러나 편집자, 저자, 출판사는 이 책의 정보를 이용한 결과에 의해 발생한 문제에 대해서는 책임을 지지 않는다. 이 책 내용을 특정 상황에 적용할 경우, 그 책임은 의사 각자에게 있다.

　편집자, 저자, 출판사는 이 책에 기록된 약제의 선택, 용량에 대해 출판 당시의 권고와 임상 상황에 근거하도록 확인하는 노력을 하였다. 그러나 의학은 매일 발전하고 있으며, 정부의 규제도 변하고 있어 약물요법이나 약물 반응에 대한 정보는 항상 변화되고 있다. 독자들은 약물 사용 전에 개개 약제의 첨부 문서를 참조하여, 적응, 용량, 추가된 주의, 경고에 대한 변화 확인을 게을리해서는 안 된다. 이는 권고된 약물이 새로운 것이거나, 널리 사용되는 것이 아닌 경우 특히 중요하다.

PART 01

의료 면담 · 환자 교육

Question 1~4

의사는 몇 초만에 환자의 말을 끊을까?

▶▶ 진료 받게 된 동기를 듣는다

"아픈 데가 있습니까?"

"잠은 잘 잤습니까?"

이런 질문에는 이미 대답할 수 있는 범위가 정해져 있어, "예" "아니오"로 밖에 대답할 수 없다. 이렇게 자유도가 낮은 질문을 폐쇄형 질문(closed-ended question)이라고 한다.

한편 "어떻게 아팠습니까?"

"어떤 일을 생각해서 잠을 잘 수 없었습니까?"

이런 질문은 어느 정도 자유도가 있으며, 환자가 자신의 말로 자유롭게 대답 할 수 있는 질문을 개방형 질문(open-ended question)이라고 한다.

의료 면담에서는, 먼저 개방형 질문으로 시작하여 진료를 받게된 동기가 된 증상을 환자의 시각에서 있는 그대로 이야기하게 한다. 이를 통해 환자가 가장 불안하게 느끼고 있는 진정한 진료 동기를 밝혀내고, 진단과 치료에 대한 모든 과정에서 다음에 시행해야 할 문진 사항이나 검사를 결정하기 위해 유용한 정보로 삼는다.

따라서 외래 진료실에서 환자를 만났을 때 먼저 개방형 질문으로 환자의 호소를 경청하는 자세가 중요하다고 말할 수 있다. 그러나 다음에 설명하는 것처럼 실제로는 의사가 환자의 이야기를 매우 짧은 시간에 차단한다는 보고가 있다.

▶▶ 개방형 질문을 하면 왜 환자의 만족도가 좋아지는가?

외래 진료실 의료 면담에서 개방형 질문의 역할을 검증한 1999년과 2007년의 연구 보고가 있다. 먼저 1999년의 보고는, 개방형 질문을 사용하면 환자의 만족도가 향상된다고 하였다.

개방형 질문은 신체 정보 수집 기능에는 효과적이지 않지만, 환자가 자신의 말로 자유롭게 대답 할 수 있어 환자의 정서적 정보 수집에 적절하다고 해석된다. 그 결과 환자 만족도 상승으로 연결된다고 생각하고 있다.

또 2007년 보고는, 환자로부터 얻을 수 있는 정보가 많으면(즉 환자가 이야기를 많이 할수록), 환자는 그 의사에게 계속 진료를 받고 싶어진다고 밝히고 있다. 이것도 개방형 질문에 의해 환자에게 얻을 수 있는 정서적 정보량이 증가하여 환자의 지속적인 진료 희망 증가로 연결된 것이라고 생각된다.

▶▶ 그러면 의사는 환자의 이야기를 몇 초에 차단하고 있을까?

1984년 Beckman 등은, 1차 의료 현장에서 의사가 환자의 이야기를 몇 초에 차단하는지 조사했다. 이것은 74명의 외래 환자를 대상으로 한 연구였다.

진료 받게된 이유를 이야기하기 시작한 환자 중, 17명(23%)은 의사가 환자의 호소를 끝까지 들어주었지만, 51명(69%)은 의사가 도중에 이야기를 차단했다고 하였다. 의사가 이야기를 도중에 차단하여 환자가 이야기를 지속할 수 있었던 시간은 고작 평균 18초에 불과하였다.

또 2001년에 Rhoades 등은, 1차 의료 현장에서 60명의 환자를 대상으로, 전공의가 환자의 이야기를 얼마만에 차단하는지, 또 어떻게 차단하는지 조사했다. 그 결과, 1회 면담 시간은 평균 11분, 환자의 이야기를 차단할 때까지 시간은 평균 12초였으며, 의료 면담 과정에서 평균 2회 환자의 이야기를 차단하고 있었다. 의사가 환자 이야기를 차단하는 원인으로는 컴퓨터 사용이 가장 많았다.

▶ Narrative based medicine의 중요성

환자는 자신의 병에 대해 이야기하기 위해(narrative) 의사를 찾는다. 자신의 이야기(스토리)를 들어 주는 것으로 환자는 자신이 이해받고 있다고 안심하며, 이는 의사와 환자의 좋은 관계 형성과 관련된다. 그러나 일반적으로 의사는 환자의 이야기를 무시하고 질환명을 붙이는 것 만으로 만족하는 경향이 있다.

환자는 처음 언제쯤부터 심신이 좋지 않은 것을 알게 되었는지, 어떻게 증상이 시작되어 어떻게 진행하고, 결과적으로 의사에게 상의하려고 생각하고 있었는지 설명하려고 한다. 환자의 이야기에는, 그 밖에 의논하거나 권유를 받았던 아는 사람들의 이야기나, 환자나 주위 사람들이 원인이 된 문제도 포함되어 있다.

그렇지만, 의사가 환자의 이야기 전체를 듣는 경우는, 앞에서 본 것처럼 반에도 못 미친다. 환자의 이야기를 경청하여 병뿐 아니라 환자 전체를 종합적으로 살피는 narrative based medicine (NBM)의 개념은 evidence based medicine (EBM)처럼 의료에 매우 중요하다.

• • •

의사가 환자의 이야기를 평균 18초에 차단했다는 보고가 있지만 환자는 자신의 호소(이야기)를 끝까지 들어주는 의사를 요구하고 있다. 따라서, 의료 면담의 앞 부분에서는 개방형 질문을 사용하며, 환자의 심리적 불안도 포함하여 환자의 이야기를 끝까지 경청하여 환자 전체를 이해하려는 태도가 중요하다. 개방형 질문과 환자 만족도의 관계는 근거에 기초한 자료로 증명되었다.

환자의 이야기를 차단하는 요인으로 컴퓨터 사용이 대표적이다. 전자 진료기록 시대가 된 현대의 의료 면담에서, 면담 중 전자 진료기록 입력 방법을 다시 고려할 필요가 있다. 앞으로 환자의 만족도를 유지하면서 전자 진료기록을 사용할 수 있는 의료 면담 기법을 몸에 익히는 것도 바람직하다.

 column

전자 진료기록 시대의 의료 면담

전자 진료기록 시대의 적절한 의료 면담 방법을 평가할 목적으로 필자의 당일 외래(walk in clinic)에서 임상 연구를 시행했다. 전자 진료기록을 이용한 의료 면담(대상 102명)에서 어떤 요인이 환자 만족도에 영향을 주는지 평가했다.

그 결과, 전자 진료기록 입력(타이핑) 빈도나 시간은 환자 만족도를 저하시키는 요인이 되지 않았다. 적절한 눈맞춤 사용 등 비언어적 커뮤니케이션의 익숙한 사용으로 환자 만족도가 상승한다는 것을 시사하는 결과였다. 따라서 전자 진료기록을 사용하면서도 의료 면담에서는 비언어적 커뮤니케이션의 사용이 중요하다고 생각할수 있다.

● 문헌

1. 일본 의학교육학회 의학 의료 교육용어 사전 편집 위원회. 의학 의료 교육용어 사전. 도쿄, 照林社, 2003; 53.

2. Cole SA, Bird J. The Medical Interview: The Three-Function Approach. 2nd ed. St. Louis: Mosby, 2000: 24-6.

3. Greenhalgh T, Hurwitz B. Narrative Based Medicine: Dialogue and discourse in clinical practice. London: BMJ Books, 1998.(斎藤清二, 岸本寬史, 山本和利監訳. ナラティブ・ベイスト・メディスン―臨床における物語と対話. 東京: 金剛出版, 2001; 92.)

4. 竹村 洋田. 면담기법과 환자 만족도; 진료에서 open-ended question의 중요성. 일차의료 1999; 22: 126-30.

5. Takemura Y, Sakurai Y, Yokoya S, et al. Is the amount of information elicited from patients during a medical interview associated with patients' likelihood of continuing care with physician? Primary Care Japan 2007; 4: 40-6.

6. Beckman HB, Frankel RM. The effect of physician behavior on the collection of data. Ann Intern Med 1984; 101: 692-6.

7. Rhoades DR, McFarland KF, et al. Speaking and interruptions during primary care office visits. Fam Med 2001; 33: 528-32.

Question 02 환자 해석 모델이란?

▶▶ OSCE 도입

일본에서는 1993년 객관적 임상 능력 시험(objective structured clinical examination, OSCE)가 도입되었으며, 2002년에는 전국 80개 의과대학에서 모두 시행되고 있다.

OSCE 평가 항목은 의료 면담, 두경부 진찰, 심장 진찰, 복부 진찰, 신경학적 진찰, problem oriented medical record (POMR)에 의한 문제 리스트 작성 등으로 구성되어 있다.

의료 면담 평가는, 시작할 때 개방형 질문(open-ended question)을 했는지, 공감적 태도였는지, 면담 도중에 내용을 요약했는지, review of systems (ROS)을 시행하였는지 등이 중요한 기준이 된다.

또 이런 기준과 함께 해석 모델(explanatory model)을 파악하는지가 효과적인 의료 면담 시행에 중요한 항목으로 자리 매김되고 있다. 해석 모델의 이해는 임상 현장에서 의료 면담의 질적 향상과 연결된다.

 column

Review of systems (ROS)이란?

ROS는 의료 면담에서 계통적으로 증상을 조사하는 것이며, 빠짐없이 문진을 시행하는 과정이다. 전신 상태, 머리 부분과 중추 신경계, 림프계, 유방, 호흡기계, 심장 · 혈관계, 위장계, 신 · 요로계, 여성 성기 · 남성 성기, 사지 · 관절, 내분비, 피부, 심리 등에 대한 병력을 빠짐없이 청취한다. 실제로 당일 외래(walk in clinic) 등에서는 외래 대기 시간을 이용하여 ROS 문진표를 기입하여 진료에 이용하기도 한다.

▶▶ 소통의 차이를 줄이는 방법

환자가 자신의 병을 어떻게 이해하는가라는 해석의 틀을 해석 모델(또는 설명 모델)이라고 한다. 하버드대학 의학부 의료인류학·정신의학 교수 Kleinman이 제창한 개념이며, 미국과 아시아의 의료 현장을 관찰한 결과에 근거하여 1978년의 논문과 임상인류학 교과서에서 설명하고 있다.

해석 모델을 파악하기 위해 필요한 질문 내용은, ① 당신의 병 원인은 무엇이라고 생각합니까? ② 어째서 지금 병에 걸렸다고 생각합니까? ③ 이 병은 당신에게 어떤 의미가 있습니까? ④ 병이 어느 정도나 심하다고 생각합니까? ⑤ 어떤 치료를 받아야 한다고 생각합니까?

Kleinman은 환자의 병에 대한 이해나, 환자의 의사에 대한 기대가 의사의 예상과크게 다른 경우가 많다고 하였으며, 그 차이를 줄이기 위해서 해석 모델이 중요하다고 주장하였다. 환자가 생각하는 자신의 병에 대한 해석을 환자의 언어로 분명히 이해해야 한다는 것이다. 이것으로 양자간 소통의 차이를 줄이며, 환자는 보다 납득하여 만족한 진료를 진행시켜 나갈 수 있게 된다.

▶▶ 해석 모델의 구체적인 예

특별한 병력이 없는 21세 남성이 내원 2일 전부터 1일 2~3회, 10초 정도 가슴 한부분이 쿡쿡 쑤시는 통증이 있어 외래 진료를 받게 되었다.

● 나쁜 예 : 해석 모델을 파악하지 않은 경우

의사 : 안녕하세요. 이제 진찰을 시작합니다. 통증 부위를 손가락으로 가르킬 수 있습니까? 언제 나타납니까?

환자 : 통증은 왼쪽 가슴의 이 부분입니다. 요즈음 대학의 시험 공부 때문에 스트레스를 많이 받고 있으며, 공부하고 있으면 갑자기 아픕니다.

의사 : 그렇습니까? 크게 걱정할 것 없네요. 느긋하게 쉬도록 하세요. 통증이 괴로우면 진통제를 처방할테니 무리 하지 마세요. 몸조리 잘하세요.

● **의사의 이해** : 환자는 젊고, 관상동맥 질환의 위험인자가 없으며, 시험 공부에 스트레스를 느끼고 있다. 무엇보다 통증의 성질과 상태가 관상동맥 질환에 의한 것으로생각하기 어렵다. 스트레스에서 해방되면 증상은 좋아질 것이다. 쉬도록 지시하고 귀가해도 좋다.

● **진찰 후 환자의 심리 상태** : 부친이 심근경색으로 쓰러진 적이 있고, 자신도 심장병이라는 기분이 든다. 지금 진찰을 받고 진통제를 받았지만, 심장병에 대한 아무 설명을 해 주지 않아 불안이 해소되지 않았다. 다른 의사의 진찰을 받고 싶은데…

● 좋은 예 : 해석 모델을 파악한 경우

의사 : 안녕하세요. 오늘은 어떻게 오셨습니까?

환자 : 시험 공부를 하고 있으면 갑자기 가슴이 아파집니다. 무엇인가 나쁜 병일까요?

의사 : 어떻게 아프세요? 어려워하지 마시고 좀 더 자세히 말씀해 주세요.

환자 : 왼쪽 가슴 이 부분이 갑자기 쿡쿡 아픕니다. 통증 시간은 대체로 한번에 10초 정도로 하루에 두세 번 나타납니다.

의사 : 병의 원인은 무엇이라고 생각합니까? 그리고 어떤 치료가 필요하다고 생각합니까?

환자 : 실은 아버지가 2년 전에 심근경색으로 쓰러지셨습니다. 어쩌면 나도 같은 심근경색이 아닐까 불안합니다. 심근경색이면 죽는다고 들었으며, 아버지는 심장카테터 검사 같은 힘든 치료를 받았습니다. 나도 그렇게 되는 것입니까?

의사 : 아버님이 심근경색에 걸려 걱정이 되었군요. OO씨의 가슴 통증은 심근경색에 의한 가슴의 통증과 다르다고 생각해요. 걱정하는 심근경색에 의한 가슴의 통증은 가슴 전체가 쥐어짜듯이 아픈 것이 많습니다.

환자 : 쥐어짜는 통증은 없습니다.

의사 : 심근경색의 원인은 심장으로 가는 관상동맥이라는 혈관이 막히는 병입니다. 고령이거나 흡연하고 있거나 고혈압, 당뇨병이 있는 분은 동맥경화가 원인이 되어 심근경색이 일어나기 쉽다고 합니다.

환자 : 그렇습니까? 그러고 보면 아버지도 담배를 하루에 20개피나 피고 있었습니다. 게다가 고혈압 약도 먹고 있었던 것이 생각납니다. 실은 심근경색이라고 단정짓고 계속 걱정하고 있었습니다. 안심했습니다.

의사 : 그렇군요. OO씨는 아직 젊어서 동맥경화의 위험은 낮다고 생각합니다. 걱정하는 관상동맥 질환이 이번 가슴 통증의 원인일 가능성은 지극히 낮다고 생각합니다. 그런데도 걱정이되면 심전도 검사를 하는 방법이 있지만 아마 이상은 없을 것입니다.

환자 : 감사합니다. 마음이 가벼워졌습니다.

• **의사의 이해** : 해석 모델에 의하면, 부친의 심근경색 병력 때문에 환자는 심근경색에 대한 불안을 가지고 있다. 병력으로 판단하면 관상동맥 질환의 가능성은 낮지만, 불안을 없애기 위한 설명이 필요하다.

• **진찰 후 환자의 심리 상태** : 이 선생님의 설명을 듣고 마음이 편해졌다. 걱정하고 있던 심근경색은 아니다. 조금 과장되었을지도 모르지만, 진찰을 받아 정말 좋았다!

진정한 진료 동기가 이렇게 밝혀진다

해석 모델을 파악하려고 의식하여 의료 면담을 시행하면, 앞의 예에서처럼 의사와 환자 사이에 증상에 대한 이해도 차이나 소통의 차이를 줄이게 된다. 환자가 의료기관을 일부러 찾아와 진료를 받으려고 하면 그 나름대로 이유가 있을 것이다. 의사가 듣기 시작하지 않으면 환자는 증상에 숨겨진 진정한 진료 동기를 말하지 않는 경우가 많다.

이와 같이 해석 모델을 이용하면 증상 뒤에 숨겨진 환자가 가진 불안을 해소할 수 있어 보다 질 높은 의료 면담이 된다.

● **문헌**

1. Kleinman A, Eisenberg L, et al. Culture, illness, and care: clinical lessons from anthropologic and cross-cultural research. Ann Intern Med 1978; 88: 251-8.
2. Kleinman A. Patients and healers in the context of culture: an exploration of the borderland between anthropology, medicine, and psychiatry. Berkeley: University of California Press, 1980: 104-18.
3. 일본 의학 교육학회 의학 의료 교육 용어 사전 편집 위원회 편. 의학 의료 교육 용어 사전. 도쿄 : 照林社, 2003; 51.

쇼크 환자의 문진에서 β 차단제 복용력을
물어볼 필요가 있는 이유는?

⟫ 쇼크란?

쇼크는 급성 전신성 순환 부전이다. 과거에 「쇼크＝저혈압」라는 정의도 있었으나, 오늘날에는 패혈증의 warm phase나 초기의 아나필락시 쇼크에서는 혈압이 정상이거나 높아도 순환 부전이 있다고 생각할 수 있으므로, 쇼크는 급성 전신성 순환 부전으로 정의해야 한다.

⟫ 내인성 쇼크의 분류

● 현재 4개로 나누는 것이 일반적

내인성 쇼크는 다음과 같이 4개로 분류된다. ① 심인성 쇼크, ② 순환 혈액 감소성 쇼크, ③ 혈액 분포 이상성 쇼크, ④ 폐색성 쇼크
전공의에게 "쇼크는 어떻게 분류 하는가?"라고 물으면, 자랑스럽게 "심인성, 출혈성, 신경성, 패혈증성, 아나필락시의 5개입니다."라고 대답하는 사람이 있지만, 이것은 옛날 분류 방법이다.

● 필자의 쇼크!

현재 신경성, 패혈증성, 아나필락시의 3개는 하나로 묶어 「혈액 분포 이상성 쇼크」로 정리되어 있다. 여기서, "혈액 분포 이상성 쇼크는 대체 무엇 입니까" 라든지 "왜 신경성, 패혈증성, 아나필락시의 3개 쇼크를 하나로 묶어 정리했습니까?" 라고 묻는 사람에게 "쇼크 환자의 문진에 β 차단제 복용력을 물어볼 필요가 있는 이유는?" 이라는 질문은

수준이 너무 높을 수도 있다.

쇼크의 정의나 분류를 모르는 사람은 먼저 교과서를 찾아 읽기를 바란다. 쇼크의 정의나 분류를 모른다면 필자에게 「쇼크!」다.

⟫ 쇼크는 이렇게 치료한다

● 수액과 카테콜아민 투여

쇼크의 치료에서 원인 질환을 치료해야하는 것은 자명하다. 원인 질환이 분명하면 그에 대해 치료하면 충분하기 때문에 간단하다. 그러나 원인 질환이 명확하지 않은경우에는 먼저 앞에서 설명한대로 쇼크를 분류한다.

앞에서 설명한 4개의 쇼크에서 생각해보면, 심인성 쇼크에는 원칙으로 대량의 수액은 금기이며, 다른 3개의 쇼크에서는 먼저 수액을 공급해도 좋다고 할 수 있다. 심인성 쇼크 이외의 3개 쇼크에서는, 대량 수액에 반응하지 않을 경우 카테콜아민 투여를 고려한다. 이와 같이 쇼크의 종류에 따라 카테콜아민 투여 가능성이 다르다.

● β 차단제를 복용하고 있으면?

그런데 환자가 고혈압, 협심증 등에 대해 β 차단제를 복용하고 있으면, 카테콜아민의 β 수용체가 β 차단제에 선점되어 있어 카테콜아민을 투여해도 혈압 상승이 일어나지 않는다. 이와 같이 β 차단제 복용력이 있는 환자에서는 혈압 상승을 위해 카테콜아민 이외의 약물을 투여해야 한다.

● β 차단제 복용시 쇼크에는 글루카곤

그러면 β 차단제 복용력이 있는 환자의 쇼크에는 카테콜아민 이외에 어떤 약물을 투여하는 것이 좋을까? 이런 경우에는 혈압 상승제로 글루카곤을 사용한다. 글루카곤의 작용기전은 아데닐레이트 시클라제를 자극하여 cAMP를 증가시키고 심장 수축력을 증가시켜 혈압이 상승되는 것이다.

실제로 글루카곤으로 혈압을 상승시키기 위해서는 5분마다 1 mg을 정맥 주사한다. 글루카곤은 β 차단제 복용력이 있는 환자의 쇼크뿐 아니라, β 차단제 복용력이 있는 심폐정지, β 차단제나 Ca 길항제 대량 투여에 의한 쇼크, β 차단제 복용력이 있는 아나필락시 쇼크 등에도 유효하다.

따라서 ACLS(2차 구명 처치) 프로토콜에는 없지만 약제 복용력이 확실치 않은 심폐정지 환자에서 아드레날린 대신 글루카곤을 투여해도 좋다.

혈압 상승제를 지속 주입할 경우에는 글루카곤 5~15 μg/min로 점적하거나, 밀리논 같은 PDE III 억제제를 사용한다.

● ● ●

이상과 같이 쇼크의 치료 방침을 바꾸기 위해, 쇼크 환자의 문진시 β 차단제 복용력을 묻는다. β 차단제 복용력이 명확하지 않아도 서맥이 있으면 대량 수액이나 카테콜아민에 반응하지 않는 쇼크의 회복을 위해 글루카곤을 투여해도 좋다. 글루카곤에 대해 알게되면, 쇼크에 대량 수액과 카테콜아민이라는 초보적인 치료법에서 한걸음 발전한 것이다.

● 문헌

1. 田中和豊. 구명·응급편. 2 쇼크. In 문제 해결형 응급 초기 진료. 도쿄 : 의학서원, 2003 ; 417-25.
2. Rowe BH, Carr S. Anaphylaxis and acute allergic reactions. In: Tintinalli JE, Kelen GD, Stapczynski JS. Emergency Medicine. A Comprehensive Study Guide. 6th ed. New York: McGraw-Hill, 2004: 247-52.

Question 04 약제 복용을 지키지 않는 환자의 교육법은?

❯❯ 지켜지지 않는 약제 복용

투약법을 지키지 않는 환자는 의외로 많다. 이것은 환자에게 치료 효과를 얻을 수 없을 뿐 아니라, 의료비의 낭비이며, 의사와 환자 관계 구축에 나쁜 영향을 주는 심각한 문제이다. 지금까지 복용 순응도 향상을 목적으로 다양한 중재 방법들이 도입되고 있으나 대부분 유의한 개선 효과를 나타내지 못했다.

복용 순응도를 높이기 위해 환자에게 투약에 대한 기본 원칙을 이해시키는 것이 중요하며 실제로 효과적인 대책을 세우는 열쇠가 된다. 여기에 기본 원칙들을 소개하지만, 실제로 이런 원칙 몇가지를 조합하여 시행한다면 보다 효과적일 것이라고 생각된다[표 4-1].

▶▶ 복용 순응도를 향상시키는 4가지 방법

● 기술적 개입 : 시간이 되면 경보를 울린다

복용 회수를 줄이고, 복용 정(캡슐) 수를 줄이는 복용 행동 간소화는 복용 순응도 향상에 효과적이라고 알려져 있다. 복용 회수를 줄이는 방법으로 서방정을 이용하고 있으며, 항경련제나 혈압 강하제 등의 약제에서 그 이용이 확대되고 있다. 혈압 강하제의 복용 회수를 줄여 복용 순응도가 최고 20% 향상되는 것이 최근 보고 되었다.

복용 정(캡슐) 수를 줄이는 방법으로 복합제제를 이용할 수 있으며, 혈당 강하제나 혈압 강하제의 복합제가 복용 순응도 향상에 효과적이므로 앞으로 많은 복합제제를 개발하는 것이 바람직할 것이다.

약물 포장을 개선하는 것도 효과적이다.

날자가 첨부된 약물 패키지는 복용 일자나 요일(격일 투여시) 등을 한 눈에 볼 수 있어 투약을 거르는 것을 예방할 수 있다.

약물 패키지에 전자 알람 제어를 장착한 장치가 최근 구미에서 개발되었는데, 이 장치는 복용 시간이 되면 자동적으로 경보를 울려 규칙적인 약물 복용에 도움을 주며 특히 고령자의 복용 순응도 향상에 효과적이라고 한다.

● 행동과학적 개입 : 선물 작전

환자의 복용 순응도를 행동과학적 개입으로 개선시키는 방법도 몇가지 있으며, 상기(리마인더), 모니터링(일기 등을 이용), 금전적 인센티브 등이 대표적이다. 환자에게 리마인더로 전화·전자 메일·직접 방문으로 복용을 확인한다.

결핵에서 직접 감시하 단기 화학요법 Directly Observed Treatment, Short-course (DOTS)가 유명하다. 이것은 세계보건기구 World Health Organization (WHO)가 도입한 결핵 치료 개념으로, 1990년대 미국이 시도한 환자 관리체제이다. 이 DOTS 도입에 의해 결핵 치유율이 현저히 향상되었다. 일본에서도 병원에서 퇴원한 환자에게 DOTS를 시행하고 있다.

직접 방문에 의한 전략은 전화나 전자 메일에 비해 효과는 크지만 인적 자원의 제한으로 단기적 이용에 머물기 쉽다.

미국의 일부에서 도입되고 있는 금전적 인센티브를 주는 방식은 그야말로 미국적이지만 일정한 성과를 올린다는 보고가 있다. 인센티브로 현금, 선물, 상품권 등을 지급하며, 프로그램에 따라 5~1,000달러의 상당한 금액이 제공된다. 장기 이식 후 환자에서 거부 반응 예방을 위한 면역 억제제 복용 순

표 4-1 복용 순응도 향상을 위한 기본 원칙
다음 방법 몇 개를 조합하면 보다 효과적이다.

방법	예
기술적 개입	
복약 회수 감소	서방제 이용
복용 제제 수 감소	복합제 이용
행동과학적 개입	
기억	전화, 전자 메일, 직접 방문
모니터링	일지 기록
금전적 보상	현금, 선물, 상품권 지급
교육적 개입	
개인 교육	전화. 전자 메일, 책, 직접 방문
집단 교육	팸플릿, 시청각 자료배부, 강의
팀 교육	방문 간호사의 교육
사회적 개입	
가족, 친척의 협력	가족과 동거나 방문
지역 협력	인근 협력재(봉사자) 연결

응도 향상을 위해 시행할 경우 비용에 대한 효과가 좋았다고 한다.

● 교육적 개입 : 건강 지력의 추구

교육적 개입에 많은 방법이 있지만 효과적인 방법은 의외로 많지않다. 실제 방법으로, 전화 · 전자 메일 · 책 · 직접방문에 의한 개인 교육이나, 팸플릿 · AV 미디어 배포, 강의 등에 의한 집단 교육이 있으며, 대상 환자군이나 질환의 종류, 그리고 복용 기간 등에 따라 효과가 다양하다. 방문 간호사의 팀 교육에 의한 복용 순응도 향상이 고령 재택 환자나 우울증 환자에서 확인되고 있다.

환자 교육에서 중요한 것은 개개 환자의 **health literacy**(건강 지력)를 추정하여 환자에 적합한 교육을 시행하는 것이다. 건강 지력은 개개 환자의 건강 상태 결정에 중요한 요인으로 알려져 있다. 환자의 학력은 참고가 되지만 건강 지력과 반드시 상관 관계는 없으며, 환자의 병에 대한 「해석 모델」을 듣는 이해도 조사가 필요하다.

건강 지력이 낮은 환자는 특히 주의하여, 환자에 맞추어 지식의 제공을 신중하게 시행하면 좋다.

● 사회적 개입 : 친밀한 사람의 협력

친척이나 가족의 협력을 얻어 동거하거나 방문하여 환자의 복용 순응도를 향상 시킬 수 있다. 한 지역에 오래 살고 있으면 장기

 column ●━

복용하기 쉬운 패키지의 고안

당뇨병과 고혈압이 있는 고령 환자가 있었다. 약제 복용을 제대로 지키지 못해 조절이 좋지 않았다. 명확한 치매는 아니었지만 정시 복용을 잘 잊었고, 독신 생활로 가족의 협력을 얻을 수 없었다. 단골 약국에 상의하여 지시한대로 환자가 약을 복용하도록 고안한 용기를 제공해 주었다. 이것은 날짜와 복용 시간을 인쇄한 포장에 여러개의 약을 넣고 1회 용량으로 나누어 1개월분을 포장 한 것이었다. 비운 부분을 보면 복용한 양을 쉽게 확인할 수 있었다. 이 방법의 도입으로 복용 순응도가 크게 개선되었다. 이와 같이 환자와 약사가 소통하여 환자가 복용 지시를 지킬 수 있도록 개개 환자에게 적합한 방법을 시도해 보면 좋다.

간의 만남으로 환자와의 신뢰 관계가 이루어져 있는 인근의 협력자(자원봉사)에 의한 정기 방문이 고령자에서 효과적인 방법이다.

이런 사회적 개입을 시행하기 위해서는 환자의 사회적 배경을 구체적으로 파악할필요가 있다. 이런 개입의 실행은 전인적 의료 실천에 도움이 될 것이다.

● 문헌

1. van Dulmen S, Sluijs E, van Dijk L, et al. Patient adherence to medical treatment: a review of reviews. BMC Health Serv Res 2007; 7: 55.
2. Iskedjian M, Einarson TR, MacKeigan LD, et al. Relationship between daily dose frequency and adherence to antihypertensive pharmacotherapy: evidence from a meta-analysis. Clin Ther 2002; 24: 302-16.

PART 02

신체 진찰

Question 5~7

Question 05 외래 진료에서 혈압은 한 번만 측정해도 괜찮은가?

우리가 임상에서 활용하는 혈압 측정 방법에는, 진료실 혈압, 자유 행동하 혈압, 자가 측정 혈압 등이 있다. 물론 널리 이용되는 것은 진료실 혈압이지만, 최근에는 자동 혈압 측정기 보급에 따라 상황이 조금씩 바뀌고 있다.

진료실 혈압 측정법

진료 지침을 확인하면…

먼저 일본고혈압학회(JHS)의 고혈압 치료지침 2004을 보자. 외래에서 혈압 측정은 표 5-1과 같은 순서가 된다. 그 밖에 측정시 주의점은 ① 초진시 양팔에서 측정하여 높은 값을 이용, ② 기립성 저혈압이 예상되면 선 자세에서 1분 및 5분 후에 측정, ③ 맥박도 함께 측정한다

특히 맥박을 측정하는 것이 중요하다. 이것은 교감신경계 활성의 지표가 되거나 β 차단제 사용 유무를 아는 단서가 되기 때문이다.

등받이가 없는 의자나 다리가 압박된 상태에서 측정하면 혈압이 높게된다. 혈압 측정용 커프는 팔을 노출시켜 감는 것이 바람직하며, 소매를 걷었을 때 압박되지 않도록 주의한다.

벨형 vs 막형

벨형 청진기가 Korotkoff음 같은 저음 청취에 적합하다고 하지만, 막형의 면적이 넓어 팔의 접촉이 좋다는 견해도 있으며, 양자에 큰 차이가 없다는 보고도 있다.

혈압계에 주입된 공기를 뺄 때에는 2~3 mmHg/sec의 속도로 시행하고 판독은 2 mmHg 이내 오차로 한다. 혈압이 매우 낮을 경우, 청진음이 들리면 IV음을 확장기 혈압으로 한다.

일반적으로 처음 측정한 혈압이 높다. 측정 회수는 적어도 1분 간격으로 2회 측정하는 것이 바람직하다. 측정 차이가 5 mmHg 이상이 되면 한번 더 측정하여 평균치를 사용하는 것이 권고된다.

주의해야 할 환자

외래 진료에서 많은 환자를 진료하는 경우 진료 지침대로 수기를 시행하기 어려운 경우가 많다. 하지만 진찰실 혈압은 정확하게 측정되어야 하는 중요한 임상 정보이기 때문에 가능하면 측정 지침에 따라 안정된 혈압 측정을 시행하는 것이 바람직하다.

예를 들어, 만성 콩팥병 환자의 경우 130/80 mmHg의 혈압 조절 목표가 권고되지만, 단백뇨를 동반한 경우보다 더 낮은 125/75 mmHg가 목표가 된다. 이러한 경우 혈압 측정에 대한 정확성과 안정성이 중요하다. 고혈압뿐 아니라, 심장, 뇌, 신장 등에 혈

표 5-1 혈압 측정

· 커프의 위치를 심장 높이로 유지하여 측정한다.
· 적어도 5분 이상 앉아 안정 후 측정한다(30분 내에 카페인 함유물 섭취나 흡연 금지).
· 1~2분 간격으로 몇 번 측정하여, 안정된 값(측정치 차이가 5 mmHg 미만)을 나타낸 2회 평균치를 혈압으로 한다.

관 질환이 있는 환자의 혈압 측정에는 신중한 배려가 있어야 한다[표 5-2].

● **진동측정법**

최근 병원이나 진료실에 자동 혈압계를 설치하여 그 측정치를 외래 혈압에 사용하기도 한다. 내원시 환자가 직접 측정하여 진찰실로 가져오는 것이다.

진동측정법은 병원의 영향, 측정자 오차 등은 적어지지만, 동맥벽 진동에 근거한 측정 원리를 이용한 것이며, 혈압에 대한 대부분의 역학 연구는 청진법을 이용하였기 때문에 차이가 있을 수 있다는 것도 알아 두어야 한다.

표 5-2 혈압 측정에서 주의 사항

· 전문가가 측정한다.
· 숨을 멈추고 측정하지 않는다.
· 옷 위에 커프를 감으면 안 된다.
· 다음 진료 예정을 상의한다.
· 측정 중에 놀랜 티(감탄사 등)를 내지 않는다. 환자와 눈을 맞춘다.
· 커프의 공기를 한번에 뺀다.
· 측정치를 반올림하지 않는다.

column

외래 자동 혈압계

최근 병원이나 진료실에서 자동 혈압계를 설치하여 환자가 진료 전에 미리 측정하여 외래 혈압으로 이용하는 경우가 증가하고 있다. 오전 중 빠른 시간대나 추운 날의 경우 처음 측정한 자동 혈압계의 혈압이 높게 측정되는 것을 자주 경험한다. 특히 고령 환자에서 내원한지 얼마 안되어 측정하면 수축기 혈압이 매우 높은 경우가 있으므로, 몇차례 측정하여(환자가 스스로 측정하는 경우도 있지만) 혈압 기록 용지를 받아 진료 기록에 기록한다. 필요하면 진찰실에서 측정한 혈압을 같이 기록해 둔다.

⟫⟫ 24시간 자유 행동하 혈압과 자가 혈압

진료실 혈압에 더하여 자가 혈압 home blood pressure (HBP)와 24시간 자유 행동하 혈압 ambulatory blood pressure (ABP)가 진료에 중요한 정보가 되고 있다.

● **ABP의 이점과 주의**

커프와 진동측정법에 의한 자동 혈압계를 이용하여 자유 행동하 혈압을 비관혈적으로 측정할 수 있게 되었다. 매 15~30분 간격으로 24시간 측정을 시행하여 하루 동안의 혈압 변동이나 야간 수면 중 혈압 변동에 대한 정보를 얻을 수 있게 되었다.

야간 수면 중 혈압이 떨어지지 않는 환자(non-dipper)나 흰 가운 고혈압(외래에서 측정한 혈압은 항상 높지만 집에서는 항상 정상인 혈압)의 진단에 유용하고, 고혈압에 의한 합병증 발생을 확인하기 위해 이용되고 있다. 보통 평균 135/80 mmHg 이상은 고혈압으로 간주한다.

● **HBP의 이점과 주의**

일본에서는 자가 혈압계 보급율이 높으며 유용하게 사용되고 있다. 일반적으로 측정을 위해 커프-진동측정법 혈압계가 사용되며, 아침 기상 후 1시간 이내, 배뇨 후, 앉아서 1~2분 안정 후, 약제 복용이나 아침 식사 전에 측정하며, 취침 전 안정 후에도 측정이 권고 되고 있다.

가끔 한번씩 측정하는 것도 임상적으로 의의가 있긴 하지만, 보통 여러 번 측정하는 경우가 많으며 이 때는 모든 측정치를 보고하도록 권고하고 있다. JSH 2004 진료 지침의 경우 자가 혈압 기준상 135/80 mmHg

이상을 고혈압으로, 125/80 mmHg 미만을 정상으로 정의한다.

JSH 2009 진료 지침

일본 고혈압학회는 고혈압 진료 지침을 개정하여 JSH 2009를 발간했다. JSH 2004에 이어 5번째 개정이며 중요한 개정 내용은 다음과 같다.

· 24시간 혈압 관리가 중요하다는 관점에서 자가 혈압이나 24시간 자유 행동하 혈압의 유용성이 강조되어 혈압 강하 목표가 잠정적으로 진찰실 혈압보다 수축기와 확장기 혈압에서 5 mmHg 낮은 값으로 정해졌다.

· 위험의 층별화를 위해, 혈압 분류는 과거의 경증~중증 표현을 I~III도 고혈압으로 분류하고, 정상에서 높은 혈압(130~139/85~89 mmHg)이 새롭게 추가되어 위험군이 설정되었다. 또 위험군의 예후에 영향을 주는 요인으로 대사증후군이 더해져 II도 고혈압(160~179/ 100~109 mmHg)

의 위험 제2층은 고위험으로 분류되었다.

· 주요 혈압 강하제에서 α 차단제가 제외되었다.

· 당뇨병에 권고되는 주요 혈압 강하제에서 칼슘길항제 대신 레닌-안지오텐신계 억제제가 권고 되었고, 대사증후군 치료 방침이 추가되었다.

● 문헌

1. Pickering TG, Hall JE, Appel LJ, et al. Recommendations for blood pressure measurement in humans and experimental animals: Part 1: blood pressure measurement in humans: a statement for professionals from the Subcommittee of Professional and Public Education of the American Heart Association Council on High Blood Pressure Research. Hypertension 2005; 45: 142-61.
2. 일본 고혈압학회 고혈압 치료 지침 작성 위원회. 혈압 측정과 임상 평가.1 고혈압 치료지침. 2004. 도쿄: 라이프사이언스출판, 2004;7-15.
3. 矢野裕一朗. ABPM vs 자가혈압측정 · ABPM 우세. 혈압 2005 ; 12 : 1283-9.
4. 河野雄平. 논란 ABPM vs 자가혈압측정 · 자가 혈압 측정 우세. 혈압 2005 ; 12 : 1290-4.

Question 06

상악동 압통으로 부비동염을 평가할 수 있는가?

급성 부비동염은 일상 진료에서 만날 빈도가 높은 질환의 하나이다. 그러나 부비동염에 대한 인지도가 낮아 증상이 비슷한 감기와 구별하지 못하는 경우가 있다. 여기서는 급성 부비동염 진단의 요점을 정리한다.

정확하게 진단하지 않으면 안되는 이유

● 환자 만족도에 관계된다

급성 부비동염의 80% 정도는 치료하지

않아도 자연히 회복된다고 한다. 그러나 증상 개선에 시간이 걸리므로 환자의 만족도를 떨어트릴 수 있다. 정확한 진단에 근거한 치료와 설명이 환자의 증상 개선과 만족도 향상으로 연결된다.

● **만성화 · 내성화 방지**

급성 부비동염을 정확히 진단하여 적절히 치료하지 않으면 만성화될 가능성이 있으며, 항생제를 무분별하게 투여할 경우 내성균이 발생할 가능성이 있다. 급성 부비동염을 진단하여 적절한 항생제를 적절한 기간 투여하면 만성화 · 내성화를 방지할 수 있다.

● **중증 감염증으로 발전 가능성**

정확히 진단되지 않고 방치되면, 드물지만 중추신경계 감염 등 머리를 중심으로 한 중증 감염으로 발전할 수 있다.

코피, 시각 이상(복시 · 안구 돌출 등), 윗

턱의 감각 이상, 안와 부종이나 발적이 있거나, 면역 결핍증이 동반된 환자에서는 긴급한 대응이 필요하다.

▶▶ 진단의 요점

급성 부비동염의 병력 · 신체 소견 · 검사 소견에서 민감도 · 특이도를 정리하면 표 6-1과 같다.

● **병력에서는…**

먼저 문진으로 검사 전 확률을 높일 필요가 있다. 선행된 감기 증상이 있으며, 증상이 일단 좋아졌다가 다시 증상이 악화되는 2봉성 경과(double sickening)는 부비동염을 시사한다. 필연적으로 유병기간이 길어지게 되어 실제 의료 기관에서 평균 진료기간이 11.5일이었다는 보고가 있다.

그 밖에 충혈 제거제의 효과가 없고, 윗턱

표 6-1 부비동염의 진단에 각종 소견의 민감도와 특이도

	민감도(%)	특이도(%)	양성 우도 비	음성 우도 비
상악동 통증	51	61	1.4	0.8
상악 치통	18~36	83~93	2.1~2.5	0.7~0.9
고름 같은 콧물의 병력	72~89	42~52	1.5	0.3~0.5
충혈 제거제 무효	41	80	2.1	0.7
선행 감염	85~99	8~28	1.1~1.2	0.1~0.6
이봉성 증상	72	65	2.1	0.4
상악동 압통	49	68	1.5	0.8
고름 같은 콧물	32~62	67~89	1.4~5.5	0.5~0.9
머리를 앞으로 숙여 증상 악화	67~90	22~58	1.2~1.6	0.5~0.6
투광성 저하	73	54	1.6	0.5
상악동 초음파	84	69	2.7	0.23
방사선 : 투과성 저하	41	85	1.4	0.37
방사선 : 경면상	73	80	3.7	0.34
방사선 : 점막 비후	90	61	2.3	0.16
진찰자의 인상	69	79	3.2	0.3

의 치통이 있으면 진단에 도움이되는 단서가 된다.

● 신체 검사에서…

다음으로 신체 검사에서, 앞쪽으로 기울이는 자세(head down test)에서 증상이 악화되거나, 한쪽의 농성 콧물, 상악동의 압통 등이 있으면 진단에 유용한 단서가 된다.

상악동의 투광성을 조사하기도 하지만, 판단 기준이 애매하고 민감도와 특이도가 뛰어나지 않아 일반적으로 진료에 잘 이용되지 않는다.

● 영상 검사는 어디까지

영상 검사에는 초음파 · 방사선 · CT · MRI가 이용되고 있다. 방사능 노출이 없으며 외래에서 간편하게 시행할 수 있는 편리성으로 부비동 초음파 검사가 유용하게 활용된다. 심장 초음파에 사용하는 섹터 프로브나 마이크로콘벡스 프로브를 상악동에 수평으로 놓아 관찰한다. 상악동 내 고름이나 삼출액이 모여 있으면 상악동 후벽의 뼈를 볼 수 있다. 부분적으로만 관찰되어도 양성이라 할 수 있다.

부비동의 방사선 촬영도 유용하지만 양성 소견으로 판정하는 방법에 따라 민감도 · 특이도가 변화한다. 부비동 CT의 유용성은 정확히 평가되지 않았지만, 일반적으로 민감도가 높아 위양성이 많고, 특이도는 낮다고 생각되고 있다. 보통 감기인 사람에서 CT 촬영을 시행하여 40%에서 부비동에 이상이 관찰

되었다는 보고도 있다. MRI는 비용-효과 면에서 일반 진료에 많이 사용되지 않는 검사이지만, 연부 조직의 염증 파급 정도 파악에 유용하다.

▶▶ 상악동 압통은 유용한가?

표 6-1에 의하면 상악동 압통은 부비동염 진단에 민감도 49%, 특이도 68%, 양성 우도비 1.5, 음성 우도비 0.8이다. 사전 확률을 10%로 하면 사후 확률은 양성에서 14%, 음성에서 8%가 된다. 사전 확률을 50%로 하면 60%, 44%, 사전 확률을 70%로 하면 각각 77%, 65%가 된다.

양성이라 해도 겨우 10% 정도의 사후 확률이 증가되며, 음성에서도 사후 확률을 거의 내리지 못하므로 압통 단독으로 신체 검사에 유용한 방법이라고 말할 수 없다. 따라서 부비동염의 진단에는 병력이나 상악동의 압통을 포함한 다른 신체 검사결과를 함께 생각해야 한다.

● 문헌

1. Ah-See KW, Evans AS. Sinusitis and its management. BMJ 2007; 334: 358-61.
2. Scheid DC, Hamm RM. Acute Bacterial Rhinosinusitis in Adults: Part I. Evaluation. Am Fam Physician 2004; 70: 1685-92.
3. 生坂政臣. 上顎洞の超音波検査. In: 見逃し症例から学ぶ日常診療のピットフォール. 東京: 医学書院, 2003; 10.
4. Gwaltney JM Jr, Phillips CD, Miller RD, et al. Computed tomographic study of the common cold. N Engl J Med 1994; 330: 25-30.

Question 07 신체 검사로 탈수를 어떻게 진단할까?

먼저 병력 확인을

「탈수」에 대한 신체 검사를 시행하기 전 먼저 탈수를 일으키기 쉬운 증상이 있었는지 병력을 확인하는 것이 중요하다. 여기에는, ① 설사, ② 구토, ③ 대량 발한, ④ 경구 섭취 저하 등 4가지 중요한 병태가 있다.

이상의 증상이 여러 개 동반되면 탈수가 동반되기 쉽다. 특히 고령 환자에서 체내 총 수분량 비율이 젊은 사람 보다 낮기 때문에 탈수가 일어나기 쉽다. 앞의 증상이 심한(오래된) 환자에서는 「탈수」의 신체 검사전 확률(pretest probability)이 높을 것으로 예상된다. 탈수를 「순환 혈액량 감소」라는 시각에서 생각할 경우 출혈이 일어난 원인도 병태에 포함시켜야 한다.

주의해야 할 점은, 탈수(체내 총 수분량의 저하)가 없어도 순환 혈액량이 감소된병태이다. 이런 병태에는, 급성으로 나타나는 아나필락시나 모세관 누출증후군(capillary leak syndrome) 등이 있으며, 만성 병태에는 신증후군이나 비대상성 간경변 등의 저알부민혈증(저교질 삼투압혈증)이 있다. 이런 경우, 순환 혈액량이 감소되지만 체내 총 수분량 저하는 없다(오히려 증가된 경우도 있다).

각종 신체 검사에 의한 진단

McGee 등은 순환 혈액량 감소 진단에 대한 논문을 리뷰하여 여러가지 신체 검사상 특성을 표 7-1과 같이 정리하였다. 이 보고는 「순환 혈액량 감소」를 결과(outcome)로 간주했다는 점에 주의해야 한다.

여기서 기립성 저혈압은 누웠다가 일어설 때(또는 앉을 때) 혈압이 저하된 경우를 의미한다. 10 mmHg(교과서에 따라 20 mmHg라는 경우도 있다) 이상의 수축기 혈압 저하는 약 1 L의 순환 혈액량 감소를 시사한다.

「혀 표면의 세로 주름」은 그림 7-1과 같이 혀 표면이 움푹 파인 모양을 의미한다.

모세관 혈류 회복시간(capillary refill time) 측정도 순환 혈액량 평가에 유용하다. 환자의 손톱을 하얗게 될 때까지 눌렀다가 손을 떼고 모세관 혈류가 회복되어 손톱이 핑크색으로 돌아올 때까지의 시간을 측정한다. 이 시간이 남성에서 3초 이상(여성에서 4초 이상, 고령자에서 5초 이상)이면 500 mL의 순환 혈액량 감소를 시사한다.

표 7-1 순환 혈액량 감소에 대한 각종 신체 소견의 검사 특성

	민간도 (%)	특이도 (%)	양성 우도비	음성 우도비
빈맥(매분 30 이상 상승)	43	75	1.7	0.8
기립성 저혈압	29	81	1.5	0.9
겨드랑이 건조	50	82	2.8	0.6
구강 점막 건조	85	58	2	0.3
혀의 건조	59	73	2.1	0.6
혀 표면의 세로 주름	85	58	2	0.3
움푹한 눈	62	82	3.4	0.5
의식 수준 저하	57	73	2.1	0.6
사지 탈력	43	82	2.3	0.7
불명확한 발음	56	82	3.1	0.5
모세혈관 관류 회복시간 지연	34	95	6.9	0.7

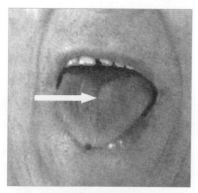

그림 7-1 혀 표면의 세로 주름
중앙을 가로지르는 패인 곳이 보인다(화살표).

여기서는 표 7-1의 자료 활용에 대한 요점을 정리한다.

1. 「민감도가 높은」 신체 검사 결과가 없으면 순환 혈액량 감소는 부정적(음성 우도비가 낮다) : 「구강 점막의 건조」나 「혀 표면의 세로 주름」 등.

2. 「특이도가 높은」 신체 검사 결과가 관찰되면 순환 혈액량 감소는 긍정적(양성 우도비가 높다) : 「모세관 혈류 회복 시간 지연」 등.

실제 한 두가지의 검사 결과만 판단하지는 않으며, 여러 결과를 조합하고, 앞에서 설명한 병력 정보까지 더하여 종합적으로 순환 혈액량을 평가하는 것이 바람직하다.

한편 McGee 등의 보고에 대한 비판도 있는데, Database of Abstracts of Reviews of Effects (DARE) 그룹은 McGee 등의 보고가 인용한 원저 수가 많지 않고, 연구의 질도 낮기 때문에 그 결과는 참고 정도에 불과하다고 주장한다.

McGee 등의 보고에는 기록되지 않았지만 다음 소견도 중요하다.

1. 사지 말초의 식은 땀
2. 세탁소 직원 모양 손가락 주름(washer woman's hand)
3. 순환 혈액량 감소성 쇼크의 경우 누워서

도 혈압이 낮은 경우

이들은 고도의 순환 혈액량 감소에서 나타날 수 있는 신체 검사 결과이다. 또한, 순환 혈액량 변화를 즉시, 가장 예민하게 평가할 수 있는 검사 방법으로 「정맥압 측정」이 있으며, 이는 다음 항목에서 설명한다.

정맥압으로 순환 혈액량 평가

● 해부학 복습

정맥압의 평가 전 기본적인 해부학이나 생리학 지식이 필요하다. 정맥압을 결정하는 인자로, ① 혈액량, ② 우심계 용량과 수축능, ③ 좌심실 수축능의 3가지가 있다. 즉 순환 혈액량이 감소하면 정맥압은 저하된다. 반대로 수액 과잉 투여로 순환 혈액량이 증가하면 정맥압이 상승된다.

내경정맥 박동의 최고점 높이, 즉 경정맥압 jugular venous pressure (JVP)은 정맥압을 반영한다. 실제로 JVP는 보통 우측 내경정맥에서 평가한다. 이것은 우측 내경정맥과 우심방이 해부학적으로 직접 연결되어 있기 때문이다. 그러나 내경정맥은 흉쇄유돌근 아래를 주행하여 바로 볼 수 없기 때문에 주의 깊게 경동맥 박동과 구별하여 체표 피부에 전파되는 경정맥 박동을 찾는다. 내경정맥 박동을 구별할 수 없으면 바로 볼 수 있는 외경정맥을 이용하지만 신뢰성은 떨어진다.

● 내경정맥압 측정

JVP는 흉골각(Louis각)에서부터 수직 거리로 측정한다. 흉골각은 흉골병과 흉골체 결합부의 골성 융기로 제2늑골이 접합하고 있다. 중요한 것은 환자의 체위와 관계 없이 흉골각은 항상 우심방보다 약 5 cm 수직 상방에 있다는 점이다.

즉 흉골각에서 계측한 정맥압 높이(수직 거리)는 환자의 체위와 관계없이 일정하며, JVP가 흉골각보다 수직 거리로 4 cm(우심방보다 9 cm)를 넘으면 정맥압이 높다고 평가한다.

반대로 JVP가 흉골각보다 수직 거리로 0 cm 이하이면 순환 혈액량이 감소된 것을 의미한다.

JVP와 박동 평가를 시작하기 전 병력 청취를 통해 환자의 순환 혈액량을 추정하여 진찰대의 각도(상반신의 기울기)가 어느 정도면 적당한지 생각한다. 순환 혈액량 감소가 의심되면 JVP 저하를 예상할 수 있으며 JVP의 박동이 잘 보이도록 침대 각도를 내려 0°(앙와위)로 하는 경우도 있다. 반복하지만 「모든 체위에서 흉골각은 우심방 보다 약 5 cm 상방에 있다」라는 것을 잊지 않는다.

▶▶ 하대정맥 초음파 검사에 의한 순환 혈액량 평가

일반적인 신체 검사에 해당되지는 않지만, 초음파 검사를 이용하여 순환 혈액량을 평가하는 방법이 있다.

검상돌기 높이에서 하대정맥 inferior vena cava (IVC) 초음파를 찍어, 흡기(inspiration)와 호기(expiration) 시의 전후 지름을 비교한다(collapsibility). 일반적으로 IVC의 전후 지름은 흡기(i)에 최소이고, 호기(e)에 최대이다. 여기서 collapsibility index(%)를 (IVCe-IVCi)/IVCe로 계산한다. 정상에서는 20% 미만이고 순환 혈액량이 저하되었을 경우 30% 이상으로 측정된다는 보고가 있다. 그러나 이 절단치의 타당성은 아직 체계적으로 검증되지 않아 주의가 필요하다.

● 문헌

1. McGee S, Abernethy WB, 3rd, Simel DL. The rational clinical examination. Is this patient hypovolemic? JAMA 1999; 281: 1022-9.
2. University Karlovy. Dry tongue in dehydration. Examination of the head and neck. http://www.lf2.cuni.cz/Projekty/interna/zof/avysetreni/ahlav-akrk.htm
3. Vieillard-Baron A, Prin S, Chergui K, et al. Hemodynamic Instability in Sepsis: Bedside Assessment by Doppler Echocardiography. Am J Respir Crit Care Med 2003; 168: 1270-6.

PART 03

검사·모니터
Question 8~17

08 수술 전 검사는 어디까지 필요한가?

흔히 있는 증례에서

20세의 특이 병력이 없는 남성이 서혜 탈장 수술을 위해 입원했다. 전공의 A가 담당이 되어, 수술전 검사로 CBC, 생화학, 혈액 응고 검사, 흉부 방사선검사, 심전도, 호흡 기능 검사 등을 시행했다.

심전도 검사 결과 전흉부 유도에서 ST 이상이 있었다. 이 결과를 무시할 수 없어 운동 부하 심전도를 시행하였으며 inconclusive라는 결과가 나왔다.

이어서 심초음파 검사, 운동 부하 심근 스캔을 시행하여 결과가 음성이므로 수술을 받았다. ST 이상의 원인은 알 수 없었고 무사히 수술은 시행되었다. 무사히 끝나서 좋았다고 생각했지만, 수술을 연기하고 1주일 동안 여러 가지 검사로 소란을 피운 이유는 무엇이었는지 A는 의문이었다.

많은 수술 전 검사는 왜 허무한가?

그것은 수술에 임하여 문제되는 질환(동반 질환)을 가질 가능성이 매우 낮은 환자에서 일률적으로 검사가 시행되고 있기 때문이다.

증례의 환자에 대해 생각해 보자. 우리 주위에 흔히 있는 보통 젊은이가 우연히 서혜 탈장 수술을 받게 되었다. 일반적으로 이런 정도의 젊은이가 수술 대상이 되는 병 이외에 다른 두세 가지 질환을 갖고 있을 가능은 없을 것이다.

즉 검사를 많이 시행하여 약간의 이상이 발견되었다고 해도 대부분 위양성(검사 결과는 양성이지만 실제로 환자는 병을 갖고 있지 않다)이라는 것이다.

동반 질환이 없는 환자의 수술 전 평가에 무엇이 필요한가?

앞의 증례처럼 자각 증상이 없고 동반 질환이 없다고 이야기하는 환자를 위해, 수술 전 선별을 위한 질문표가 개발되어 있다[표 8-1]. 이런 질문에 대한 대답이 모두 「NO」인 경우 검사를 추가해도 별로 이득이 없다고 알려져 있다(오히려 해로운 경우도 있다).

표 8-1 수술 전 스크리닝 질문표

한 층 위까지 보통 속도로 계단을 오를 때 숨이차거나 흉통을 느낍니까?
만성 콩팥병이 있습니까?
가족 중 마취를 받고 상태가 나빠진 사람이 있습니까?
심장병에 걸린 적이 있습니까?
부정맥이 있습니까?
뇌졸중에 걸린 적이 있습니까?
전에 마취를 받고 상태가 나빠진 적이 있습니까?
경련을 일으킨 적이 있습니까?
관절염 또는 목이나 턱에 통증이 있습니까?
갑상선에 병이 있습니까?
협심증이 있습니까?
간질환이 있습니까?
심부전이라고 들은 적이 있습니까?
천식이 있습니까?
인슐린이 필요한 당뇨병이 있습니까?
내복약이 필요한 당뇨병이 있습니까?
기관지염이 있습니까?

"이렇게만 해도 좋을까?"라고 불안해 하는 의사도 있을 것이다. 환자가 고령자이거나 당뇨병이 있으면 증상이 없어도 심질환을 가지고 있지 않을까? 무언가 검사를 해서 찾아내지 않아도 괜찮을까? 이런 걱정들이 잘못된 것이 아니다. 환자에게 위험인자가 있으면 문제가 되는 동반질환을 가질 가능성도 높아진다.

"(숨어있는) 위험을 찾아내서, 위험성을 중점적으로 평가할 필요에 따라 검사한다." 이것은 중요한 생각이며, 수술 전 평가 지침도 이런 생각에 근거하여 구성되어 있다. 위험이 없을 때 마구잡이로 검사해서 결코 좋은 결과를 얻을 수 없다.

수술 전에 필요한 위험 평가

● 수술(마취) 시에 「위험하다」는 것은 무엇인가?

column

운동 능력은 심장 예비력을 반영

안정시 산소 섭취량(3.5 mL/kg/min)를 1MET (metabolic equivalent : 대사 당량)로 하여, 이것을 기준으로 활동 시 산소 섭취량이 안정 시의 몇 배인지 나타낸 것을 운동능력의 지표로 이용한다. 운동 능력이 4MET 이하이면 수술 위험이 증가한다. 운동 능력은 간단한 문진으로 추정할 수 있다〈표〉.

〈표〉 대표적 신체 활동에서 MET

· 혼자서 자신을 돌보는 일(식사, 세면, 화장실, 옷 갈아 입기)를 할 수 있습니까?	(1~2MET)
· 건강한 사람과 같은 속도로 2층까지 올라도 아무렇지도 않습니까?	(4MET)
· 혼자서 욕조에 들어갈 수 있습니까?	(4~5MET)
· 수영을 해도 아무렇지도 않습니까?	(7~8MET)
· 줄넘기를 해도 아무렇지도 않습니까?	(8MET 이상)

수술을 다르게 표현하면 인위적인 외상이기 때문에, 다른 외상과 마찬가지로 말초 조직의 산소 소비량이 증가한다. 이에 추가하여 마취제는 심근 기능을 저하시켜 심박출량을 감소시키는 원인이 된다. 생리적으로 증가된 산소 요구량에 대해 심박출량을 늘려 대응해야 하지만, 심박출량을 감소시키는 요인이 더해지므로 기저 심질환이 있어 심장에 충분한 예비능이 없을 경우 「위험하다」는 상황이 된다.

여러 자료에 의하면, 안정 시 심박출량의 4배 정도의 심장 예비력이 없으면 수술 후 사망률이 높아진다고 한다. 또 수술의 침습성이나 수술 부위에 따라서도 「위험하다」의 정도와 관계가 있다. 대동맥 수술 같은 같은 대규모의 큰 수술은 누구나 쉽게 「위험하다」고 생각할 수 있을 것이다.

정리하자면, 수술 「위험」은 환자 요인[표 8-2와 운동 능력]과 수술 요인[표 8-3] 두가지로 나뉘어진다.

수술 후 사망률에 가장 영향을 주는 것은 심장 합병증(심근경색, 심부전, 부정맥)과 폐 합병증(폐렴, 호흡 부전, 무기폐, 기관지 천식, 만성 폐색성 폐질환의 급성 악화)이다. 따라서 수술 전 평가에서 특히 심장 위험과 폐 위험에 주의할 필요가 있다.

● 심장 위험 평가

여러 가지 평가법이 발표되어 있다. 2007년 ACC/AHA 지침이 대표적이며, 환자 쪽 위험(특히 급성 관증후군, 심부전 등 활동성 심질환의 유무와 운동 능력), 수술 위험을 조합하여 수술 전 심장 위험을 평가 한다.

1. 현재 문제되는 활동성 심질환이 없는 환자, 또는 운동 능력에 문제가 없는 환자(4MET 이상)가 저위험 수술을 받는 경우에는 심전

도 이외의 순환기 검사는 필요 없다.

2. 운동 능력이 낮거나 불명한 환자, 활동성 심질환 가능성이 있으며 중등도 위험의 수술이나 혈관 수술을 받는 경우에는 임상적 위험 정도에 따라 수술 전 검사가 달라진다.

3. 임상적 위험이 없으면 그 이상의 검사는 필요 없지만, 하나 이상의 위험이 있으면 비침습적 검사를 고려하는 것이 권고된다.

● **폐 위험 평가**

수술 후 폐 합병증 위험의 대부분은 병력과 신체 소견으로 평가할 수 있다[표 8-4]. 특히 호흡음 감소, 호기 연장, 단속성 수포음, 천명은 만성 폐색성 폐질환의 존재를 시사하며, 수술 후 폐 합병증 발생률을 6배 가량 증가시킨다.

수술 전 검사로 50세 이상이고 위험도가 높은 수술을 받는 환자의 경우 흉부 방사선 검사, 원인 불명의 호흡 곤란이나 운동 능력 저하가 있거나, 만성 폐색성 폐질환이 의심되는 경우 폐기능 검사를 시행할 것을 권고한다. 일상적인 혈액 가스 검사는 수술 전 검사로 그 유용성이 명확하지 않다.

≫ 결국 수술 전 검사로 무엇을 해야 하는가?

수술 전에 흔히 시행되는 검사의 유용성을 위험의 관점에서 정리한다.

CBC : Hb 6.0 g/dL 이하의 빈혈이 있으면 수술 후 사망률이 높아지므로, 빈혈의 선별에 유용하다.

전해질 : 병력에서 이상이 예상되는 경우 (이뇨제, ACE 억제제, 안지오텐신 II 수용체 길항제 사용 등) 이외에는 유용성이 적다.

표 8-2 수술 후 심장 합병증(심근경색, 심부전, 사망)의 위험 : 환자측 인자

집중 치료가 필요하여 응급 수술이 아니면 수술 취소나 연기가 좋다고 생각하는 중요 위험
· 불안정한 허혈성 심질환(불안정 협심증, 중증 협심증, 최근의 심근경색)
· 비보상성 심부전(NYHA 분류 클래스 IV, 증상이 악화되거나 새롭게 나타난 심부전)
· 중증 부정맥(고도 방실차단, 증상이 있는 심실성 부정맥, 안정 시 심박수 100/min 이상인 심방성 부정맥, 증상이 있는 서맥, 심실 빈맥)
· 중증 판막증(대동맥판 협착, 증상이 있는 승모판 협착)

평가가 필요한 위험
· 허혈성 심질환 병력
· 뇌혈관 장애 병력
· 울혈성 심부전 병력
· 당뇨병
· 신부전

표 8-3 수술 후 심장 합병증의 위험 : 수술측 인자

고위험(심장사, 비치명적 심근경색 발생률이 높음)
　대혈관 수술
　말초혈관 수술
중등도 위험(심장사, 비치명적 심근경색 발생률 1~5%)
　경동맥 내막절제술
　두경부 수술
　복부 · 흉부 수술
　정형외과 수술
　전립선 수술
저위험(심장사, 비치명적 심근경색 발생률 1% 이하)
　외래 수술
　내시경 수술
　피부과 수술
　백내장 수술
　유방 수술

신기능 검사 : 혈청 크레아티닌이 2.0 mg/dL 이상이면 수술 후 심장 합병증 위험이 증가한다. 이 정도의 신장 장애는 증상이 없는 경우가 많기 때문에 수술 전 위험평가에 유용하다.

표 8-4 수술후 폐 합병증의 위험

환자측 인자

만성 폐색성 폐질환

수술 전 8주 이내의 흡연

전신 상태 불량(ASA 클래스>2*)

울혈성 심부전

ADL 장애(완전 요양)

연령 60세 이상

혈청 알부민 < 3.0 g/dL

BUN > 30 mg/dL

흉부 방사선 이상

수술측 인자

수술 부위(상복부, 흉곽, 대동맥, 두경부, 뇌신경, 복부 대동맥류 수술)

전신 마취

3시간 이상의 수술

응급 수술

판크로늄 사용

ADL : 일상생활 동작, BUN : 혈액 요소 질소

* 미국마취과학회의 전신 상태 평가 분류(ASA 분류)

1도 : 수술 대상이 되는 질환 이외에 다른 전신 질환이 없다.
　　　수술 대상 질환은 국소적이고 전신 장애를 일으키지 않는다.

2도 : 경도나 중등도의 전신 질환이 있다.

3도 : 중증 전신 질환이 있다.

4도 : 중증 전신 질환이 있으며 생명이 위험한 상태.

5도 : 빈사 상태로 생존 가능성이 거의 없으나 수술을 받는다.

혈당 측정 : 인슐린이 필요한 당뇨병은 수술의 위험인자로 알려져 있으나, 증상이 없는 고혈당과 수술 후 합병증의 상관 관계는 명확하지 않다.

간기능 검사 : 간경변은 수술의 위험이 되지만, 대부분 병력과 신체 검사를 통해 밝혀진다. 증상이 없는 경도의 간장애는 수술의 위험이 되지 않는다. 대수술이나 만성 질환에서는 혈청 알부민 측정을 고려한다.

혈액 응고 인자 검사 : 병력과 신체 소견에 이상이 없는 응고 이상은 수술의 위험이 되지 않는다.

표 8-5 수술 전 검사로서 심전도의 적응증

45세 이상 남성

55세 이상 여성

심질환 병력

수술 전 위험 평가에서 심질환이 의심되는 경우

전해질 이상 위험이 있는 경우(이뇨제 사용 등)

무증상 심질환 위험이 있는 경우(당뇨병, 고혈압 등)

중등도~고위험 수술을 받는 환자

소변 검사 : 신장 질환 선별에 유용하나 혈청 크레아티닌을 측정하면 생략해도 좋다.

심전도 : 동반질환이 없다고 예상되는 청년에서 기본 검사로 유용성이 없다. 수술 전 검사로 심전도의 적응은 표 8-5와 같다.

흉부 방사선 : 기본 검사로서 유용성은 적다. 50세 이상에서 고위험 수술을 받는 환자나 동반질환으로 심폐 질환이 의심되는 경우에는 적응이 된다.

폐기능 검사 : 원인 불명의 호흡 곤란이나 운동 능력 저하가 있는 경우, 만성 폐색성 폐질환이 의심되는 경우 이외에는 유용성이 적다.

중요한 점은 검사에 의존하지 않는 것

반복하지만, 위험이 없을 때 통상적인 세트 검사를 시행하고 검사에만 의존한다면 좋은 결과를 얻을 수 없다. 또 수술 전 세트 검사에서 「정상」이면 수술해도 괜찮다는 보장도 없다.

가장 중요한 것은 위험에 대해 중점적으로 평가하고, 필요하면 검사한다는 생각이다. 수술 전 검사는 병원에 따라 세트화되어 있는 경우가 많지만, 무조건 검사하는 것이 아니라 위험의 의미를 생각하며 검사를 해석하는 태도를 몸에 익혀야 한다.

● 문헌

1. Hilditch WG, Asbury AJ, Jack E, et al. Validation of a pre-anaesthetic screening questionnaire. Anaesthesia 2003; 58: 874-7.

2. Fleisher LA, Beckman JA, Brown KA, et al. ACC/AHA 2007 Guidelines on Perioperative Cardiovascular Evaluation and Care for Noncardiac Surgery. Circulation 2007; 116: e418-e500.

3. Smetana GW. Evaluation of preoperative pulmonary risk. http://www.uptodate.com(2008/2/16).

4. ASA Physical Status Classification System. American Society of Anesthesiologists. http://www.asahq.org/clinical/physicalstatus.htm

5. Goldberger AL, O'Konski M.Utility of the routine electrocardiogram before surgery and on general hospital admission. Critical review and new guidelines. Ann Intern Med 1986; 105: 552-7.

Question 09 정맥혈 가스 분석은 동맥혈을 대신할 수 있을까?

▶ 다시 주목받는 정맥혈 가스

동맥혈 가스 분석 arterial blood gas analysis (ABGA)은 산염기 평형 상태와 호흡 상태의 평가에 빠뜨릴 수 없는 중요한 검사이다. 그러나 동맥혈 채혈은 정맥혈 채혈에 비해 어렵고, 환자에게도 고통스러우며, 혈종 형성, 감염, 동맥 폐색 등의 합병증 위험도 있다. 더욱이 바늘에 찔리는 사고 위험도 높다. 정맥혈을 이용하여 혈액가스 분석이 가능하다면 환자에게나 의사에게 모두 큰 도움이 된다.

산염기 평형 평가를 위해 pH, PCO_2, HCO_3^-[중탄산 이온(탄산수소이온)] 검사를 정맥혈로 대신할 수 있다는 것이 잘 알려져 있으며, 신장 내과 영역에서 만성 신장병이나 세뇨관성 산혈증 경과 평가에 정맥혈 가스 분석 venous blood gas analysis (VBGA)을 이용하는 경우도 많다. 1990년대 후반부터 빈번한 혈액 가스 분석이 필요한 응급 분야나 호흡기 영역에서 정맥혈 가스의 유용성이 다시 주목받고 있다.

▶ 산염기 평형 평가 목적의 동·정맥혈 가스 분석

● 동맥혈과 정맥혈에 HCO_3^-의 차이가 있을까?

산소 포화도나 산소 분압은 동맥혈과 정맥혈이 크게 다르지만, pH와 PCO_2로 계산되는 HCO_3^- 값은 중증 혈액관류 저하 상태를 제외하면 동맥혈과 정맥혈에 큰 차이가 없다.

다만 채혈할 때 몇 가지 주의가 필요한데, 피험자는 안정되고 충분히 가온된 상태에 있어야 하고, 지혈대를 가볍게 매어 압박 정도가 수축기와 이완기 혈압의 중간치를 넘지 않게 하며, 채혈 중 지혈대를 맨 채로 손을 움직이는 운동을 하지 않도록 한다.

「정맥혈의 동맥혈화」, 즉 손등이나 팔을 5

분간 가온하여 채혈하면 동정맥의 차이가 더욱 감소하며, 보통 상태에서 채혈할 경우 pH 차이 0.045, PCO_2차이가 6.7인 것에 비해 충분히 가온하고 채혈한 정맥혈의 경우 pH 차이는 0.002, PCO_2의 차이는 0.8까지 감소한다.

● **각종 보고에 의하면…**

Brandenburg 등은 대학병원 응급실에서 당뇨병성 케토산혈증 diabetic ketoacidosis (DKA)으로 진단된 성인 환자 38명의 동맥, 정맥혈 가스 분석을 비교하여 정맥혈 가스가 DKA 진단에 유용하다고 했다.

구체적으로 동맥혈 pH 7.20±0.14, 정맥혈 pH 7.17±0.13, 동맥혈 HCO_3^- 11.0±6.0, 정맥혈 HCO_3 12.8±5.5 mEq/L, 혈청 CO_2 11.88±5.0 mmol/L이며, 동맥혈과 정맥혈의 pH 차이는 0.03(0.0~0.11)이었다. 소아 ICU 환자 116명을 대상으로 한 연구에서도 정맥혈 가스로 동맥혈 가스를 대신 할 수 있다고 보고하였다.

Rang 등은 ICU 환자 218명을 대상으로 동맥혈 가스와 정맥혈 가스의 차이를 조사하여 양자에 강한 상관이 있으며, 평균 오차는 pH 0.036(0.030~0.042), PCO_2 6.0(5.0~7.0) mmHg, HCO_3^- 1.5(1.3~1.7) mEq/L 이므로 경향을 살펴볼 경우 유용하지만, 완전히 대신하기에는 문제가 있다고 하였다. 이 연구에서 채혈 조건은 충분히 가온하여 동맥혈화한 것이 아니고 일반적인 채혈을 시행하였다.

동맥혈 가스 분석과 정맥혈 가스 분석의 차이에 대한 연구 결과는 표 9-1과 같다.

▶▶ 호흡 부전에서 정맥혈 가스 분석

호흡 상태나 혈액 산소화 평가에 맥박 산소계측기(pulse oxymetry)에 의한 SpO_2 측정이 보급되어 비침습적 연속 평가가 가능해졌다. 그러나 CO_2 저류, 고이산화탄소혈증을 평가하기 위해서는 동맥혈 가스를 측정하지 않으면 안된다.

고이산화탄소혈증 평가도 정맥혈 가스 분석으로 대신 할 수 있을까? 고도의 호흡부전으로 CO_2 저류가 고도인 증례를 대상으로 한 동맥혈 가스와 정맥혈 가스 비교는 충분히 조사되지 않았다.

Kelly 등은 COPD가 급성 악화된 107명을 대상으로 정맥혈 가스의 유용성을 조사했다. 동맥혈 가스와 정맥혈 가스에 강한 상관관계가 있었으나, PCO_2 차이의 평균 6 mmHg이고 95% CI가 -14~+126 mmHg로 정맥혈 가스를 동맥혈 가스로 대신하기에는 문제가 있었다.

표 9-1 동맥혈 가스 분석과 정맥혈 가스 분석의 차이

	측정조건	pH	PCO_2(mmHg)	HCO_3^-(mEq/L)
Brooks	일반 채혈, 안정 상태	0.045	6.7	1.2*
Brooks	손을 충분히 가온하고	0.002	0.8	0.4*
Rang	일반 채혈	0.036	6	1.5
Kelly	일반 채혈	0.034	5.8	–

*Brooks의 결과는 HCO_3^-가 아니고 총 CO_2 함량이다.

그림 9-1 HCO₃⁻ 측정 : 비색법의 원리

$$HCO_3^- + PEP \rightarrow 옥살초산 + H_2PO_4^-$$

포스포에놀피루빈산 카르복실라제

$$옥살 초산 + NADH + H^+ \rightarrow 사과산 + NAD^+$$

사과산탈수소효소(MDH)

NADH 감소를 340 nm에서 측정

검체의 HCO_3^- 측정

고이산화탄소혈증 유무의 진단 가능성을 조사한 결과, $PaCO_2 > 50$ mmHg의 고이산화탄소혈증 진단에 $PvCO_2 > 45$ mmHg를 기준으로 사용할 경우 민감도 100%, 특이도 47%로 선별 할 수 있었고, $PvCO_2 < 45$ mmHg에서 $PaCO_2 > 50$ mmHg가 아닐 음성 예측도(negative predictive value)가 100%라고 보고했다.

이 결과에 의하면 고이산화탄소혈증 유무 진단에 정맥혈 가스 분석으로 선별하면 약 30%의 증례에서 동맥혈 가스 분석을 시행하지 않아도 무방하게 된다.

Suta 등은 호흡기 질환이 있는 43명을 대상으로 동맥혈과 정맥혈 사이의 이산화탄소 분압 차이는 맥박 산소계측기로 측정한 SpO_2와 정맥혈 가스에서 측정한 산소 포화도(SvO_2)와의 차이와 상관관계가 높다고 보고했다($r = 0.8676$, $p < 0.001$). 또한 정맥혈 가스와 SpO_2 측정을 통해 $PaCO_2 = PvCO_2 - 0.2141 \times (SpO_2 - SvO_2)$의 회귀식을 이용하여 ABGA의 이산화탄소 분압 보다 정확하게 예측이 가능하다고 하였다.

정맥혈의 총 CO₂ 함량 측정법

만성 신부전이나 세뇨관성 산혈증의 장기적인 관리를 위해 혈액 가스 분석이 반드시 필요하지는 않으며 대신 HCO_3^-만 알아도 좋은 경우가 많다. HCO_3^- 측정을 위해 일부러 혈액 가스 분석용 검체를 채취하는 것은 비록 정맥혈을 이용해도 복잡하다. 한편 생화학 검사용 검체로 동시에 HCO_3^-와 총 CO_2 함량을 측정할 수 있으면 편리하다.

한편 총 CO_2 함량 total CO_2 content (tCO_2 함량)는 혈청에 포함된 모든 탄산화합물의 총량이며, 용해 CO_2, 탄산, HCO_3^-, CO_3^{2-}등이 모두 포함되지만, 탄산(H_2CO_3)은 무시할 수 있는 만큼 미량이며, 용해 CO_2는 $0.03 \times PCO_2$이고 기준치는 1.2 mmol/L에 불과하여 거의 HCO_3^-의 지표라고 생각해도 좋다.

tCO_2 고전적 측정 방법은 VanSlyke 방법인데, Natelson 장치(수은을 넣은 유리관으로 구성된 큰 장치)를 사용하고 조작이 복잡하여 일상 검사로는 현실적이지 않다.

미국에서는 생화학 검체에서 HCO_3^-를 측정하여 Na, K, Cl과 동시에 결과를 보고한다. 이 측정법은 비색법이며 원리는 그림 9-1과 같다.

• • •

필자가 처음 수련을 받은 병원에서는 생화학 검사체에서 일상적으로 HCO_3^-를 측정하고 있어 그것이 일반적이라고 생각했으나, 일반적으로 HCO_3^-를 측정하는 병원은 많지 않다. 생화학 검사의 하나로 HCO_3^-

(정확하게는 총 CO_2 함량)을 측정하는 장치 (http://www.ocd.co.jp)를 사용하면 좋다.

● 문헌

1. Martin L(古賀俊彦訳). わかる血液ガス—ス テップ方式による検査値の読み方. 第 2 版. 東京: 秀潤社, 2000; 208.
2. 本田良行. 酸-塩基平衡の基礎と臨床(基礎 編). 改訂第 2 版. 東京: 真興交易医書出版部, 1984; 299.
3. Gambino SR. Comparisons of pH in human arterial, venous and capillary blood. Am J Clin Pathol 1959; 32: 298-300.
4. Forster HV, Dempsey JA, Thomson J, et al. Estimation of arterial PO_2, PCO_2, pH, and lactate from arterialized venous blood. J Appl Physiol 1972; 32: 134-7.
5. Brooks D, Wynn V. Use of venous blood for pH and carbon-dioxide studies. Lancet 1959; 1: 227-30.
6. Brandenburg MA, Dire DJ. Comparison of arterial and venous blood gas values in the initial emergency department evaluation of patients with diabetic ketoacidosis. Ann Emerg Med 1998; 31: 459-65.
7. Yildizdaş D, Yapicioğlu H, Yilmaz HL, et al. Correlation of simultaneously obtained capillary, venous, and arterial blood gases of patients in a paediatric intensive care unit. Arch Dis Child 2004; 89: 176-80.
8. Rang LC, Murray HE, Wells GA, et al. Can peripheral venous blood gases replace arterial blood gases in emergency department patients? CJEM 2002; 4: 7-15.
9. Kelly AM, Kerr D, Middleton P. Validation of venous PCO_2 to screen for arterial hypercarbia in patients with chronic obstructive airways disease. J Emerg Med 2005; 28: 377-9.
10. 須田理香, 堀之内秀仁, 西村直樹ほか: 動脈 血と静脈血の血液ガスの差異に関する研究 (会議録). 日呼吸会誌 2008; 46(増刊号): 279.

Question 10 채혈 시 체위에 따라 적혈구 용적률이 바뀔까?

▶▶ 체위에 따라 혈압이 변화되는데 Hb · Ht는?

입원 후 헤모글로빈(Hb)이나 헤마토크리트(Ht) 결과가 입원 시에 비해 현저히 저하되어 위장관 출혈을 의심했던 적이 있었는가? 그리고 철저히 검사해도 원인을 알 수 없었던 경우는 없었는가?

검사 결과를 올바르게 해석하기 위해 알맞은 측정 조건이 갖추어져야 하고 측정법에 대한 정도 관리를 통해 신뢰성이 보증되어야 한다. 체위에 따라 혈압이 변화할 수 있다는 것은 누구나 잘 알고 있음에도, Hb · Ht치가 바뀔 수 있다는 사실은 의외로 간과하기 쉽다. 원인 불명의 Ht 저하에 대한 감별을 위해 채혈 조건에 대한 표준화가 필요하다.

앉은 자세에서 누운 자세로 바뀌면 간질액이 혈관 내로 이동하므로 혈액이 희석되어 Hb나 Ht가 저하되어 마치 빈혈이 진행된 것처럼 보인다. 이 현상을 체위성 가성빈혈(postural pseudoanemia)라고 한다.

체위성 가성 빈혈의 정밀도

체위에 의한 순환 혈액량 변화로 혈액의 희석이나 농축이 일어날 수 있다는 사실은 이미 예전부터 잘 알려져 있다.

Vanderbilt 대학의 Jacob 등은, 28명의 정상 자원자(평균 연령 33.6세, 체중 70.9 kg)를 대상으로 누웠다가 섰을 때의 Ht 및 혈장량 변화를 측정했다. Ht를 일어서고 나서 2.5, 5, 7.5, 10, 20, 30, 45, 60분에 측정하였다. Ht는 37.3±2.8%에서 41.8±3.2%로 상승하여, Ht 증가는 41±1.3%였으며, 혈장량은 2,770±460 mL에서 2,350±390 mL로 감소하였다. 혈장량 변화는 처음 10~15분에 나타났으며, 20분에는 거의 일정하게 되었다.

체위 변화는 혈액량, Ht에 큰 영향을 주므로 충분한 주의가 필요하다.

투석 환자에서 Hb · Ht의 변화

혈액투석 환자는 4시간 치료하면 체중의 3~5%에 해당되는 세포외액이 제거된다.

60 kg의 환자이면 2~3 L 정도이므로 혈관 내 체액 조성이 모두 바뀌게 된다. 수분이 제거되면 투석 후에 혈액이 농축되어 Ht · Hb이 상승할 것으로 생각되지만, 일부 환자에서는 반대로 혈액이 희석되어 Hb · Ht가 저하된다.

Inagaki 등은, 10명의 혈액투석 환자를 대상으로 누운 자세에서 5분 후에 채혈한 뒤, 투석 시작 15, 30분 후의 Ht를 다시 측정하여 Ht의 저하를 보았다.

Ookawara 등도, 혈액투석 환자를 앉는 자세로 바꾸고 나서 Ht 변화를 25분간 측정하여 Ht로 계산한 혈액량 변화가 5분에 2.8

±0.6%, 25분에 4.8±0.5%, 혈액량으로 181.5±21.9 mL에 해당된다고 보고하였다.

Tsubakiha 등은 99명의 혈액투석 환자를 대상으로 체위 변화가 혈액 희석에 미치는 영향을 조사했다. 내원 직후 앉은 자세에서 채혈하고, 누워서 10분후에 채혈한 결과 표 10-1과 같이 누워서 채혈시 Ht는 앉은 자세의 94.3%, Hb은 앉은 자세의 94.4%로 저하되었다.

심혈관 사고는 아침에 많다 : 혈장량의 변화

급성 심근경색, 뇌졸중 등의 심혈관 사고와 뇌혈관 사고는 아침에 많으며 원인의 하나로 체위 변화에 의한 혈액 농축과 혈액 점도 변화, 그리고 이에 의한 「전단력」의 변화가 플라크 파열을 일으킨다고 생각되고 있다.

선 자세에서는 순환 혈장량 분포가 바뀌어 약 700 mL가 하지 및 골반 내로 이행하는 동시에 정수압이 상승되어 혈장수 일부가 간질로 이동하여 혈액 농축이 일어난다.

Thrall 등은 체위에 의한 혈액량 변화와 혈전 형성에 대한 체계적 리뷰를 시행하였다. 선 자세에 의한 Ht 변화는 11개의 연구에서 1.3~4.6%, 2개의 연구에서 7~8%였으며, 혈장량 감소에 대한 연구는 15개 논문에서 7~17% 감소하는 것으로 보고 하였다(혈

표 10-1 혈액 투석 환자에서 앉은 자세와 누운 자세에서 Ht의 차이

	앉은 자세	누운 자세
크레아티닌(mg/dL)	10.9±2.8	10.9±2.8
BUN(mg/dL)	74.4±12.4	74.0±12.2
Hb(g/dL)	10.7±1.0	10.1±0.9
Ht(%)	33.2±3.0	31.3±2.9
TP(g/dL)	6.7±0.5	6.3±0.5

BUN : 혈액요소질소, TP : 총단백, mean±SD

column

NORMDIST 함수 : 엑셀에서 정규 분포 계산

엑셀에 통계 함수가 있으며 몇 가지를 알아 두면 편리하다.

셀 A1~A10의 평균 계산 = AVERAGE(A1 : A10)

표준 편차(standard deviation) = STDEV(A1 : A10)

중간치 = MEDIAN(A1 : A10) 또는 = QUARTILE(A1 : A10,2)

25 퍼센타일 = QUARTILE(A1 : A10,1)

합계 = SUM(A1 : NO), 등은 이미 알고 있을 것으로 생각한다.

정규 분포(normal distribution)의 함수로서 NORMDIST도 알아 두면 편리하다.

정규 분포는 자료 수가 충분히 클 경우,

평균±표준 편차에 전체의 68.26%

평균±2×표준 편차에 전체의 95.44%

평균±3×표준 편차에 전체의 99.74%가 포함되는 것으로 알려져 있다(그림 a).

NORMDIST 함수는 지정된 평균, 표준 편차에 대한 정규 분포 함수의 값을 돌려주는 것이며, 구체적으로는 = NORMDIST(x, 평균, 표준 편차, true)라고 입력하면, x 이하로 확률을 계산해 준다.

일본에서 투석 환자의 평균 Hb은 10.27, 표준 편차는 1.32이다. 정규 분포에 따른다면, 10.27±1.32, 즉 8.95에서 11.59 사이에 전체의 68.26%가, 10.27±2×1.32 즉 7.63에서 12.91 사이에 전체의 95.44%가 포함된다.

반대로 말하면, Hb가 12.91 이상인 환자는 (100－95.44)÷2＝2.28%가 된다.

NORMDIST 함수를 사용하여 Hb가 8 g/dL 이하가 되는 환자가 어느 정도 있는지 계산할 수 있다.

= NORMDIST(8,10.27,1.32, true)=0.167 즉 16.7%가 된다(그림 b).

Hb가 13 g/dL를 넘는 환자를 계산하려면 먼저 Hb≤13 g/dL이 되는 확률을 계산하여 1에서 뺀다.

Hb≤13 g/dL이 되는 확률은 = NORMDIST(13,10.27,1.32, true)=0.98

13 g/dL 이하가 98%이므로 Hb>13 g/dL이 되는 환자는 100－98=2%가 되는 것을 알 수 있다.

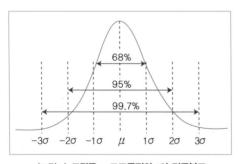

〈그림 a〉 모평균 μ, 모표준편차 δ의 정규분포

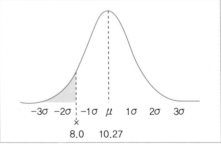

〈그림 b〉 NORMDIS 함수의 모평균 μ, 모표준편차 δ의 정규분포

장량으로 200~640 mL에 해당). 선 자세에서 혈소판 수도 15% 증가하고 혈소판 응집능도 증가하였다.

이러한 결과에 의하면 아침의 심혈관 사고를 방지하기 위해 항혈소판제 투여 시간을 밤으로 하는 것도 한 방법이 될 수 있다.

▶▶ 임상적으로 문제가 되는 빈도는 어느 정도?

실제로 입원 환자에서 체위성 가성빈혈이 나타나는 빈도는 어느 정도일까? 유감스럽지만 체계적인 자료가 없기 때문에 통계적으로 추측해 본다.

빈혈이 없는 환자가 걸어 와서 채혈실에 앉은 직후에 채혈하고, 그 후에 입원하여 이튿날 아침 누워서 채혈했다고 가정한다. 또한 누운 자세에서 선 자세로 바꾸면 Ht 차이는 4.1%±1.3%라는 Jacob 등의 보고가 정규분포이며, 선 자세에서 누운 자세로 했을 경우 Ht의 변화도 같다고 가정한다.

평균±SD는 68%, 평균±2SD 내에 95%가 분포한다는 정규분포의 특성에서 2.5%의 환자는 4.1+2×1.3=6.7%를 넘는 Ht 저하가 나타난다. Hb으로 2 g/dL, Ht로 6%의 저하를 임상적 문제로하면 Ht 변화가 6% 이하 범위가 되는 것은, =normdist(6, 4.1, 1.3, true) =0.928(Excel 함수)로 92.8%이므로

6%를 넘는 Ht 저하는 7.2% 즉 14명 중 1명에서 볼 수 있게 된다.

● 문헌

1. Jacob G, Raj SR, Ketch T, et al. Postural pseudoanemia: posture-dependent change in hematocrit. Mayo Clin Proc 2005; 80: 611-4.
2. Goldner F, Jacob G, Raj SR, et al. The importance of recognizing postural pseudoanemia. Compr Ther 2006; 32: 51-5.
3. Inagaki H, Kuroda M, Watanabe S, et al. Changes in major blood components after adopting the supine position during haemodialysis. Nepohrol Dial Transplant 2001; 16: 798-802.
4. Ookawara S, Suzuki M, Yahagi T, et al. Effect of postural change on blood volume in long-term hemodialysis patients. Nephron 2001; 87: 27-34.
5. 日本透析医学会: 慢性血液透析患者における腎性貧血治療のガイドライン 2004 年版. 透析会誌 2004; 37: 1737-63.
　◎http://www.jsdt.or.jp/tools/file/download.cgi/32/pdf032.pdf から閲覧可能である。
6. Thrall G, Lane D, Carroll D, et al. A systematic review of the prothrombotic effects of an acute change in posture: a possible mechanism underlying the morning excess in cardiovascular events? Chest 2007; 132: 1337-47.

Question 11 혈액 검사에서 염증 지표의 의의는?

▶▶ 염증 지표는 조역이다!

임상 현장에서 가장 중요하고 빈도가 높은 것은 감염증이다. 감염증을 조기 진단 할 수 있는 민감도와 특이도가 높은 지표가 있으면 편리할 것이다. 혈액 검사로 전공의를 비롯하여 많은 의사가 오더하는 경우가 많은 것은 CRP (C-reactive protein, C반응단백) 등의 염증 지표이다. 다양한 염증 지표가 있으나, 그 특성이나 한계를 이해하지 않으면 적절한 진단이나 치료에 연결하기 어렵다. 염증 지표는 본래 그 특이성에 한계가

있음에도 불구하고, 임상 의사들은 일반적으로 그 특이성을 너무 과신하고 있다.

다음에 CRP와 프로칼시토닌을 비교하여 설명하며, 염증 지표가 임상에서 주역이 아니라 조역에 불과하다는 사실을 밝히고자 한다. 환자의 모든 정보를 취사 선택하여 적절하게 치료에 반영시키는 것이 임상 의사의 역할이며, 염증 지표를 진단이나 치료에까지 적용하려는 나태한 태도를 엄격히 경계하도록 부탁한다.

⚡ CRP란?

CRP에 대한 보고는 1930년 폐렴 구균에 대한 연구 보고로 거슬러 올라간다. 1971년 폐렴 구균 균체의 C 다당체와 침전 반응하는 단백질이 발견되었으며, 그 후의 연구에서 이 단백질이 5개의 서브유닛이 고리 모양으로 결합된 분자량 23kDa 정도의 펜터머 (5량체) 구조를 가지고 있고, 다양한 염증이나 종양 등의 조직 장애를 반영하여 상승된

다는 사실이 알려지게 되었다.

조직 장애에 의해 활성화 된 마크로파지는 IL-6, IL-1β, TNFα 등을 분비하는데, IL-6가 간세포에 작용하면 CRP가 생산되어 혈중으로 분비된다. CRP의 증가는 어디까지나 조직 침습에 대한 간접적 반응에 불과하며, 감염에 특이적은 아니다. CRP의 분비는 일반적으로 염증 시작 후 수시간에서 6시간 사이에 일어난다.

⚡ 프로칼시토닌이란?

프로칼시토닌은 116개의 아미노산으로 구성된 분자량 13kDa 정도의 단백질이며, 칼슘 대사에 관여하는 칼시토닌의 전구물질이다. 중증 감염증에서는 갑상선 이외에서 프로칼시토닌이 생산되어 안정된 상태로 혈중에 분비된다.

감염증 이외의 경우, 또는 국소 감염증에서 프로칼시토닌 상승은 드물며, 과거 보고에 의하면 중증 감염증에서 프로칼시토닌이 상승하는 것으로 알려져 있다. 염증 후 수시간에 분비되어 CRP 보다 좀 더 신속하게 반응한다고 알려져 있다.

⚡ 프로칼시토닌은 감염증에 더 특이적인가?

CRP는 감염증에 특이적이 아니며, 교원병이나 종양 등 염증이 동반된 상황에서 항상 양성이 될 수 있다. 심근경색 등에서도 상승되므로 진단적 의의는 낮다고 생각할 수 있다.

프로칼시토닌은 처음 보고에서 민감도·특이도가 모두 높은 지표라고 하였다. 심장 수술 후 환자의 감염증 유무나 중증도를 조

---

 column

CRP의 뜻밖의 역할 : 선인가 악인가?

CRP가 생체에 어떤 역할을 담당하는지 아직 불명한 점이 많다. CRP 자체가 염증을 악화시키거나 만성 류마티스 관절염에서 CRP와 보체 복합체의 농도가 높다는 사실이 알려져 있다. 이는 CRP가 병인의 하나로 생각할 수 있음을 의미한다.

한편 CRP에 항염증 작용이 있다는 것도 알려져 있다. 염증 부위에서 호중구의 내피 결합능을 약하게 하거나, 세포자멸사(apoptosis)에 빠져 있는 세포를 마크로파지가 탐식하도록 촉진 할 수 있다.

CRP가 선인지 악인지? 그렇지 않으면 우리의 이해를 넘은 작용을 가지는지? 이에 대한 대답은 향후의 연구를 통해 알려지게 될 것이다.

사한 연구 결과, CRP(민감도 84%, 특이도 40%)에 비해 프로칼시토닌(민감도 85%, 특이도 95%)의 진단적 가치가 높았고, 중증도를 반영할 수 있었다. 또한 수술 후나 외상 후 환자의 조사에서도 CRP에 비해 높은 진단적 의의가 보고 되었다.

그런데 최근의 메타분석 보고에서는 프로칼시토닌의 민감도 · 특이도가 모두 70%대로 낮았으며, 과거의 연구는 샘플 크기가 작아서 한계가 있었다고 지적하였고, 감염증과 다른 염증 질환의 감별에 유효하지 않다고 하였다. 결국 프로칼시토닌은 CRP에 비해 유효하지만 아직 충분한 지표는 아니다.

프로칼시토닌이 조기 진단과 예후 예측에 유용한가?

패혈증이나 SIRS(전신성 염증반응 증후군)의 예후는 좋지 않으며 진단 지연이 그 원인의 하나라고 할 수 있다. 민감도와 특이도가 높고, 예후를 예측할 수 있는 조기 진단 지표로서 프로칼시토닌의 역할이 기대된다.

패혈증 · 중증 패혈증 · 패혈증성 쇼크, SIRS의 감별에 프로칼시토닌, CRP, 백혈구 수, APACHE – II(acute physiology and chronic health evaluation – II) 점수 등의 유용성을 비교한 연구가 시행되었으며, 패혈증성 쇼크, 중증 패혈증의 감별에 프로칼시토닌이 유용하였으며, SIRS의 감별에는 APACHE – II 점수가 유용하다고 보고되었다.

중환자실 환자를 대상으로 한 연구에서도, CRP나 백혈구 수에 비해 예후를 보다 강하게 반영하는 것으로 나타났다. 초기부터 예민하게 반응하기 때문에 감별 진단, 예후, 중증도를 예측하는 지표로 유용성이 있

을 것으로 판단되며 앞으로 이에 대한 후속 연구 결과가 기대되고 있다.

결국, 염증 지표를 어떻게 이용해야 할 것인가?

앞에서 설명한 대로 염증 지표 단독으로 감염증의 존재를 감별할 수 없으며 어디까지나 진단에 보조적인 수단으로 사용되어야 한다. 프로칼시토닌의 중증도나 예후예측 가능성에 대해서는 아직 확정적인 결과를 얻지 못했다. 조역은 어디까지나 조역이며 결코 주역이 되어서는 안 된다.

● 문헌

1. Aouifi A, Piriou V, Bastien O, et al. Usefulness of procalcitonin for diagnosis of infection in cardiac surgical patients. Crit Care Med 2000; 28: 3171-6.
2. Uzzan B, Cohen R, Nicolas P, et al. Procalcitonin as a diagnostic test for sepsis in critically ill adults and after surgery or trauma: a systemic review and meta-analysis. Crit Care Med 2006; 34: 1996-2003.
3. Tang BM, Eslick GD, Craig JC, et al. Accuracy of procalcitonin for sepsis diagnosis in critically ill patients: systemic review and meta-analysis. Lancet Infect Dis 2007; 7: 210-7.
4. Jones AE, Fiechtl JF, Brown MD, et al. Procalcitonin test in the diagnosis of bacteremia: a meta-analysis. Ann Emerg Med 2007; 50: 34-41.
5. Brunkhorst FM, Wegscheider K, Forycki ZF, et al. Procalcitonin for early diagnosis and differentiation of SIRS, sepsis, severe sepsis, and septic shock. Intensive Care Med 2000; 26 (Suppl 2): S148-52.
6. Jensen JU, Heslet L, Jensen TH, et al. Procalcitonin increase in early identification of critically ill patients at high risk of mortality. Crit Care Med 2006; 34: 2596-602.

Question 12
혈액 배양에는 왜 2 세트가 필요한가?

혈액 배양은 균혈증의 증명에 임상적으로 매우 중요한 역할을 하고 있다. 균혈증의 증명 여부에 따라 항생제의 선택이나 치료 기간뿐 아니라, 예후에까지 영향을 미친다. 이렇게 중요한 검사이지만 혈액 배양 채취의 주의점이나 결과 해석에 이해가 충분하지 못하다.

아직 혈액 배양을 1세트만 채취하는 경우도 많아, 왜 1세트만 채취해서는 안 되는지 설명하고자 한다.

혈액 배양 1 세트란?

일반적인 혈액 배양병은 호기성과 혐기성병 2종류가 1세트로 되어 있다. 때로 호기성 병 2개, 혐기성 병 2개를 각각 1세트라고 착각 하는 경우도 있지만, 통상 2종류를 모아 1세트라 하는 것이 일반적이다[그림 12-1].

혈액 채취는 무균적으로 시행하고, 공기 혼입을 막기 위해 반드시 혐기성 병에 검체를 먼저 넣는 것이 중요하다.

왜 2 세트가 필요한가?

혈액 배양 2세트에서 2세트를 채취하면 충분하다는 의미는 아니다. 2세트 이상이 바람직하다. 그 이유는 다음과 같다.
· 채취량이 많으면 검출률이 높아진다.
· 채취 세트 수가 많으면 검출률이 높아진다.
· 오염 여부 판단에 유용하다.
이상의 항목을 자세히 살펴 보자.

● **채취량이 많으면 검출률이 높아진다**

혈액 배양 검출률은 검체량에 의존적이며 대략 mL당 3% 정도씩 검출률이 높아진다고 알려져있다. 과거 문헌에 의하면 검체량이 적어도 5 mL인 경우(92%)와 5 mL이하인 경우(69%)에 검출률에 분명한 차이가 있다. 원칙적으로 용량 의존성으로 검출률이 증가되므로 가능하면 많이 채취하는 것이 중요하다.

● **채취 세트 수가 많으면 검출률이 높아진다**

채취 세트 수로 몇 개가 좋은가에 대해 2007년 Duke 대학의 논문을 소개한다. 채취 세트 수가 많으면 좋다고 생각할 수 있으나 실제로 어느 정도 검출률이 늘어나는가에 대해서는 연구마다 다소 차이가 있다.

그림 12-1 혈액 배양 1세트
왼쪽은 혐기성균 배양 병, 오른쪽은 호기성균 배양병. 무균적으로 채취하고 혐기성균 배양병부터 주입하는 것이 중요하다.

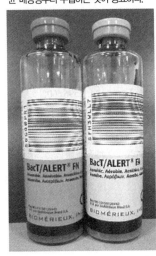

이 논문에 의하면, 배양 검출률은 1 세트에서 73.2%, 2 세트에서 93.9%, 3 세트에서 96.9%, 4 세트에서 놀랍게도 99.7%의 검출률을 보였다. 여기서 알 수 있는 것은 혈액배양은 2 세트 이상일 때 검출률이 크게 높아지며, 또한 여러 세트를 채취하는 것이 진단에 매우 유용하다는 사실이다.

● 오염 여부 판단에 유용하다

1 세트 채취에서 검체가 양성인 경우, 이것이 진정한 균혈증인지 판단하기 어려운 경우가 있다. 환자의 전신 상태가 매우 양호한 경우나 반대로 전신 상태가 양호해보여도 병세가 진행되는 경우에는 균혈증을 판단하는 것이 매우 중요하다.

균혈증의 증명에 가장 간편하고 확실한 방법은 반복 배양에서 양성인 경우이다. 또 피부 상재균에 의한 오염 가능성이 높기 때문에 가능성이 높은 균에 대해 기억해 두어야 한다.

▶▶ 혈액 배양이 필요한 상태는?

균혈증의 증거가 향후의 치료나 예후에 영향을 준다고 앞에서 설명했다. 그렇다면 어떤 상황에서 혈액 배양이 필요할까? 혈액 배양 자체의 적응증은 발열만이 아니다.

균혈증이 의심되는 모든 상황에서 혈액 배양이 시행되어야 한다. 극단적으로 말하자면, 전공의 시절에는 의심스러우면 모두 채취하는 것이 좋다.

그렇게 해서 정말로 혈액 배양이 필요한 상황이 무엇인지 몸으로 기억할 수 있다. 스스로 생각하여 경험하지 않으면 임상 능력은 성장하지 않는다.

 column ●

혈액 배양 결과의 해석 : 혈액 배양 양성균 ≠ 병원균

혈액 배양에서 오염을 의심할 수 있는 세균은 무엇일까? 피부에서 유입될 가능성이 있는 세균은 모두 오염 가능성을 생각할 수 있으며, 그 중에서도 코아글라제 음성 포도상구균이나 Corynebacterium, Bacillus, Propionibacterium 등의 가능성이 높다. 그렇지만 반복하여 양성인 경우나 심내막염을 의심하는 경우에는 간단히 오염이라고 판단해서는 안 되며 감염 여부를 반드시 확인해야 한다. 특히 인공판막 치환 수술 후에는 심내막염을 적극적으로 고려해야 한다.

1 세트에만 양성인 경우에도 적극적으로 균혈증을 고려해야 하는 세균으로 A군 연쇄상구균, 황색 포도상구균, 폐렴 구균, 인플루엔자균, Enterobacter 등 장내 세균의 세균, Bacteroides, 녹농균, 진균류(특히 Candida) 등이 있다.

● 문헌

1. Connell TG, Rele M, Cowley D, et al. How reliable is a negative blood culture result? Volume of blood submitted for culture in routine practice in a children's hospital. Pediatrics 2007; 119: 891-6.

2. Ilstrup DM, Washington JA II. The importance of volume of blood cultured in the detection of bacteremia and fungemia. Diagn Microbiol Infect Dis 1983; 1: 107-10.

3. Mermel LA, Maki D. Detection of bacteremia in adults: consequences of culturing an inadequate volume of blood. Ann Intern Med 1993; 119: 270-2.

4. Lee A, Mirrett S, Reller LB, et al. Detection of bloodstream infections in adults: how many blood cultures are needed? J Clin Microbiol 2007; 45: 3546-8.

40

Question 13

특발성 세균성 복막염 진단에서 복수를 혈액 배양 배지에 배양해야 하는 이유는?

▶▶ 특발성 세균성 복막염이란?

특발성 세균성 복막염(spontaneous bac-terial peritonitis, SBP)은 진행된 간경변에서 발생되는 질환이며, 외과적 처치가 필요한 2차성 복막염을 감별하여 진단된다. 발열만 있고 복부 증상이 없는 경우도 많아 복수 환자의 (비특이적) 발열에서 항상 고려해야 할 중요한 질환이다.

SBP 원인균의 대부분은 장내 세균이며, 과거에는 장관 벽을 넘어 복수에 감염을 일으킨다고 생각되었다. 그러나 장관 벽을 넘은 감염이라면 여러 균에 의한 감염을 의심할 수 있으나 실제로는 단일 균에 의한 감염이며, 더욱이 위장관의 세균총(혐기성균·장구균 등)과 SBP의 원인균(대장균·폐렴 구균·KlebsielIa)이 반드시 일치하지는 않는다.

최근 간경변 쥐를 이용한 연구에 의하면 위장관 점막에서 장간막 림프절로의 세균 이동이 SBP 발생의 첫 단계로 중요하며, 간경변에 의한 망내계 기능 저하에 의해 균혈증이 일어나고, 여기에 보체 성분이나 옵소닌 활성 저하가 더해져 복수 감염이 발생하는 것으로 생각되고 있다.

▶▶ 혈액 배양병이 좋은 이유

진단에는 복수 천자가 필수적이며, 호중구 수가 >250/mm³이고, 복수 배양에 양성이면 확정 진단된다.

여기서 문제되는 것은 복수 배양 방법이다. 보통 배지로 복수를 배양하면 양성률이 40~50%이지만, 혈액 배양병에 채취하면 80~90%로 상승한다고 보고되었다. 그 후 여러 전향적 연구에서 혈액 배양법 사용의 우월성이 입증되었다.

그 이유는, 혈액 배양병이 균량이 적은 단일균을 검출하도록 디자인되어 있어 단일균이며 균량도 적은(1 mL 당 1균체 정도) SBP 복수 배양에 적합하기 때문이다. 보통 배양 용기는 고농도의 세균을 포함한 여러 균종을 배양할 목적으로 만들어져 있다. 그러나 모든 혈액 배양병이 좋은 것은 아니며, 수 밀리리터 밖에 들어가지 않는 것도 있으므로, 충분한 양(10 mL 정도)이 들어가는 것을 사용해야 한다.

최근 보고에 의하면, 양성률은 보통 배양에서 20~30%, 혈액 배양병에서도 50~60% 정도라고 보고 되었으며, 필자의 경험도 유사하다.

▶▶ 혈액 배양병 사용의 문제점

● 비용에 대한 효과는 어느 정도일까?

문제점중 하나는 비용이다. 일본에서 복수 배양에 혈액 배양병 사용은 보험으로 인정하지 않는다. 필자의 병원에서 사용하고 있는 혈액 배양병은 호기성 균 병과 혐기성 균 병을 이용하면 1,434엔이나 일반 배양 용기는 39엔이다. 혈액 배양병에 채취하면 일반 배양에 비해, 5명의 검사 중 1명에서 복수 세균을 검출할 수 있는 확률이므로, 1

명 검출을 위해 약 7,000엔의 비용이 소모된다.

현재 비용에 대한 효과를 조사한 논문은 없으며, 또 혈액 배양병 사용이 생명 예후를 개선한다는 자료가 없기 때문에 앞으로 이에 대한 연구가 필요하다.

● 배양되지 않는 세균도 있다!

또 하나의 문제점으로 혈액 이외의 재료로 혈액 배양병을 사용하면 Haemophilus(SBP의 드문 원인이다)처럼 발육에 V인자 같은 혈액 성분이 필요한 균은 배양할 수 없다. 혈액 배양병은 혈액의 영양 성분이 더해져 적합한 배양액이 된다는 생각으로만들어져 있다.

● ● ●

결론적으로 이상의 장점과 문제점을 이해하면 복수 천자 배양은 역시 혈액 배양병에 채취할 것이 권고된다. SBP는 3세대 세펨계 항생제로 조절되는 경우가 많지만, 일부 저항성이 있으며, 이 경우 재차 배양하여 세균을 검출하기는 어려워진다.

● 문헌

1. Such J, Runyon BA. Spontaneous bacterial peritonitis. Clin Infect Dis 1998; 27; 669-74.
2. Runyon BA, Canawati HN, Akriviadis EA. Optimization of ascitic fluid culture technique. Gastroenterology 1988; 95: 1351-5.
3. Runyon BA, Antillon MR, Akriviadis EA, et al. Bedside inoculation of blood culture bottles with ascitic fluid is superior to delayed inoculation in the detection of spontaneous bacterial peritonitis. J Clin Microbiol 1990; 28: 2811-2.
4. Runyon BA. Ascites and Spontaneous Bacterial Peritonitis. In: Mark F, Lawrence SF, Marvin HS. Sleisenger and Fordtran's Gastrointestinal and Liver Disease. 7th ed. Philadelphia Saunders, 2002: 1517-42.
5. Fernández J, Navasa M, Gómez J, et al. Bacterial infections in cirrhosis: epidemiological changes with invasive procedures and norfloxacin prophylaxis. Hepatology 2002; 35: 140-8.

 column

SBP의 신속 진단에 소변 검사 시험지가 유용한가?

SBP는 경과가 급속하기 때문에 조기 진단과 조기 치료 시행이 중요하다. 앞에서 복수 배양에 대해 설명 했으나, 실제로 복수의 호중구가 ≥ 250/mm³이면 배양 결과를 기다리지 않고 SBP로 보아 경험적으로 항생제 치료(3세대 세펨계 항생제)를 시작해야 한다. 그러나 야간 응급실에서 복수의 호중구 수를 신속하게 검사할 수 없는 경우가 있다. 이때 소변 검사 시험지의 백혈구 반응이 유용하다.

소변 검사 시험지의 백혈구 반응은 백혈구가 가진 에스테라제 활성을 이용하며 특히 호중구 검출에 뛰어난다. 복수의 호중구 ≥ 250/mm³를 SBP라고 정의하여, 시험지의 백혈구 반응 (1+) 이상을 양성이라고 하면 민감도 96%, 특이도 89%였고, 백혈구 반응 (2+) 이상을 양성이라고 하면 민감도 89%, 특이도 99%였다고 보고되었다〈그림〉. 그 후 같은 보고가 잇따랐다. 그러나 최근 특이도는 높지만 민감도에 문제가 있다는 보고도 있어 최종적으로는 임상 소견을 종합하여 판단하는 것이 중요하다.

〈그림〉 소변검사 시험지의 SBP진단

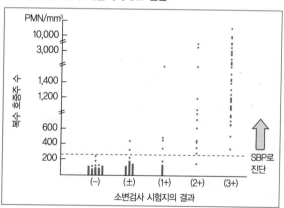

● 문헌

a. Castellote J, Lopez C, Gornals J, et al. Rapid diagnosis of spontaneous bacterial peritonitis by use of reagent strips. Hepatology 2003; 37: 893-6.
b. Nousbaum JB, Cadranel JF, Nahon P, et al. Diagnostic accuracy of the Multistix 8 SG reagent strip in diagnosis of spontaneous bacterial peritonitis. Hepatology 2007; 45: 1275-81.

Question 14

산소 포화도를 손가락에서 측정할 수 있는데 침습적 검사(동맥혈 가스)를 시행하는 이유는 무엇인가?

SpO₂가 중요한 이유

● 증례 1

중증 COPD(만성 폐색성 폐질환)로 재택 산소 요법 중인 고령 환자. 감기 증상으로 가정 간호사가 방문하였다. SpO₂가 80%로 저하되어 담당 의사에게 연락. 즉시 병원에서 진료 받고 폐렴으로 진단되어 입원하였다.

맥박 산소계측기(pulse oxymetry)에 의한 동맥혈 산소 포화도 저하가 폐렴을 조기에 발견하는 계기가 되었다.

● 증례 2

건강했던 20대의 의료 종사자가 왼쪽 가슴에 갑자기 통증이 발생하여 내원하였다. 중등도의 자연 기흉으로 진단되었는데,

그림 14-1 **맥박 산소계측기의 원리**

2개 파장(적색광과 근적외광)의 빛을 발생하여 박동하는 동맥을 통과시켜 광검출기로 모은다. 동맥혈은 심장 박동에 의해 광흡수에 변화가 있으나, 동맥혈 이외에서는 흡광 성분이 일정하므로 광검출기측의 하이패스 필터(고역 통과여파기)로 차단한다. 산화 헤모글로빈과 환원 헤모글로빈은 흡광 스펙트럼에 차이가 있는데, 그 광흡수의 변동을 이용하여 동맥혈의 산소 포화도를 선택적으로 측정하도록 고안된 것이 맥박 산소계측기이다.

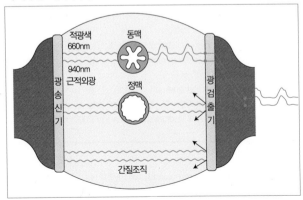

SpO₂ 99%였으며 활력 증후에 이상이 없었다. 환자는 증상이 가벼워 집에서 안정하기를 희망했다. 하지만 동맥혈 산소 포화도 증가가 보상적 과환기 상태를 나타내고 기흉의 영향이 경미하다고 판단하기기 어려워 입원을 권유하였다. 환자는 혈흉 동반이 확인되어 밤에 응급 수술을 시행하였다. 환기량이 증가할 경우 저산소혈증 환자에서도 과환기에 의해 동맥혈 산소 포화도가 증가되는 경우가 있다.

맥박 산소계측기의 원리

● SpO₂와 SaO₂의 복습

맥박 산소계측기로 측정한 동맥혈 산소 포화도는 SpO₂(p는 pulse oxymetry를 의미)라고 표기하여 동맥혈 산소 포화도 SaO₂(a는 artery를 의미)와 구별한다. 맥박 산소계측기에 의한 동맥혈 산소 포화도를 SaO₂와 구별하는 이유는 무엇일까?

맥박 산소계측기는 발광 다이오드에서 발생된 2개 파장의 빛을 이용하여 혈중에 포함된 산화 헤모글로빈과 환원 헤모글로빈의 흡광도 차이를 통해 산소 포화도를 계산한다. 혈중에는 생리적으로 메트헤모글로빈이나 일산화탄소 헤모글로빈(헤모글로빈에 일산화탄소가 결합한 것)가 포함되어 있지만 맥박 산소계측기는 이를 검출해내지 못한다.

● 측정에 오차가 생긴다

맥박 산소계측기는 생체를 투과하는 빛의

흡수체를 동맥혈, 정맥혈, 조직의 3개 성분으로 나누어 박동에 따라 흡수가 증가하는 성분을 동맥혈이라고 간주한다[그림 4-1].

쇼크에서처럼 박동에 의해 빛의 흡수가 증가하는 성분이 작을 경우 측정 오차가 커진다. 산란광의 영향을 보정해도 동맥혈 산소 포화도 80% 이하에서는 맥박 산소계측기의 측정 오차가 증가한다. 카테콜아민이나 색소의 투여, 정맥 박동도 맥박 산소계측기에 의한 정확한 측정을 방해하는 요인이 된다.

동맥혈 가스 분석이 표준법

따라서 저산소혈증 진단에 맥박 산소계측기만을 사용하면 문제가 생긴다. 그 때문에 맥박 산소계측기가 보급된 오늘날에도 고통이 있는 동맥 천자를 시행하는 것이며, 고가의 자동 혈액가스 분석장치가 필요함에도 불구하고 표준 검사법으로 동맥혈 가스 분석을 사용한다.

자동 혈액가스 분석장치를 통해 pH, 동맥 산소 분압(PaO_2), 동맥혈 이산화탄소분압($PaCO_2$) 및 헤모글로빈 농도를 측정할 수 있으며, 동맥혈 산소 포화도(SaO_2), 중탄산 이온 농도(HCO_3^-), base excess(BE) 등은 계산을 통해 나타낸다(실측치가 아니다).

맥박 산소계측기의 이점은 무엇인가?

● 비침습적 · 연속적 측정
그렇다면 맥박산소계측기의 이점은 무엇일까? 두말할 필요 없이, 간편하고 염가인 장치를 이용하여 비침습적으로 동맥혈 산소 포화도를 연속적으로 측정할 수 있다는것이다.

안정된 상태의 변화를 확인하기 위해서는 (모니터링) 맥박 산소계측기가 적합하다. 맥박 산소계측기는 집중 치료나 수술 받는 환자의 상태 감시, 재택 산소요법 중인 환자의 정기적 경과 관찰, 수면 호흡 검사시 모니터링 등에 널리 이용된다.

● 경도의 탈산소 포화를 알 수 있다
60세 이하 정상 성인의 동맥혈 산소 포화도의 기준치는 98%이다. 호흡 부전의 지표

 column

매니큐어 색깔이 영향을 주는가?

매니큐어의 색이 맥박 산소계측기에 어떤 영향을 주는지 알기 위해 흔히 사용되는 몇 종의 맥박 산소계측기를 이용하여 실험했다. 건강 피험자에게 진한 청색, 청색, 파란색, 녹색, 황금색, 주황색, 붉은색의 7색 매니큐어를 바르고, 바르지 않는 손가락을 포함하여 산소 포화도를 측정했다.

결과는 표와 같이 4기종에서 모두 파란색, 붉은색 매니큐어는 영향이 없었으나, 다른 색은 다소 영향을 주었으며, 영향 정도는 기종에 따라 달라 한 기종(SP)은 측정한 7색에 모두 영향이 없었다.

결론적으로 이 실험에서는 2색(파란색, 붉은색)의 매니큐어는 영향이 없었다. 맥박 산소계측기의 사양이나 내부의 자료 처리 방법에 따라 매니큐어 색의 영향에 차이가 있었다.

〈표〉 매니큐어 색에 따른 맥박 산소계측기의 오차

	SpO_2(98%)			
	-2%	-1%	0	+1%
색 없음			○△□×	
진한 청색	○		□	△×
청색		○	□×	△
파란색			○△□×	
녹색			△□	○×
황금색			○△□	×
주황색			○△□	×
붉은색			○△□×	

○ = R사, △ = T사(C), □ = T사(SP), × = N사

가 되는 동맥혈 산소 분압 60 mmHg는 동맥혈 산소 포화도 88~90%에 해당한다.

청색증이 나타날 정도의 탈산소 포화(동맥혈 산소 포화도 80~85% 이하)는 맥박 산소 계측기를 이용하지 않아도 알 수 있으나, 경도나 중등도의 탈산소 포화는 맥박 산소계측기를 사용해야 알 수 있다. 과환기 상태에서는 실내기에서도 동맥혈 산소 포화도가 99%까지 증가한다.

● 문헌

1. Marino PL. Oximetry and Capnography. In: The ICU Book. 3rd ed. Philadelphia: Lippincott Williams & Wilkins, 2007: 387. (稲田英一監訳. ICU ブック. 第 3 版. 東京: メディカル・サイエンス・インターナショナル. 2008)

● 추천문헌

· Shapiro BA, Harrison RA, Cane RD, et al. Clinical application of blood gases. 4th ed. Chicago: Year Book Medical Publishers, Inc., 1989.

Question 15 헤파린 투여 중에 혈소판 수를 측정해야 하는 이유는 무엇인가?

❯❯ 헤파린 사용이 혈전증 위험을 동반한다

헤파린[미분획 헤파린(UFH), 저분자 헤파린(LMWH) 포함]은 항응고제로 정맥 혈전증의 예방·치료, 혈액 투석 등의 체외순환 장치 사용 시, 그리고 심장 카테터 사용 시 등에서 혈액 응고 방지를 위해 사용한다.

역설적으로 헤파린 사용에 의해 중증 혈전증을 동반할 위험이 발생한다. 이것은 헤파린 유발성 혈소판 감소증(HIT) 중에서 면역 기전으로 일어나는 II형 속발증이다. I형은 비면역 기전으로 일어나며, 일반적으로 헤파린을 중지할 필요는 없다.

한편 II형에서는 헤파린을 중지하지 않으면 속발된 혈전증과 하지 절단 위험이 동반된다. 이러한 속발증의 위험은 비헤파린 항응고제 사용에 의해 줄어 드는 것이 임상 시험으로 알려졌다[표 15-1]. 혈소판 수 측정에 의한 HIT의 조기 진단과 치료가 속발증이나 사망을 줄였다는 연구는 현재 없다.

혈소판 수의 추이를 살펴보는 것과 함께 임상상으로 HIT 가능성을 예측하고[표 15-2], 진단과 관리를 계속 정확하게 시행해야 하며[표15-1], 이 양자가 제대로 되지 않으면 혈소판 수를 모니터해도 의미가 없다.

❯❯ HIT의 발생 기전과 병태

헤파린과 혈소판 제 4인자(PF4)가 혈소판 표면에서 결합하여 복합체가 형성되면 PF4에 항원성이 생긴다. IgG형 항체(HIT 항체)가 PF4를 인식하여 면역 복합체를 만들며, HIT 항체의 Fc 부분이 혈소판과 결합·가교를 형성하여 혈소판을 활성화시킨다. 그 결과 응고 항진의 악순환과 트롬빈 생산 촉진에 의해 혈전이 발생한다.

면역 기전이지만 HIT에는 몇가지 특징이 있다.

첫째, 전형적인 증례(보통 발생형 HIT)는 헤파린 투여 5~10일에 HIT 항체 출현과 혈소판 수 저하가 시작되어 7~14일에 혈소판 감소증에 이르는 경과를 밟는다.

둘째, 헤파린을 중지하고 HIT 항체가 음성화되기까지 수 주에서 수개월(보통 100일 이내)이 필요하다. 따라서 헤파린을 중지한 후에도 충분한 양의 HIT 항체가 남아 있으면, 중지 후 수일 내에 처음으로 HIT가 발병할 수 있다(지연 발생형 HIT). 또한 중지 후 100일 이내의 헤파린를 재투여하면 24시간 이내에 혈소판 수가 급속히 저하되는 HIT 발병을 설명할 수 있다(급속 발생형 HIT).

▷▷ HIT 발생 빈도와 속발증 빈도는 어느 정도인가?

HIT 발생 빈도는 헤파린 제제의 종류·투여 기간·환자 집단에 따라 다르다고 알려져 있다. 소 유래 UFH>돼지 유래 UFH>LMWH의 순서로 발생 빈도가 높다. 또 헤파린 투여 기간이 4일을 넘는 경우, 과거 100일 이내에 헤파린 투여력이 있으면 위험이 높다.

HIT 발생 빈도는, 수술 후 UFH를 1~2주간 투여하는 정형외과나 심혈관 외과 환자에서 1~5%, 예방량의 UFH를 투여하는 내과나 산부인과 환자에서 0.1~1%, 유치 카테터에 헤파린을 통과시키는 내과 환자에서는 0.1% 미만이라고 한다.

이상의 자료에 근거하여, 치료량이나 예방량 UFH가 투여되는 내과 환자의 혈소판 수 모니터링 빈도를 4~14일 동안 2~3일 간

표 15-1 HIT 진단의 6원칙

2개의 Do	· 헤파린을 중지한다.
	· 헤파린 이외 항응고제를 일반 치료량으로 시작한다.
2개의 Don't	· 와파린을 중지하지 않는다.
	· 혈소판 수혈을 피한다(임상적으로 도움이 되는 경우는 예외).
2개의 검사	· HIT 항체를 검사한다.
	· 하지 DVT를 검사한다(증상이 없어도).

격으로 시행하는 것을 권고한다. 100일 이내 UFH을 재투여할 경우에는 24시간 이내의 혈소판 수를 측정하는 것이 바람직하다.

덧붙여 심장 수술 후에 35~65%의 환자에서 HIT 항체가 양성이지만 HIT 항체 양성=HIT 발생은 아니다. HIT 발생에는 혈소판 활성화능이 있는 IgG형 HIT 항체가 필요하고, IgM/A형 HIT 항체만 양성인 환자에서는 HIT가 드물다.

혈전증에 의해 정맥혈전(하지, 폐)이 많이 발생하지만, 동맥 혈전(하지>뇌>심장)도 생길 수 있다. 혈소판이 감소된 HIT 환자에서 헤파린을 중지하고 와파린으로 바꾸면 증후성 혈전증과 치명적 혈전증이 각각 25~50%와 5%에서 발생하며, 하지절단 위험성도 있는 것으로 알려져 있다.

▷▷ HIT를 의심하는 시기와 진단 방법은?

● 어떤 경우에 의심해야 할까?

HIT는 임상 소견과 HIT항체 양성 소견으로 진단된다. 앞에서 설명한 보통 발생형 HIT 또는 급속 발생형 HIT의 경과를 나타내며, 혈소판 감소증(혈소판 수 10~15만/μL 미만이거나, 헤파린 투여 전에 비해 50% 이상 감소)이 있고 다른 원인이 없으면 HIT를

표 15-2 HIT 예측을 위한 임상 스코어(4T's 스코어)

4T's	2점	1점	0점
혈소판 감소증	50% 이상 저하, 최저치 2만/μL 이상	30~50% 이하 저하, 최저치 1만~2만/μL 미만, 외과 수술 후 50% 이상 저하	30% 미만 저하, 최저치 1만/μL 미만
혈소판 수 저하와 발생 시기	5~10일 발생, 과거 30일 내에 헤파린 투여 경우 1일 이내 발생	10일 이후 발생, 과거 31일 이상 100일 이내에 헤파린 투여 경우 1일 이내 발생	100일 이내 헤파린 투여가 없으며, 혈소판 수 감소가 4일 미만에 발생
혈전증 및 다른 합병증	새로운 혈전증 헤파린 주사부위 피부 괴사, UFH 볼루스 주사후 급성 전신 반응	혈전증 진행 또는 재발, 헤파린 주사 부위의 홍반성 피부 병변, 혈전증 의심	없음
다른 원인의 혈소판 감소증	명확하지 않음	존재	확정적

의심한다.

또한 혈전증(혈전의 발생이나 기존 혈전의 악화)의 합병, UFH 볼루스 투여 후 급성 전신 반응, 헤파린 주사 부위의 피부 병변(홍반, 피부 괴사)이 있는 경우에도 HIT를 의심한다. 혈소판 감소 정도가 50% 미만에서도 HIT 항체가 양성이 될 수 있다. 혈전증은 혈소판 수 저하 중에 발생하거나, 저하 1~7일 전 발생이 약 60%이다.

● HIT 항체 검출법

HIT 항체를 증명하기 위해 항체가를 측정하는 효소면역 측정법(EIA)과 항체 활성을 조사하는 혈소판 활성화 검사를 사용한다.

EIA의 민감도는 80~90% 정도이다. EIA는 HIT와 관계가 없는 IgA, IgM형 HIT 항체에도 양성이 된다. 따라서 혈소판 감소증에서 EIA만 이용하여 HIT을 진단할 경우

환자가 과잉 진단 될 우려가 있다.

혈소판 활성화 검사에는, ^{14}C 세로토닌 방출검사(SRA), 헤파린 유도 혈소판 응집법(HIPA)가 있다. SRA는 민감도와 특이도가 높아 외국에서는 표준 검사법으로 사용된다. 일본에서는 SRA 검사 기관이 한정되어 HIPA가 일반적으로 시행된다. 정상인의 혈소판 풍부혈장과 환자의 혈장을 혼합하여 저농도 헤파린을 첨가했을 때 혈소판 응집이 일어나면 HIT 항체 양성으로 판정한다.

HIPA는 정상인 도너에 따라 양성률에 차이가 있어, 민감도 35~85%로 차이가 있다. 세정 혈소판을 이용하면 감도가 오른다. HIPA는 EIA에 비해 특이도가 높다고 생각된다.

헤파린 중지 후 1~2주에 HIT 항체가 음성화되는 증례가 있으므로 HIT가 의심되면 즉시 혈액 검사를 시행한다.

column

HIT 항체 검색 예시

필자의 병원에서 과거 6년간, 모든 과에서 81명의 환자에게서 HIT가 의심되어 HIT 항체를 검사하였다. 그 중 30명이 HIPA(세정 혈소판은 이용하지 않고, 응집율 ≥ 20%를 양성으로 한다)와 EIA (Stago사)로 동시에 검사되었고, 양쪽 모두 양성이었던 환자는 내과에서 4명이었다. 환자 1은 양측 하지에 DVT가 발생되어 폐색전으로 사망했다. 환자 2는 혈소판 감소 발생과 정도가 전형적이 아니었지만 HIT였다. 환자 3은 DVT 치료로 UFH를 사용하였으며, DVT가 환측에서 반대쪽 하대정맥에까지 진행되었다. 환자 4는 HIT 치료에 비헤파린 항응고제를 사용하여 뇌출혈이 동반되어 사망했다.

이와 같이, ① HIT에서 혈전증은 치명적이며, ② 그 밖에 원인이 없는 혈소판 감소에서 비전형적이어도 HIT를 의심해서 검사해야 하고, ③ UFH 치료 중에 혈전증 악화 원인으로 HIT가 있으며, ④ 비헤파린 항응고제 사용으로 중증 출혈 위험이 동반되는 것 등을 알아 두는 것이 중요하다.

표 HIPA · EIA

	성별	입원계기	사용 헤파린	혈소판감소증 발병일	혈소판수 최저치 (%)	속발증	4T's 점수	HIPA	경과
환자1	남	심부전	UFH (예방량)	7일	1.1만/μL (95%)	DVT	7	72%	사망 (폐색 전)
환자2	남	장폐색	UFH (예방량)	14일	8.3만/μL (37%)	없음	4	24%	생존
환자3	여	DVT	UFH (치료량)	8일	2.1만/μL (87%)	DVT 악화	7	76%	생존
환자4	남	관상동맥질환	UFH (예방량)	9일	1.5만/μL (91%)	뇌경색	6	95%	사망

● 4T's 점수로 HIT 예측

4개의 임상 항목으로 HIT를 예측하는 4T's 점수에서[표 15-2], 0~3점일 경우 HIT 진단율은 0~16%이며 민감도가 높은 EIA로 음성일 경우 HIT를 부정할 수 있다. 6~8점일 경우 진단율은 21.4~100%이므로 HIT 치료를 시행하면서 HIT 항체를 확인한다.

4~5점일 경우의 진단율은 7.9~28.6%이다. 이 경우에는 판단에 주의가 필요하다. 다른 원인이 없는 경우 헤파린을 중지하고, 출혈 위험에 따라 비헤파린 항응고제의 투여를 검토한다. 추가로 HIT 항체에 대한 반복 검사가 바람직하다.

▶ HIT에서는 진단과 더불어 관리가 중요

HIT가 진단된 경우 모든 헤파린 투여를 중지하고, 혈전증 유무와 관계없이 비헤파린 항응고제를 투여한다[표 15-1].

미국 흉부학회가 권고하는 비헤파린 항응고제는 다나파로이드 나트륨, 아가트로반, 폰다파리누크스가 있다. 다나파로이드 나트륨은 헤파린과의 교차 반응성이 몇% 있다.

혈전증에 와파린을 단독 투여하는 것은 하지의 정맥 괴저를 일으키므로 금기이다. 이것은 혈액 응고인자보다 먼저 프로테인 C

저하를 일으켜 혈전 경향을 증가시키기 때문이다. 와파린은 혈소판 수가 충분히 회복되고 나서 적어도 5일간 비헤파린 항응고제와 병용이 권고된다.

● 문헌

1. Warkentin TE, Greinacher A, Koster A, et al. Treatment and prevention of heparin-induced thrombocytopenia: American College of Chest Physicians Evidence-Based Clinical Practice Guidelines (8th Edition). Chest 2008; 133: 340S-80.
2. Warkentin TE, Kelton JG. Temporal aspects of heparin-induced thrombocytopenia. N Engl J Med 2001; 344: 1286-92.
3. Warkentin TE, Kelton JG. Delayed-onset heparin-induced thrombocytopenia and thrombosis. Ann Intern Med 2001; 135: 502-6.
4. Greinacher A, Juhl D, Strobel U, et al. Heparin-induced thrombocytopenia: a prospective study on the incidence, platelet-activating capacity and clinical significance of antiplatelet factor 4/heparin antibodies of the IgG, IgM, and IgA classes. J Thromb Haemost 2007; 5: 1666-73.
5. Juhl D, Eichler P, Lubenow N, et al. Incidence and clinical significance of anti-PF4/heparin antibodies of the IgG, IgM, and IgA class in 755 consecutive patient samples referred for diagnostic testing for heparin-induced thrombocytopenia. Eur J Haematol 2006; 76: 420-6.
6. Greinacher A, Farner B, Kroll H, et al. Clinical features of heparin-induced thrombocytopenia including risk factors for thrombosis. A retrospective analysis of 408 patients. Thromb Haemost 2005; 94: 132-5.
7. Warkentin TE. Heparin-induced thrombocytopenia: pathogenesis and management. Br J Haematol 2003; 121: 535-55.
8. Warkentin TE. Think of HIT. Hematology (Am Soc Hematol Educ Program) 2006: 408-14.
9. Lo GK, Juhl D, Warkentin TE, et al. Evaluation of pretest clinical score (4 T's) for the diagnosis of heparin-induced thrombocytopenia in two clinical settings. J Thromb Haemost 2006; 4: 759-65.
10. Warkentin TE, Elavathil LJ, Hayward CP, et al. The pathogenesis of venous limb gangrene associated with heparin-induced thrombocytopenia. Ann Intern Med 1997; 127: 804-12.

Question 16 초진 고혈압 환자에서 내분비 검사가 필요한가?

≫ 네 명 중 한 명이 고혈압

고혈압은 일상 진료에서 많이 보는 질환이며, 일본의 2005년 조사에 의하면, 고혈압성 질환으로 의료 기관에서 진료한 총 환자 수는 781만명이었다. 치료하지 않는환자도 많이 존재할 것으로 추정되어 일본 국민 4명 중 1명인 약 3,500만명이 고혈압 환자인 것으로 생각된다.

≫ 고혈압의 원인

2차성 고혈압의 원인이 될 수 있는 병태는 다양하고[표 16-1], 그 빈도는 보고에 따라 차이가 있으나, 약 10%(또는 그 이상)로 생각할 수 있으며, 신성 고혈압, 원발성 알도스테론증의 빈도가 상대적으로 높다고 알려져 있다.

최근 내분비성 고혈압 빈도가 높다는 보

고가 증가하고 있으며, 내분비성 고혈압과 신혈관성 고혈압만으로도 전체 고혈압 환자의 9.1%를 차지하고, 이 중 82%에서 원인 질환 치료에 의해 고혈압이 개선되었다고 한다. 한편 원발성 알도스테론증의 빈도가 종래의 보고보다 낮다는 반론도 보고되어 있다.

본태성 고혈압과 달리, 2차성 고혈압은 치료에 의해 고혈압이 치유되기 때문에 정확한 진단을 내리는 것이 중요하다.

그러나 대부분의 고혈압 환자는 본태성 고혈압이며, 내분비 검사가 복잡하고 비용이 소요된다는 사실을 고려하면, 모든 고혈압 초진 환자들을 대상으로 내분비 검사를 시행하기는 어렵다.

▶▶ 정밀 검사 비용의 문제

비교적 빈도가 높은 내분비성 고혈압과 신혈관성 고혈압의 정밀 검사에 어느 정도의 비용이 들까. 일반적으로 시행되는 검사를 통해 생각해 보고자 한다.

한편, 이 책에서 2차성 고혈압의 스크리닝 검사로 무엇이 가장 효과적인가에 대해서는 논의하지 않는다. 민감도, 특이도 등은 교과서(Kaplan NM, Kaplan's Clinical Hypertension, 9th ed, Baltimore, Lippincott Williams & Wilkins, 2005 등)을 참조하기 바란다.

● 실제 어느 정도 비용이 드는가?

신혈관성 고혈압, 원발성 알도스테론증, 부신성 고혈압을 검사하기 위해, 혈장 레닌 활성, 혈청 알도스테론 농도, 복부 초음파검사(부신 검색과 신장 크기의 좌우 차이뿐 아니라, 펄스 도플러로 신동맥 협착 유무 조사)

표 16-1 2차성 고혈압의 원인이 될 수 있는 병태
신장 실질성 고혈압이 대부분이다.

신장 실질성 고혈압
신혈관성 고혈압
내분비성 고혈압
· 알도스테론 분비 과잉증(원발성 알도스테론증 등)
· 쿠싱 증후군
· 갈색세포종
· 갑상선 질환
· 부갑상선 기능항진증
· 말단 비대증
혈관성(맥관성) 고혈압
· 대동맥염 증후군
· 기타 혈관염
· 대동맥 협착증
약제에 의한 고혈압

표 16-2 2차성 고혈압 검사의 보험 점수 (2011년 한국 건강보험 요양급여 비용)

혈청 알도스테론	149.38
혈장 레닌 활성도	186.45
소변 메타네프린	222.24
소변 노르메타네프린	223.28
소변 크레아티닌	18.25
소변 에피네프린	221.27
소변 노르에피네프린	212.96
소변 VMA	305.02
혈장 ACTH	193.42
혈중 코르티솔	128.62
혈중 TSH	220.13
혈중 유리 T_3	149.24
혈중 유리 T_4	172.44
복부 초음파	비급여

를 시행하면 진료 수가는 985점이 된다(일본의 점수이며 한국에서는 비보험 항목이다).

갈색세포종 진단을 위한 검사 방법에는 여러가지가 있으나, 소변 메타네프린 분획과 크레아티닌 농도를 측정해(메타네프린+노르메타네프린)/크레아티닌 비를 측정할 경

표 16-3 2차성 고혈압이 의심되는 소견

· 젊은 나이에 발생(특히 가족력 없음)
· 급성 발생
· 갑자기 혈압 관리가 어려워짐
· 50세 이상에서 발병한 고혈압(특히 확장기 고혈압)
· 악성 고혈압
· 저칼륨혈증
· 혈압에 비해 장기 장애가 심함
· RAS 억제제에 의해 급격한 혈압 강하,
　급속한 신기능 악화
· 원인 불명의 진행성 신장애 동반
· 상복부 혈관 잡음

우 251점(2011년 한국 건강 보험의 점수는 445.5점, 우리나라 점수를 괄호안에 병기한다)이다. 그리고 쿠싱 증후군을 조사하기 위해 코르티솔을 1회만 측정하면 140점(128.62점), 여기에 더해 갑상선 기능 이상 제외를 위해 TSH를 측정하면 115점(220.13점), 유리형 T3, 유리형 T4와 함께 측정하면 395점(321.68점)이된다.

● **모든 고혈압에서 필요한가?**

여기까지 합산한 결과 1,491~1,886점(2614.97점)으로, 초진료, 진찰료, 일반 생화학·소변 검사 비용, 생화학 검사 판독료 등을 더하면 일본의 진료 수가는 2만엔이 넘는다. 부하 검사나 다른 영상 진단을 더할 경우

한층 더 고액이 된다. (조건에따라 다르지만) 이 중에서 본인 부담분이 50%인 환자가 많을 것이다.

임상적으로 2차성 고혈압이 의심되는 경우를 제외하고 본태성 고혈압 가능성이 높은 경우를 포함하여 모든 고혈압 환자에서 이 비용을 발생시키는 것은 보험 가입자, 진찰자에 과대한 부담이 될 것이다.

의료비가 행위 수가제일 경우 의료 기관의 손실은 없을지도 모른다. 그러나 의료비가 포괄·정액화 수가제일 경우 2차성 고혈압 가능성이 높다고 생각되는 일부 증례[표 16-3]에 한해 내분비 정밀 검사를 시행하는 것이 타당할 것이다.

● **문헌**

1. 厚生統計協会: 生活習慣病と健康増進対策. 国民衛生の動向. 厚生の指標 2008; 55 (臨時増刊): 79-94.
2. 日本高血圧学会高血圧治療ガイドライン作成委員会. 二次性高血圧. 高血圧治療ガイドライン 2009. 東京: ライフサイエンス出版, 2009; 97-112.
3. Omura M, Saita J, Yamaguchi K, et al. Prospective study on the prevalence of secondary hypertension among hypertensive patients visiting a general outpatient clinic in Japan. Hypertens Res 2004; 27: 193-202.
4. Douma S, Petidis K, Doumas M, et al. Prevalence of primary hyperaldosteronism in resistant hypertension: a retrospective observational study. Lancet 2008; 371: 1921-6.

17 QFT 검사는 결핵 진단에 효과적인가?

QFT란 무엇인가?

QFT는 퀀티페론 TB-20(Cellestis사, 오스트레일리아)의 약자이며, 결핵균 감염 진단에 이용하는 혈액 검사 키트이다. QFT-2G(2G는 2세대라는 의미)라고 약칭하기도 한다. QFT 검사는 과거의 결핵균 감염을 진단하는 검사이며, 현재의 결핵 활동성을 진단하는 검사는 아니다. 즉 투베르쿨린 반응 검사와 같은 형태의 검사이다. 그러나 투베르쿨린 검사에 비해 BCG (bacillus Calmette-Guerin) 접종 영향을 받지 않는 이점이 있다. 구미에 비해 BCG 접종률이 높은 일본에서는 투베르쿨린 검사를 대신하는 검사로 QFT 검사의 가치가 특히 높다[칼럼 1, 2]. 또 어디까지나 보조 검사이지만 결핵 발병의 진단을 위해서도 유효한 검사이다. 이에 대한 구체적 내용은 진료 지침을 참고하기 바란다.

QFT 검사의 원리 : tuberculin test와의 차이

결핵균에 대한 면역은 T림프구에 의한 세포성 면역이며, 초감염 후 4~8주 정도에 획득된다. 투베르쿨린 검사나 QFT 검사 모두 항원 자극에 대한 면역 반응을 정량하여 결핵균 감염을 판정하는 공통적인 측정 원리를 이용한다.

비교적 친숙한 투베르쿨린 검사는 PPD (purified protein derivative)라는 결핵균에서 유래한 단백질 혼합물을 피내 주사하여 세포성 면역 반응을 피부 발적이나 경결로 판정하는 검사이다. 그러나 특이도가 낮고, 결핵균 감염 없이 BCG 접종이나 비결핵성 항산균(NTM) 감염의 경우에도 양성이 된다. 소 결핵균의 약독주인 BCG나 NTM은 PPD와 공통성이 높은 단백질을 포함하기 때문이다.

QFT 검사에서는 투베르쿨린 검사의 결점을 개선하기 위해 결핵균에 보다 특이적인 ESAT-6 (the early secreted antigenic target 6kDa protein)와 CFP-10(10kDa cul-ture filtrate protein)라는 단백질을 항원으로 이용한다. 혈액에 이 항원을 첨가하여 T 림프구(감작 림프구)를 자극하며, 세포성 면역 반응으로 방출되는 IFNγ(인터페론 γ)를 정량한다.

실제로 ESAT-6와 CFP-10은 결핵균뿐 아니라 일부 NTM (Mycobacterium kansasii, M. marinum, M. szulgai)도 포함되기 때문에 M. kansasii에서도 QFT 검사가 양성이 된다. 그러나 임상적으로 문제가 되는 BCG 접종이나 빈도가 높은 NTM 감염증인 MAC(M. avium complex)에 영향을 받지 않기 때문에 특이도가 높다.

보험 적용과 검사의 실제

일본에서 QFT 검사는 2005년 체외 진단용 의약품으로 승인되었으며, 2006년부터 건강보험도 적용된다. 일반명은 「결핵균 특

column1

BCG의 기초 지식

BCG는 bacillus Calmette-Guerin(칼메트와 겔랑의 균)의 약자로, Pasteur 연구소의 Albert Calmette와 Camille Guerin 이 소의 결핵균을 13년간 230대 계대 배양하여 만든 약독균이다. 이 BCG를 이용한 생균 백신이 결핵 예방에 이용되는 BCG 백신이다. 일본에서는 스탬프 모양의 접종기가 사용되지만, 외국에서는 피하 주사로 접종하고 있다.

BCG 접종에 의해 T 림프구는 BCG 항원으로 감작 되며, 결핵균 항원에는 BCG와 공통 부분이 많기 때문에 결핵균에 대한 세포성 면역도 생긴다. 즉 결핵균이 침입하면 감작된 T 림프구가 인터페론γ 등의 사이토카인을 생산하여 대식세포를 활성화시키고, 활성화 대식세포가 결핵균을 탐식한다.

또한 투베르쿨린 검사에 이용되는 PPD도 결핵균이나 BCG 와 공통 항원이 많다. 따라서 BCG 접종자는 결핵균 감염이 없어도 투베르쿨린 검사에 양성이 되어 투베르쿨린 검사의 진단 가치가 저하된다. 이런 점에서 QFT 검사가 필요하게 된다.

column2

BCG 접종 : 최근의 동향

BCG 접종 상황은 나라에 따라 크게 차이가 난다. WHO는 예방 접종 확대 계획으로 BCG 접종을 권고하고 있으며, 결핵 빈도가 높은 개발 도상국에서는 출생 직후 BCG 접종이 보급되어 있다. 한편 빈도가 낮은 구미 각국에서는 접종하지 않는다. 일본은 선진국 중에서도 결핵 빈도가 높기 때문에 BCG는 법정 접종의 하나로 접종률이 높다.

일본의 접종 시기는, 2002년도까지는 0~4세, 초등학교 때, 중학교 때의 3회였지만, 현재는 생후 3~6개월 1회로 변경되었다. 시기가 앞당겨진 것은 유아기의 중증결핵(속립결핵이나 결핵성 수막염) 예방을 중요시했기 때문이다. 초등학생과 중학생의 접종이 중지된 것은, 유아의 중증 결핵에 대한 유효율(80%)에 비해 사춘기나 성인의 결핵에 대한 유효율(50%)이 낮고 재접종의 효과가 없는 것으로 알려졌기 때문이다. 또한 2005년도까지는 투베르쿨린 검사 음성자에만 접종하였으나, 현재는 투베르쿨린 검사를 시행하지 않고 직접 접종하는 것으로 변경되었다.

이 단백질 자극성 유리 인터페론γ 측정」이며, 보험 점수는 420점(한국에서는 1,056.93점, 병원 수가 68,590원)이다. 「진찰 또는 영상 진단 등에 의해 결핵 감염이 강하게 의심되는 환자를 대상으로 측정한 경우」에 보험으로 산정할 수 있다.

검사 의뢰를 위해 공급원의 웹사이트(htlp://www.beg-qft.com/)을 참고할 수 있다. 채혈 후 12시간 이내 처리해야 하기 때문에, 의뢰처와 채혈 일시를 조정해야 한다.

구체적으로 5 mL를 채혈하여 전혈에 ESAT-6, CFP-1, 음성 대조(생리 식염수), 양성 대조(마이토젠)를 자극 항원으로 첨가하고 12~20시간 배양 후에 방출되는 IFNγ를 정량한다. 음성 대조는 무자극에 대한 반응이며, 양성 대조는 비특이적인 자극에 반응하는 최대 반응을 보기 위해 이용한다.

각 자극에 대해 방출되는 IFNγ량을 IFNE, IFNC, IFNN, IFNM로 하면, 순수하게 ESAT-6에 의해서 방출되는 것은 음성 대조를 뺀 양으로(IFNE-IFNN), CFP-1에서는(IFNC-IFNN), 마이토젠에서는(IFNM-IFNN)이 된다.

표 17-1과 같이 (IFNE-IFNN) 또는 (IFNC-IFNN)이 0.35 IU/mL이면 「양성」, 0.10 IU/mL 미만은 「음성」, 양자의 중간은 「판정 보류(의양성)」으로 한다.

다만, (IFNE-IFNN) 및 (IFNC-IFNN)이 모두 0.35 IU/mL 미만이어도 최대 반응인 (IFNM-IFNN)이 0.5 IU/mL 미만이면 세포성 면역이 감소되어 측정치에 신뢰성이 없다고 생각하여 판정 불가로 한다.

표 17-1 QFT 검사 결과의 판정

(INF$_E$–INF$_N$) 또는 (INF$_C$–INF$_N$)	판정	해석
0.35 IU/mL 이상	양성	결핵 감염 의심
0.10~0.35 IU/mL	판정 보류	감염 위험 정도를 고려하여 종합적으로 판정
0.10 IU/mL 미만	음성	결핵 감염 없음

민감도와 특이도

민감도는 균 양성인 활동성 결핵 환자의 양성률을 이용한다. Mori 등의 성적에서 QFT 검사의 민감도는 89.0%였다. Pai 등은 과거의 보고를 집계하여 민감도 78%(95% CI 73~82%)라고 하였다.

특이도는 미감염을 증명할 방법이 없기 때문에 정확하게 파악하기 곤란하다. 분명히 감염 기회가 없는 젊은 사람을 미감염으로 가정하여 조사할 수 밖에 없다. Mori 등이 간호학생을 대상으로 시행한 연구에서 QFT 검사 양성률은 2%였으며, 이들을 모두 미감염으로 가정할 경우 QFT 검사의 특이도는 98%가 된다. Pai 등의 집계는 BCG 미접종자에서 특이도는 99%(95% CI 98~100%), BCG 접종자에서 96%(95% CI 94~98%)였다. 이러한 결과는 100%에 가까운 특이도라고 생각할 수 있다.

실제 임상에서 응용

● 접촉자 검진에 유효

결핵 환자가 발생되어 그 접촉자에서 감염이 의심되는 경우, 종래의 투베르쿨린 검사 대신 QFT 검사를 시행하는 것이 바람직하다. 비용을 생각하면 먼저 투베르쿨린검사를 통해 대상을 한정한 후 QFT를 시행하는 것도 생각할 수 있다. 이 경우 투베르쿨린 검사로 발적 10 mm 이상(또는 경결 5 mm 이상)일 경우에 시행하는 것이 원칙이다. 또는 발적 20 mm 이상(또는 경결 10 mm 이상)인 사람에서 QFT 검사를 시행하여 양성률이 명확하게 높을 경우 발적 10 mm 이상(또는 경결 5 mm 이상)으로 범위를 넓히는 방법도 있다.

감염 노출 후 QFT 검사가 양성으로 될 때까지의 기간은 아직 불명확하다. 투베르쿨린 검사에 준해 최종 접촉 8주 후 검사를 시행하는 것이 일반적이나, 음성에서도 위험도가 높은 경우에는 8주 후 재검사하는 경우도 있다. 또 양성이어도 최근 감염이라고 할 수 없는 것에 주의가 필요하다.

● 결핵 발병 진단에 유효?

결핵 발병 진단에 세균학적 검사가 필요하지만 QFT 검사도 보조 진단으로 유용하다. 영상 검사에서 결핵을 의심하는 경우 QFT 검사가 양성이면 결핵 가능성이 보다 높아진다. 특이도가 높고 투베르쿨린 검사보다 신뢰할 수 있다. 그러나 QFT 검사 양성을 근거로 활동성 결핵이라고 진단할 수 없으며 어디까지나 과거의 감염을 파악하는데 사용하는 검사임에 유념한다.

반대로 QFT 검사에 음성이면 결핵이 아닐 가능성이 높아진다. 그러나 민감도는 80% 정도이므로, 20%에 가까운 위음성이 있는 것에 주의해야 한다. 또 투베르쿨린 검사는 결핵 감염이 없는 경우나 세포성 면역이 저하된 경우에 음성이 되지만, QFT 검사는 전자를 「음성」, 후자를 「판정 불가」라고 구별할 수 있는 이점이 있다.

● 문헌

1. 日本結核病学会予防委員会: クォンティ フェロン®TB-2 G の使用指針. 結核 2006; 81: 393-7.
2. Mazurek GH, Jereb J, Lobue P, et al；Division of Tuberculosis Elimination, National Center for HIV, STD, and TB Prevention, Centers for Disease Control and Prevention (CDC). Guidelines for using the QuantiFERON-TB Gold test for detecting *Mycobacterium tuberculosis* infection, United States. MMWR Recomm Rep 2005; 54: 49-55.
3. 日本ビーシージーサプライ. クォンティ フェロン®TB-2 G 添付文書 2007. ◎http://www.bcg-qft.com/ より閲覧可。
4. Mori T, Sakatani M, Yamagishi F, et al. Specific detection of tuberculosis infection: an interferon-γ-based assay using new antigens. Am J Respir Crit Care Med 2004; 170: 59-64.
5. Pai M, Zwerling A, Menzies D. Systematic review: T-cell-based assays for the diagnosis of latent tuberculosis infection: an update. Ann Intern Med 2008; 149: 177-84.

PART 04

영상 진단

Question 18~23

Question 18
방사선 촬영 1회에서 방사능 노출량은 어느 정도인가?

▶▶ 방사능 노출? 그렇지 않으면 피폭?

방사선 폭로는 "방사능 노출"이라고 하지만 원자탄에 의해 피해는 폭탄을 맞았다는 의미에서 "피폭"이라고 할 수 있다.

▶▶ 의료 방사능 노출에는 한도가 없다

환자를 대상으로 한 의료 방사능 노출에서 한도를 마련하면 필요한 검사를 시행할 수 없으므로 방사선의 제한 선량에 대한 기준은 없다. 왜냐하면, ① 방사선이 노출된 사람에게 분명한 이익이 있고, ② 의사는 방사선 과잉 노출 방어와 관리에 대해 충분한 지식을 갖고 있으며, ③ 의사는 방사능 노출 선량을 줄이기 위해 끊임 없이 노력하고 있다라는 전제가 있기 때문이다.

따라서, "왜 이 방사선 검사를 시행했는가?"라는 질문에 제대로 대답할 수 없는 검사를 의뢰해서는 안된다.

▶▶ 방사선 양을 나타내는 단위

방사선 양을 나타내는 단위로 다음 2종류를 사용한다.

● 흡수 선량을 나타내는 Gy

현재 사용하는 단위는 Gy(그레이)이며 과거의 단위는 rad (radiation absorbed dose의 약자)였다. 방사선의 종류에 관계 없이 몸에 흡수되는 선량이며, 1Gy는 물질 1kg당 1J의 에너지가 흡수되는 선량이다. 방사선 치료나 대량의 방사선에 노출되었을 때 나타나는 확정적 영향을 평가하기 위해 사용한다.

● 등가 선량을 나타내는 Sv

현재의 단위는 Sv(시버트)이며, 과거의 단위는 rem (roentgen equivalent man의 약자)였다.

방사선이 인체에게 주는 영향은 흡수 선량뿐 아니라 방사선의 종류에 따라 다르다.

이것을 고려하여 조직과 장기의 평균 흡수 선량(Gy)에 방사선 가중 계수를 적용하여, 종류가 다른 방사선이더라도 같은 척도로 인체에 대한 영향을 나타낼 수 있도록 한 것이다.

방사선 중에서 X선과 γ선은 계수가 1이므로 1Gy=1Sv이지만, α선은 계수가 20이므로 1Gy=20Sv가 된다.

방사선 과잉 노출 방어를 위해 사용하는 개념이며, 방사능 노출 피해에 대한 건강 조사, 자연 방사선에 의한 발암율 조사, 또는 일반 대중이나 방사선 종사자의 방사능 노출 조사 등에 사용되고 있다.

의료 현장에서 Gy와 Sv의 사용 구분에 혼란이나 당황스러움이 있다. 그러나 앞의 설명처럼 X선이나 γ선에서 1Gy=1Sv이므로, 일반적으로 알기 쉽게 하기 위해 Gy나 Sv 중 하나로 통일하는 경우가 많다.

불안해 하는 환자에게 설명하는 방법

● 자연 방사선과 인공 방사선

우리는 우주선, 대지, 채소 등의 식품으로부터 항상 미량의 방사선을 받으며 생활하

> **column**
>
> ### 자주 혼동하는 그레이(Gy)와 시버트(Sv)
>
> 쇠로 만든 망치와 고무로 만든 망치를 생각해보자. 각각의 망치로 같은 힘으로 사람의 머리를 두드리면 어떻게 될까? 쇠망치라면 크게 위험할 것이라고 쉽게 상상할수 있다. 여기서 두드리는 힘을 그레이, 맞은 사람의 머리를 시버트라고 망치의 재료를 방사선 종류라고 생각해본다면 좀 더 쉽게 이해가 될 것이다.

표 18-1 방사선 검사의 추정 피폭 선량

검사	피폭 선량(mSv)
일반촬영(흉부)	0.14
일반촬영(흉부이외 평균)	0.7
위장관검사(상부, 하부 평균)	5
CT	8.6
IVR	2,000
RI(^{99m}TC)	5.9
PET	2.2
PET-CT	12

표 18-2 각종 원인에 의한 수명 손실

원인	평균 수명에서 감소 일수
독신 남성	3,500일
흡연(하루 20개피)	2,250일
비만(20%)	900일
자동차 사고	207일
음주	130일
병원의 방사선 검사	11일
자연 방사선(세계 평균)	8일
커피	6일

고 있기 때문에 방사선 그 자체가 매우 위험한 것은 아니다. 방사선 양과 위험성에 대한 관계의 올바른 이해가 필요하다.

이런 자연 방사선에 의한 방사능 노출 선량은 세계 평균으로 연간 2.4 mSv이다(남미의 어느 지역에서는 연간 80 mSv에 달한다). 방사선 검사(의료용 방사선)는 인공 방사선이며, 흉부 단순 방사선 촬영의 경우 0.14 mSv의 방사능에 노출 된다.

다른 방사선 검사에 대한 추정 방사능 노출 선량은 표 18-1과 같다.

● 일상적인 위험요인과 비교하면…

일상적인 위험요인과 방사선 노출 정도를 비교한 수명 손실은 표 18-2와 같다. 바륨에 의한 위장 조영검사의 방사능 노출은 담배 0.2개피에 해당된다. 의료용 방사선 노출량은 이 논문 발표 시에 비해 현재 증가하고 있으므로, 수명 손실도 그 만큼 증가하고 있다고 생각되지만, 방사능 노출 영향에 신경쓰는 것보다, 술, 담배를 중단하는 것이 더 중요할 것이다.

방사선에 의한 장애에는 2가지 형태가 있다

방사선에 의한 장애는 확률적 영향과 확정적 영향으로 나눈다.

1. 확률적 영향[그림 18-1a]은 암 발생 또는 유전에 미치는 영향이다. 확률적 영향은 흔히 복권에 비유된다. 1장을 사서 당첨되는 사람이 있으며, 많이 사도 전혀 맞지 않는 사람도 있다. 그러나 많이 사면 당첨될 확률이 증가한다.

2. 확정적 영향[그림 18-1b]은 발암이나 유전적 영향 이외의 장애(탈모, 피부염, 태아

그림 18-1 확률적 영향과 확정적 영향

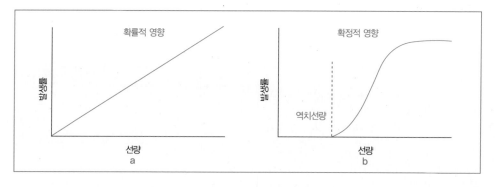

기형 등)이다. 어느 선량을 경계로 갑자기 그 발생률이 증가하는 것이 특징이다.

암 발생률과 사망률

히로시마, 나가사키의 원폭 피폭자를 대상으로 한 역학 조사를 비롯한 많은 조사 결과에 의해 고형암은 100 mGy, 백혈병은 200 mGy보다 낮은 선량에서는 발생률이 유의하게 증가하지 않는다고 알려져 있다. 이보다 낮은 선량 범위의 방사선 영향을 역학적으로 평가하기는 어렵다.

따라서 아무리 낮은 선량에서도 발암 가능성이 있으며, 그 영향이 선량에 비례한다는 가정에 근거하여 암의 발생률이나 사망률을 추정하고 있다.

높은 선량의 방사능 노출에서 암 사망률은 1,000 mGy에 대해 5% 정도 증가하는 것으로 알고 있으므로, 이 관계를 낮은 선량에 적용하면 1 mGy에 대해 0.005%정도 증가한다고 계산한다(암 발생률로 표현하는 경우에는 암 사망률의 몇 배인 0.01%가 된다).

방사선 검사 후 임신으로 판명되면…

태아에게 기형(수정 후 2~8주인 기관 형성기에 방사능에 노출, 이 시기에는 임신하고 있는지 모른다)이 나타나거나, 정신 지체나 발육 지연(수정 후 8주~출생, 특히 8~15주의 태아기에 방사능 노출)이 나타나는 선량은 100 mSv이다. 표 18-1과 같은 진단 방사선의 노출 수준으로 기형이나 다른 장애가 나타나지 않기 때문에 임신 중절을 생각할 필요는 없다.

국제 방사선 방어위원회 International Commission on Radiological Protection (ICRP)는 1962년 "10일 규칙"(임신 가능한 여성의 복부 방사선 검사는 월경 시작일부터 10일 이내에 시행한다[그림 18-2].)을 도입하여 1960년대부터 권고하였다.

그러나 과도의 위험 평가에 근거한 것으로 밝혀져 1970년대부터 점차 완화되다가 1983년에는 10일 규칙을 폐지했다.

현재 불필요한 규칙이지만, 일반인이나 의료인에게도 아직 10일 규칙이 남아 있다. ICRP는 이 현상을 우려하여 1999년 방사선 진단에 의한 태아 방사능 노출이 임신 중절을 정당화하는 이유가 되지 않는다고 권고했다.

진단 방사선의 노출 수준에서 기형과 같은 확정적 영향이 일어나지 않는다고 해도

그림 18-2 10일 법칙

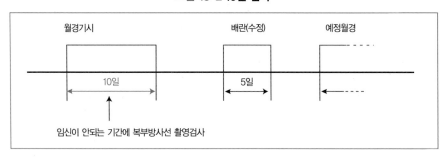

확률적 영향인 발암의 경우는 1mSv의 태아기 방사능 노출에 0.02~0.03%의 암 발생률이 증가하는 것으로 생각되고 있다. 임신을 알고 있을 때 방사선 검사를 시행하는 경우에는 조사 범위를 좁히고, 조사 회수나 조사 시간을 고려하여, 태아에 대한 방사능 노출 선량을 가능하면 최소화하려는 노력이 중요하다.

IVR의 안전성

Interventional radiology (IVR = 혈관조영술을 이용한 치료)는 진단 방사선과는 달리 환자에게 비교적 높은 방사능을 노출하는 방사선 진료 행위이며, 종종 확정적 영향이 문제가 되는 경우가 있다(예를 들어, 뇌혈관 IVR 후 탈모가 생기거나 관상동맥 IVR 후 가슴 피부에 홍반이 발생된다). 탈모나 피부 홍반을 일으키는 선량은 3,000 mSv이며, 이러한 증상이 나타나면 치료 중에 조사된 선량에 노출된 것이다.

방사능 노출에 대한 진료 지침이 작성되어 있으며, 환자와 의료 종사자의 안전을 위해서 활용되어야 한다.

환자의 질문에 제대로 대답하기 위해서

의사도 모르는 것이 있으면 인터넷으로 검색하는 경우가 종종 있다. 여기서는 이해를 쉽게 하기 위해 구체적으로 설명하지 못한 부분도 있지만 방사능 노출에 대한 인터넷 기사를 읽을 경우 도움이 될 것이다.

진료에 임해 방사능 노출에 대한 최소한의 지식을 가지고 있으면 좋겠지만, 환자의 질문에 방사선과 의사도 만족하게 대답하지 못하는 경우가 간혹 있다. 환자의 질문에 어려움이 있으면 참고 문헌 뒤의 홈페이지를 방문하면 방사능 노출에 대한 전문가를 만날 수 있다.

● 문헌

1. 加藤和明: 医療被曝における Gy と Sv の考え方. 日放線技会誌 2006; 62: 1073-6.
   ◎http://www.jstage.jst.go.jp/article/jjrt/62/8/1073/_pdf/-char/ja/ から PDF ファイルとしてダウンロード可能。
2. Cohen BL, Lee IS. A catalog of risks. Health Phys 1979; 36: 707-22.
   ◎https://www.osti.gov/opennet/servlets/purl/16126710-mAlUg8/16126710.pdf からダウンロード可能。
3. 飯田博美. 放射線概論―第 1 種放射線試験受験用テキスト. 第 6 版. 東京: 通商産業研究所, 2005; 409.
4. 舘野之男, 大野和子, 市川太郎: 国際放射線防護委員会 ICRP の見解の変遷に伴って臨床放射線医学に生じた社会的問題―妊娠と医療放射線を中心に. JCR ニュース(日本放射線科専門医会・医会誌) 2005; 144: 15-21.
   ◎http://www.jcr.or.jp の JCR ニュースから閲

覧可能。

5. 循環器診療における放射線被ばくに関する
   ガイドライン. 循環器病の診断と治療に関
   するガイドライン(2004-2005 年度合同研究
   班報告).
   ◎http://www.j-circ.or.jp/guideline/pdf/
   JCS2006_nagai_d.pdf からダウンロード可能。
6. 吉澤康雄. 実地医家に必要な放射線防護の
   知識. 東京: 日経メディカル開発, 1992.

7. 草間朋子. あなたと患者のための放射線防
   護 Q & A. 東京: 医療科学社, 2005.

   ◎本稿全般にわたって 6, 7 を参考にした。

■ 아래는 피폭 전문가에게 질문할 수 있는 웹사이트
  이다.
· 日本医学放射線学会 http://www.radiology.jp/
· 日本放射線カウンセリング学会 http://jsrc.
  news.coocan.jp/web/

Question 19 흉강 천자 후 흉부 방사선 검사가 필요한가?

여러 의견이 있으나…

흉강 천자 후 흉부 방사선을 촬영하는 목
적은 주로 기흉 발생 여부를 알아보기 위해
서이다. 따라서 기흉 발생 가능성이 높으면
방사선 촬영이 필요하겠지만 가능성이 낮으
면 필요가 없을 것이다.

가능성이 낮은 경우는, 경험 있는 의사가,
기저 질환이 없는 환자에게, 천자 부위를 초
음파로 결정하고, 진단에 필요한 소량의 흉
수만 채취하였고, 천자 후에 증상이 없는 경
우 등이다.

그러나 이와 같이 안전한 경우에도 방사
선 촬영이 금기라는 것은 아니다. 방사선촬
영의 득실에 대한 근거가 없기 때문에 증상
이 없을 때 방사선 촬영이 필요 없다는 견해
가 있지만, 방사선 촬영을 시행하는 것이 필
요하다는 의견도 있다.

필자는 기흉이 발생되기 쉬운 요인[표
19-1]을 동반하거나, 기흉이 합병될때 위험

할 것으로 예상되는 환자에서 반드시 방사선
검사를 시행하고 있다.

흉강 천자와 합병증

흉강 천자는 바늘로 흉수를 뽑는 수기이
며, 튜브 배액(drainage)은 이에 해당되지 않
는다. 진단을 목적으로 시행할 경우 배액량
은 수십 mL 정도이며, 치료를 목적으로 할
때 수백 mL 정도인 경우도 있다.

기흉 치료에서 튜브 배액이 아니라 바늘
로 공기를 빼는 경우도 흉강 천자라고 한다.
기흉 치료 후에는 치료 효과를 보기 위해 방
사선 촬영이 필수적이며, 여기서는 흉수에
대한 흉강 천자 후 방사선 검사의 필요성이
어떠한지 논의하고자 한다.

흉강 천자의 합병증에는 기흉, 혈흉, 흉막
강내 감염, 미주신경 반사 등이 있으며, 대량
의 흉수를 급속히 배액할 경우 재팽창성 폐
부종이나 쇼크도 일어날 수 있다. 그러나 기

표 19-1 기흉이 합병되기 쉬운 흉강 천자

시술자에 의한 요인
· 부족한 경험(미숙련 전공의 등)

환자 요인
· COPD
· 폐낭포 동반
· 흉부 수술
· 방사선 치료 병력

천자 방법과 관련된 요인
· 초음파 검사를 시행하지 않음(신체 소견만으로 천자 부위 결정)
· 치료를 위한 흉강 천자(흉수 100 mL 이상 배액)
· 20 G 보다 굵은 바늘 사용

천자 상황에 의한 요인
· 천자 중 공기 흡입
· 천자 중 바늘을 대기에 개방
· 천자 중 또는 천자 후에 호흡기 증상

흉 이외의 합병증은 드물고, 천자 직후에 방사선으로 밝혀지는 합병증은 기흉과 재팽창성 폐부종 정도 밖에 없다.

흉강 천자 후의 흉부 방사선의 주된 목적은 기흉을 조사하는 데 있다.

흉강 천자에 의한 기흉 빈도

● 기흉 발생률은 11%?

흉막 질환에 권위가 있는 Light의 교과서에 의하면 기흉 발생률은 11%라고 한다. 그러나 보고에 따라 1~30%까지 매우 다양하다. 이 차이는 천자 방법, 배액량, 대상 환자나 시술자의 차이 등에 기인한다[표 19-1].

● 천자 방법에 따라 다르다

흉강 천자 방법에 대해서는, 천자 부위 결정에 초음파를 사용하는지 아니면 사용하지 않는지(신체 소견만으로 결정한다)에 따라 차이가 크다. 전향적 연구에 의하면, 초음파를 사용할 경우 기흉 합병은 0%, 사용하지 않으면 29%였다. 다른 후향적 연구에서도 초음파를 사용할 경우 3%, 사용하지 않으면 18%라고 보고 되었다. 또 천자침이 굵을수록 기흉이 많아서 20 G 이하에서 4%, 20 G 보다 굵으면 18%라는 보고도 있다.

● 배액량에 따라 다르다

배액량이 많을수록 기흉 발생이 많은 것도 알려져 있으며, 기흉 합병례의 배액량(평균 472mL)이 비합병례(평균 246mL)보다 많았다는 보고도 있다.

배액량 증가는, ① 흉막강 안이 음압이 되어 대기 유입이 쉽다, ② 삼방 활전(three way) 조작 오류로 대기 유입 기회가 증가한다, ③ 폐가 부푼 곳에 천자침과 접촉하기 쉽다, 등과 같은 이유를 생각할 수 있다.

● 환자나 시술자에 따라 다르다

대상 환자의 기저 질환도 영향을 주어 만성 폐색성폐질환(COPD) 환자의 흉강 천자 시 42%에서 기흉이 합병되어 COPD가 없는 경우(18.5%)보다 높다는 보고가 있다. 흉부 수술이나 방사선 치료의 병력, 폐낭포도 기흉의 위험인자로 여겨진다. 또한 인공호흡 중에 기흉이 발생되면 원래 호흡 상태가 나쁜데다 양압 환기에 의해 긴장성 기흉이 되기 쉽기 때문에 매우 위험하다. 그러나 인공 호흡하에서도 초음파를 이용한 천자의 기흉 합병률은 13%로 특별히 높지 않다.

환자의 상태뿐 아니라 시술자의 숙련도도 기흉의 발생률에 영향을 준다.

● 천자 중에 알게되는 경우

천자 중에 공기가 나오면 폐를 손상시켜 기흉을 만들었을 가능성이 높고, 조작 실수로 바늘을 대기에 개방했을 경우에도 공기가 유입되어 기흉을 만들 가능성이 높다.

천자 중이나 천자 후에 호흡기 증상이 출현하는 경우에도 기흉의 가능성이 높다.

언제 흉부 방사선 검사가 필요한가?

● 결국은 기호의 문제

기흉을 발견하기 위한 검사로 흉부 방사선을 사용하는 것이 일반적이다. 초음파 검사로도 기흉의 유무를 알 수 있으나 그 정도를 평가하기는 어렵다. 또 기흉 이외에 폐부종이나 흉수량의 변화를 알기 위해서도 시술 후 검사에 방사선 촬영이 좋다.

따라서 기흉이 걱정되면 즉시 방사선 검사를 시행해야 한다. Light의 교과서에는, 치료 목적의 천자에서는 「루틴으로 곧바로 흉부 방사선을 찍어야 한다」로 되어 있으며, 진단 목적의 경우 「증상 출현이나 음성 진동의 감소가 없으면 루틴으로 방사선을 권하지 않는다」라고 하였다. 목적에 관계 없이 증상이 없으면 루틴으로 방사선 촬영을 시행할 필요가 없다는 의견도 있다.

어느 정도 위험할 경우 방사선 촬영이 필요한가에 대한 근거가 없기 때문에 결국 개인의 취향이라고 할 수 있다. 필자는 적어도 표 19-1과 같은 요인이 있으면 방사선 촬영을 권하고 있다. 또 인공 호흡을 시행하고 있는 등 기흉이 발생되면 큰 위험을 초래하는 경우에도 방사선 촬영이 필요하다고 생각하고 있다. 또한 기흉 조사 이외에도 대량 배액 후 재팽창성 폐부종 조사를 위해서 방사선 촬영을 시행한다. 치료 목적의 흉강 천자에서는 배액 직후 상태를 방사선 사진으로 기록해 두기 위한 의미도 있다. 다음 촬

영시 흉수 증가량을 확인하기 위한 비교용 사진이 된다.

● 방사능 노출의 영향

정면 사진 1매의 방사능 노출량은 비행기로 미국과 일본 사이를 왕복할 때의 방사능 노출보다 적고 임신부에서도 태아의 기형이나 발육 지연을 일으키지 않는다. 방사능 노출을 우려하여 촬영을 시행하지 않을 경우 기흉을 놓쳐 생길수 있는 불이익은 매우 크다.

흉부 방사선 촬영 방법

● 숨을 내쉬고 찍는 것이 좋은 경우도

보통 숨을 들이쉬고 서서 정면 사진을 찍는 경우가 많다. 그러나 기흉이 경도여서 잘 알 수 없는 경우에는 숨을 내쉬고 찍는 것이 좋다. 숨을 내쉬면 폐의 용적은 감소되지만 기흉강의 용적이 변하지 않기 때문에 상대적으로 기흉강이 크게 보이며, 또한 숨을 내쉬면 폐의 투과성이 저하되어 기흉강과의 음영 대조가 늘어난다.

● 민감도는 측와위, 입위, 앙와위 순

경도의 기흉을 발견할 목적일 때 가장 좋은 자세는 정상 폐쪽을 아래로 하여 옆으로 눕는 자세이다. 중력으로 환부쪽 폐가 종격으로 이동하여 흉벽과 멀어지므로 기흉강이 잘 보인다. 선자세에서는 폐첨부과 겹쳐져 잘 보이지 않는 기흉강이 가슴 옆으로 이동하여 보기 쉬워진다.

각 체위의 정면 사진을 비교한 연구에서 기흉의 민감도는, 측와위(88%), 입위(59%), 앙와위(37%)의 순서였다. 흉강 천자 후 기흉은 기존의 흉수와 기흉이 만드는 거울 면이

진단에 도움이 되므로 입위의 민감도가 보다 높다고 생각할 수 있다.

● 옆으로 누울 수 없는 중증례는

앙와위는 민감도가 나쁘고, 폐가 크게 허탈되지 않을 경우 폐와 기흉강의 경계선이 잘 구별되지 않는다. 폐는 중력에 의해 아래쪽으로 가라앉고 기흉강은 윗쪽에 있어 양자의 경계면이 방사선속에 평행이 되기 어렵기 때문이다. 앙와위에서는 폐저부의 투과성 항진, 늑횡격막각이 깊어지는 deep sulcus sign, 횡격막과 폐 사이에 2개의 경계면이 있는 double diaphragm sign 등이 나타나기도 한다.

임상 현장에서 어려운 점은 환자 상태에 따라 누운 자세에서 촬영할 수 밖에 없는 경우도 있다는 것이다. 기흉의 감별 진단이 필요한 경우에는 측와위 촬영을 추가한다. 측와위가 어려운 경우 초음파 검사가 유용하다.

● 문헌

1. Light RW. Thoracentesis (Diagnostic and Therapeutic) and Pleural Biopsy. In: Pleural diseases. 3rd ed. Baltimore: Williams & Wilkins, 1995: 316-7, 321.

2. Grogan DR, Irwin RS, Channick R, et al. Complications associated with thoracentesis: a prospective, randomized study comparing three different methods. Arch Intern Med 1990; 150: 873-7.

3. Raptopoulos V, Davis LM, Lee G, et al. Factors affecting the development of pneumothorax associated with thoracentesis. AJR Am J Roentgenol 1991; 156: 917-20.

4. Brandstetter RD, Karetzky M, Rastogi R, et al. Pneumothorax after thoracentesis in chronic obstructive pulmonary disease. Heart Lung 1994; 23: 67-70.

5. Mayo PH, Goltz HR, Tafreshi M, et al. Safety of ultrasound-guided thoracentesis in patients receiving mechanical ventilation. Chest 2004; 125: 1059-62.

6. Bartter T, Mayo PD, Pratter MR, et al. Lower risk and higher yield for thoracentesis when performed by experienced operators. Chest 1993; 103: 1873-6.

7. Lichtenstein DA, Mezière G, Lascols N, et al. Ultrasound diagnosis of occult pneumothorax. Crit Care Med 2005; 33: 1231-8.

8. Alemán C, Alegre J, Armadans L, et al. The value of chest roentgenography in the diagnosis of pneumothorax after thoracentesis. Am J Med 1999; 107: 340-3.

9. Carr JJ, Reed JC, Choplin RH, et al. Plain and computed radiography for detecting experimentally induced pneumothorax in cadavers: implications for detection in patients. Radiology 1992; 183: 193-9.

10. Blaivas M, Lyon M, Duggal S. A prospective comparison of supine chest radiography and bedside ultrasound for the diagnosis of traumatic pneumothorax. Acad Emerg Med 2005; 12: 844-9.

Question
20

목의 통증에서 영상 진단이 필요한 것은 어떤 경우인가?

증례

42세 남성. 진료 2일 전 아침부터, 인두통과 39℃의 발열이 있었다. 다음 날에는 말하기 어려울 정도로 목이 잠기게 되었다. 진료일 오전 4시경, 목에 이물감이 있고, 목의 통증으로 침을 삼키기 어려워 응급실에서 진료를 받았다. 가래, 기침, 호흡 곤란은 없었다.

전공의 A가 진찰했는데, 생체 징후에는 문제가 없었다(혈압 110/75 mmHg, 맥박 106/min, 체온 37.3℃, 산소 포화도 96%). 인두벽 뒤쪽에는 가벼운 발적이 있었으나, 편도 종창은 없었다. 천명도 없었다. A는 인두염으로 진단하여 해열진통제를 처방하여 귀가시켰다.

3시간 후, 환자는 호흡 곤란을 호소하여 구급차로 후송되어 왔다!

인두통의 common과 critical

발열과 인두통을 나타내는 질환 중에서 common은, 바이러스성 인두염, 세균성(용혈성 연쇄구균성) 인두염, 전염성 단핵구증 등이다(앞 두가지의 빈도가 높다). 인두염의 원인이 되는 바이러스에는, 아데노바이러스나 에코바이러스 등 원인을 밝혀낼 필요가 없는 비특이적인 바이러스와 전염성 단핵구증을 일으키는 특수한 바이러스(EBV나 HIV의 급성 감염시)가 있다.

인두통은 일반적으로 경증의 빈도가 높기 때문에, 환자가 인두통을 호소할 때 무심코 가볍게 생각하는 경우가 많지만 그 중에는 중증이어서 놓칠 때 사망에 이를 가능성이 있는 critical한 인두통도 있다. 이른바 「killer sore throat」라고 부르는 질환군이다 [표 20-1].

이 중에서 영상 진단의 적응이 되는 것은 후두개염과 심경부 감염증(편도주위 농양, 후인두 농양, Ludwig 안기나, Lemierre병) 이다. 특히 후두개염은 진행이 빠르기도 폐색으로 질식사할 가능성이 있는 응급 질환이다.

후두개염의 대처법

● 후두개염을 놓치면…

가장 나쁜 시나리오는 종창된 후두개가

표 20-1 인두통의 common과 critical

common
바이러스성 인두염
용혈성 연쇄상구균성 인두염
전염성 단핵구증
critical(killer sore throat)
급성 후두개염
편도주위 농양
후인두 농양
Ludwig 안기나
Lemierre병
아나필락시
독소성 쇼크 증후군
무과립구증(호중구 감소성 발열)

66

comment

stridor와 wheeze의 복습

stridor는 후두개염과 같은 상기도 폐색이 있을 때 청취되는 부잡음이다. 흡기성 천명이라고도 부르나 적절한 번역이 없어 여기서는 stridor라고 했다. 흡기에서 주로 들리지만 흡기와 호기 모두에서 들리기도 한다. 후두개염에서는 인두부에서 가장 강하게 청취된다.

이에 비해 wheeze는 천식과 같은 하기도 폐색에서 나타나며, 폐야를 중심으로 청취되고 호기에서 주로 들린다.

기도를 막아 질식사하는 것이다. 설령 이 상황에서 목숨을 건져도 무산소뇌증의 후유증으로 식물인간이 되는 경우도 있다. 기도 폐색은 분 단위에서 시간 단위에 걸쳐 급속히 나타난다.

환자의 가족으로서 조금 전까지 건강했던 사람이 단 시간에 사망하는 것을 납득할 수 없기 때문에 의료 분쟁이 되는 경우가 발생한다.

● 어떨 때 후두개염을 의심할까?

과거 후두개염은 소아의 질환이며, 성인에서는 드물다고 생각되어 왔다. 그러나 최근 성인의 후두개염이 증가하고 있어 결코 「세상에 드문 병」은 아니다. 당신 병원의 응급실이나 내과 외래를 언제 방문할지도 모른다.

발열, 후두통에 더하여 삼킬 때 통증, 침흘림, 우물거리는 소리, 발성 곤란, 호흡 곤란, Stridor 등이 있으면 후두개염을 의심한다.

성인과 소아의 경과가 약간 다르다. 소아에서는 갑자기 발병하여 급속히 진행하는 경향이 강하다. stridor나 침흘림을 흔히 볼 수 있다. 성인에서는 심한 인두통, 삼킬 때 통증이 많다. 목 앞쪽의 압통은 성인의 후두개염에 특징적이다.

그림 20-1 **후두개열의 두부 측면 방사선 사진**

엄지 손가락 크기의 후두개(thumb sign⇧)가 보인다. 또한 기도 압박과 협소가 있다⟨△⟩.

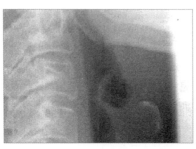

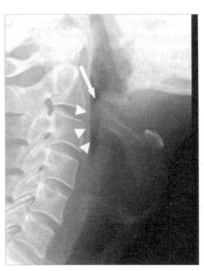

⟨a⟩ 정상 후두개

⟨b⟩ 급성 후두개

보통 인두 진찰에서 관찰하는 중인두에는 가벼운 발적 정도로 큰 이상이 없다. 후두개염에서 설압자로 혀를 압박해도 기도 폐색을 일으킬 수 있으므로, 의심되면 인두 진찰은 하지 않는 편이 좋다.

● 후두개염의 방사선소견

목의 측면 방사선 사진에서 종대된 후두개가 하인두 전벽에서 돌출된 소견(thumb sign)이 보인다[그림 20-1b]. 목을 뒤로 젖혀 촬영하면 더 잘보인다.

그러나 목의 측면 방사선 촬영이 진단에 필수적인 것은 아니며, 방사선 촬영으로 기도폐색이 유발되기도 하므로, 후두개염이 강하게 의심되는 증상이 있거나, 호흡 곤란, stridor가 심할 경우 방사선 촬영을 생략하고 응급으로 내시경 검사를 시행한다.

방사선 촬영이 도움이 되는 경우는 호흡이 급박하지 않는 성인의 비전형예에서 후두개염이 의심될 때이다.

● 후두경 소견

후두개염이 강하게 의심되는 증상이 있고, 방사선 사진에서 thumb sign이 있으면 즉시 이비인후과에 연락하여 후두 내시경 관찰을 시행한다.

후두 fiberscope에서도 기도 폐색을 일으킬 위험이 있으므로, 기관 삽관 준비가 필요하다. 후두개염으로 기도 폐색이 일어난 경우 기관 삽관이 어려운 경우가 있어 숙련된 마취과의사에 의한 지원이 필요하다.

후두 내시경으로 종창된 후두개가 관찰될 때 확진할 수 있다.

▓▓ 증례의 경과

후두 내시경으로 종창된 후두개가 있어 급성 후두개염으로 진단되었다. ICU에 입원하여 호흡 모니터와 항생제, 스테로이드 정주를 시작하였다. 다행히 기관삽관, 기관절개 등은 시행하지 않았고 기도 폐색 합병증도 일으키지 않고 완쾌되었다.

▓▓ 목의 심부 감염증을 의심하게 하는 경우

인두 주위 감염증을 목의 심부 감염증이라 부른다. 부위에 따라 표 20-2와 같이 분류한다. 진행될 경우, 기도 폐색이나 경정맥 혈전, 종격염 등을 합병하여 killer disease가 된다. 후두개염보다는 진행이 늦어 진단에

표 20-2 목의 심부 감염

편도 주위 농양	급성 편도염의 감염이 주위로 파급되어 농양을 만든 것
후인두 농양	후인두에 농양이 형성된 것
Ludwig 안기나	구강 저부~악하열의 화농성 염증
Lemierre병	후두방 간극의 감염이 경정맥 혈전증을 합병한 것

표 20-3 발열＋인두통의 red flag sign

고열
시간 단위로 급속히 진행하는 인두통
잠긴 목소리
전경부 압통
침 삼킬 때 인두통
침흘림
한쪽 편도 종대
피부 발진
가래 없음
중증으로 보인다(이른바 toxic appearance).

시간적 여유가 있다.

발열+인두통에 더해 입을 벌리기 어려움, 삼키기 어려움, 삼킬 때 통증, 얼굴과 목의 종창·발적, 입안에 고름 같은 분비물, 한쪽 편도 종대(현저한 좌우 차이) 등이 있을 경우 목의 심부 감염증을 의심한다. 조영 CT에서 농양이 잘 보여 진단과 진행도, 합병증을 평가하는데 유용하다.

표 20-3과 같은 red flag sign이 있을 경우, killer sore throat(인두통의 critical) 가능성이 있어 적절한 영상 진단을 시행한다.

● 문헌

1. Sack JL, Brock CD. Identifying acute epiglottitis in adults. High degree of awareness, close monitoring are key. Postgrad Med 2002; 112: 81-2, 85-6.
2. 岩田充永. 救急外来でのキケンな一言ートラブル事例に学ぶ診療のピットフォールとTips. 東京: 羊土社, 2008: 51.

● 추천문헌

· Acute epiglottitis. http://www.ebsco.co.jp/medical/dynamed/

Question 21

흡인성 폐렴 진단에 방사선 영상이 효과적인가?

기관 분기부에서 오른쪽 주기관지의 갈라지는 각도가 왼쪽보다 정중선에 대해 예각이기 때문에 「흡인성 폐렴이 오른쪽에 일어나기 쉽다」라고 학생 시절에 배운 독자가 많을 것이다.

흡인성 폐렴이 의심될 경우 흔히 폐의 오른쪽 아래 방사선 촬영 결과에 주목하게된다. 그런데 여기에 폐렴 소견이 보이지 않는다고 과연 흡인성 폐렴을 부정해도 좋은 것일까?

흡인성 폐질환의 분류

한마디로 흡인성 폐렴이라고 해도 그 병태가 다양하다. 흡인성 폐렴의 방사선 소견을 생각하기 전에 먼저 흡인성 폐질환을 분류하여, 각 질환에 대한 특징을 이해할 필요가 있다. Fukuzi가 제안한 흡인성 폐질환 분류를 기초로 각 질환의 특징과 영상에 대해 설명한다.

● Mendelson 증후군

1946년 산부인과 의사 Mendelson은 제왕 절개를 위해 마취를 시행한 임산부에서 중증 흡인성 폐렴이 많이 발생되는 것을 보고했다. 이 병태는 강산성(pH<2.5)인 위액 흡인에 의한 화학성(산) 폐렴이었다.

흡인성 폐렴에서는 산에 의한 폐표면활성제(surfactant)의 활성 저하, 반사성 기도 폐쇄, 폐포 출혈, 초자체막 형성 등이 일어난다.

흉부 방사선 사진에서는, 흡인 직후부터 2시간까지 특이 소견이 없으며, 경과에 따라 폐부종을 나타내고, 중증례에서는 급성 호흡 곤란 증후군(acute respiratory distress syndrome, ARDS)에 이르러 치명적 경과가 된다. 따라서 위 내용물의 흡인 에피소드가 명확한 경우에는 영상 소견 유무에 관계없이 이 증세의 치료 가능성을 고려해야 한다.

● 미만성 흡인성 세기관지염

만성적으로 반복되는 이물질의 불현성 흡인 silent aspiration에 의한 거대세포 동반세기관지염이다. 식사 섭취시 동반된 천명과 발작성 호흡 곤란을 반복하는 것이 특징이다. 폐렴과 같은 증상이 있으나 흉부 방사선 사진에서 명확한 침윤이 없으며, 투과성 항진과 작은 과립모양의 결절이 흩어져 있는 영상이 관찰되는 경우가 대부분이다.

조기 진단을 위해 환자 병력 청취시 이 질환의 가능성을 염두에 두어 감별하는 것이 중요하다.

● 위절제 후 흡인성 폐렴

위 전적출술 후 환자에서 발열과 반복되는 천식 등의 발작이 있으면 이 증세를 의심한다.

Marumo 등은 위 전적출술의 병력이 있는 186명 중 61명(32.8%)에서 흡인성 폐렴이 발생하였고, 또 그 중 16명(8.6%)는 반복성이었다고 보고하였다.

반복성으로 발생하는 가장 중요한 위험인자는 식도 역류 흡인으로 생각된다. 이 질환에서도 흉부 방사선에 특이 소견이 없으며, 병력 청취가 진단을 위해 중요하다. 영상 검사상 폐 오른쪽 상부의 침윤상을 약 반수에서 볼 수 있으며, CT에서는 다발성, 산재성 침윤을 양쪽에서 볼 수 있다.

표 21-1 흡인성 폐질환(흡인성 폐렴) 임상 진단 기준

I. 확실한 증례

I A. 명확한 흡인이 직접 확인되고 그에 이어 폐렴이 발생된 증례

I B. 폐렴 환자 기도에서 흡인 내용물을 직접 확인한 증례

　폐렴 진단은 다음 1, 2의 소견

　　1. 흉부 방사선 또는 흉부 CT에서 폐포성 음영(침윤상)이 있음

　　2. 37.5℃ 이상의 발열, CRP 증가, 말초 백혈구 수 9,000/μL 이상 증가, 기침, 가래 등의 기도 증상 중에서 2개 이상의 소견이 있는 경우

II. 거의 확실한 증례

IIA. 임상적으로 식사중 삼킴 장애가 반복하여 확인되고 상기 1, 2의 폐렴 진단 기준에 해당되는 경우

IIB. IA 또는 IB에 해당하는 증례에서 폐렴 진단 기준의 하나만 있는 경우

III. 의심되는 증례

IIIA. 임상적으로 흡인이나 삼킴 기능 장애 가능성이 있는 다음과 같은 기저 질환이 있으며, 폐렴 진단 기준 1, 또는 2에 해당되는

　　a. 만성 또는 급성 뇌혈관 장애

　　b. 삼킴 장애가 있는 신경변성 질환 또는 신경근 질환

　　c. 의식 장애나 고도의 치매

　　d. 구토나 역류성 식도염이 있는 위장 질환(위절제 후 포함)

　　e. 구강 인두, 종격 종양 및 그 수술 후. 기관 식도루

　　f. 기관절개

　　g. 경비관에 의한 경관영양

　　h. 그 외 연하장애를 일으키는 질환

표 21-2 흡인성 폐렴의 영상에서 주의점

1. 흡인이 명확해도 영상 변화는 즉시 나타나지 않는다.
2. 자각 증상에 비해 영상이 가벼운 경우가 많다.
3. 침윤뿐 아니라 입자나 결절 모양을 나타내는 경우가 있다.
4. 양측성 음영을 보이는 경우가 있다.
5. 폐농양, 괴사성 폐렴, 기도 흉강루 등을 나타내는 경우가 있다.
6. 폐부종, ARDS를 일으키기도 한다.
7. 음영의 개선과 악화가 단기간에 반복되는 경우가 있다.

⫸ 흡인성 폐렴의 호발 부위와 영상 소견

삼키는 자세에 따라 의해서 흡인되는 부위가 다를 수 있음에 주의한다. 예를 들어, 상반신을 세운 자세에서 흡인되면 아래쪽에 많고, 옆으로 누워 흡인되면 위쪽 뒤(S2), 아래쪽 위(S6)가 호발 부위가 된다. 그러나 양측성, 다구역성 음영 분포를 보이는 경우도 많다.

흉부 방사선 영상을 판독할 때 흡인물의 내용과 양, 흡인 발생시간, 흡인 시 체위 등이 고려되어야 한다.

불현성 흡인에서는 구강내 분비물이나 위액이 소량씩 폐내로 흡인되므로 폐조직의 화농과 괴사가 서서히 진행되어, 폐농양, 괴사성 폐렴, 기도 흉강루 등의 영상 소견을 나타내기도 한다.

⫸ 유효하지만 주의점도 많다

흡인성 폐렴 진단과 병세 평가에 흉부 방사선 영상을 평가하는 것이 물론 중요하다. 그러나 표 21-1과 같이 흡인되기 쉬운 질병을 가지고 있는 환자에서 호흡기 증상과 혈액 검사 결과 만으로 흡인성 폐렴을 의심할 수 있는 경우가 있다. 흡인성 폐렴의 영상 소견은 흡인시의 상황, 양, 내용물 등에 따라 출현 시기나 영상 패턴에 다양한 차이가 있다[표 21-2]. 따라서 실제 진료에서 이런 주의 사항들을 염두에 두어야 한다.

● 문헌

1. 福地義之助. 老人の肺炎と誤嚥. Clinician 1997; 44: 973-8.
2. Marumo K, Homma S, Fukuchi Y. Postgastrectomy aspiration pneumonia. Chest 1995; 107: 453-6.

Question 22 뇌동맥류에서 몇 년 전에 클리핑 시술을 받았으면 MRI 검사를 시행해도 되는가?

"1989년 이후에 수술을 받았으며, 수술 후 2개월 이상이 경과했으면 MRI 검사를 받아도 좋다(그러나 결코 100% 보장은 아니다)"고 필자는 답하고 있다.

이 질문 이외에도 "30년 전에 수술을 받아 체내에 금속이 들어가 있는 환자가 MRI 검사를 받을 수 있는가?" "고관절에 인공 골두가 들어가 있는데 머리 MRI는 괜찮은가?"라는 전화가 MRI 검사를 의뢰하는 의사로부터 MRI 검사실에 자주 걸려 온다.

이런 질문에 대해, 그림 22-1의 플로차트(flow chart)에 따라 대답하고 있으며, 그 배경을 설명하고자 한다.

⫸ MRI(자기 공명 영상)에서 영상으로 보이는 것

자석의 성질을 가진 원자핵(예, 수소, 탄소, 인, 나트륨 등)은 MRI로 영상화할 수 있다. 특히 인체에는 수소 원자가 압도적으로

그림 22-1 **체내 금속이 있는 경우 MRI 결과**

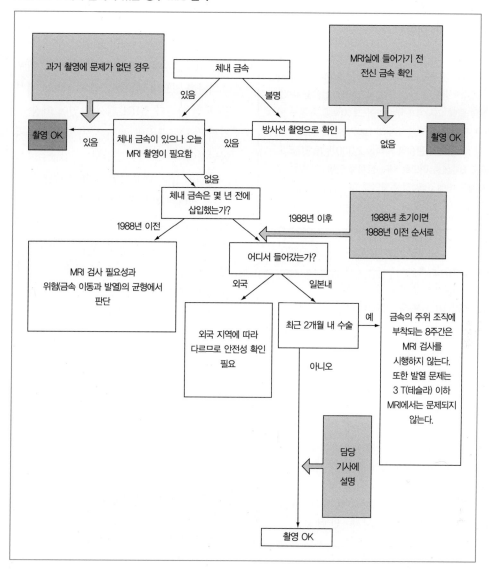

많아(몸의 2/3를 차지하는 물은 물론 지방에도 포함되어 있다) 임상용 **MRI**는 통상 인체의 수소 원자핵(플로톤)을 대상으로 한다.

강한 자장 안에 놓여진 인체에 전자파(수~수십 MHz의 주파수 대에 속하는 라디오파라고 부르는 전파로 방사능 노출은 없다)를 쪼이면 체내 수소 원자핵이 공명하여 전파를 낸다. 발생된 전파를 수신하여 컴퓨터로 데이터를 처리하면 수소 원자핵의 분포를 영상화 할 수 있다(조직에 따라 수소 원자의 함량이나 결합력이 다르기 때문에 음영이 생긴다).

▶▶ 자장은 24시간 발생하고 있다!

자장이 강할수록 수소 원자핵으로부터 수신할 수 있는 신호가 증가하여 보다 미세한 구조를 영상화할 수 있다. 보통 1.5 T의 초전

72

column1

MRI 자장 체험의 권유

1 테슬라(T)=10,000 Gauss (G)이다. 한때 유행했던 관절염에 부치는 자석의 자력이 8 Gauss이므로 1.5 T MRI 장치의 자력은 이의 2,000배 정도나 된다. 이렇게 말해도 실감할 수 없기 때문에, MRI 담당 기사에게 부탁하여 그 자력을 체험해 볼 것을 권유한다. 덧붙여, 난로를 아무리 많이 모아도 햇빛의 에너지에 도달할 수 없듯이 관절염 자석을 2,000개 모으더라도 그 자력은 계속 8 Gauss이므로 MRI 장치를 만들 수 있는 것은 아니다. 자력에 대해 이유 없이 불안해 할 필요는 없다.

column2

두 번 다시 일어나면 안 되는 사고

2001년 뉴욕시의 한 병원에서 철제 산소 탱크가 MRI 장치에 충돌하여 환자가 머리를 맞아 사망한 사고가 있었다. 이것은 MRI실에 자성체 금속을 들여와서는 안 된다는 가장 기본적인 약속을 지키지 않아 일어난 사고였다. 하나의 중대한 사고 배후에는 29개의 작은 사고가 있으며, 그 배경에는 300개의 징조가 존재한다(Heinrich 법칙).

필자 병원의 MRI실에서도 위험한 상황을 가끔 경험한다. 이것은 원내 위기 관리 위원회에 보고하여, 중대한 사고를 일으키지 않도록 하는 반면 교사로 활용된다. 일어날 가능성이 있는 것은 언젠가 실제로 일어난다(Murphy 법칙)라고 하지만 앞에서와 같은 사고는 두 번 다시 일어나서는 안 된다.

도 자석을 이용한 MRI 장치가 주류이지만 [칼럼 1], 최근에는 3 테슬라 장치도 보급되기 시작하였다. MRI 장치는 흔히 큰 자석에 비유된다. 그 자력은 무거운 산소 탱크가 공중을 날아갈 만큼 크다[칼럼 2].

검사하지 않을 때 자장이 발생되지 않는다고 착각하는 수가 많지만, 실제로 24시간 발생되고 있으므로, 입실 시에 언제나 주의가 필요하다.

자성체와 비(반)자성체

칼럼 2와 같은 사고가 일어날 수 있으므로, MRI실에서는 금속 유무에 대해 매우 주의하고 있으나, 반드시 "금속=MRI 검사 불가"는 아니다. MRI 검사에 있어 가장 신경써야하는 금속의 성질은 자석에 붙는지 아닌지이다.

자석에 붙는 대표적인 금속(자성체)은 철이다. 체내에 자성체가 있으면 MRI 장치의 자력에 의해 자성체가 이동할 가능성이 있다. 자성체로 된 뇌혈관 클립이 빗나가서 발생한 사망, 눈 속의 금속 이물질이 이동하여 안내 출혈을 일으킨 사고 등이 보고되어 있다.

MRI가 보급되고 이미 20년 이상 경과하였으며, 최근에 제조된 체내 삽입 기구의대부분이 비자성체로 되어 있어 MRI 검사가 가능한 경우가 많다. 대표적인 것은 6-4 티탄으로 비자성체여서 자력으로 이동할 수 없다.

전자파에의 노출

MRI는 전자 레인지에도 비유할 수 있다. 전자 레인지에 알루미늄 호일을 넣으면 불꽃이 튄다. MRI 장치에 사용하는 라디오파는 전자 레인지에 사용하는 마이크로파만큼 강한 전자파는 아니다. 그러나 라디오파가 전도체인 인체에 유도 전류(감전 작용은 없다)를 발생시켜 열이 발생하므로 MRI 검사 중에는 따뜻하게 느낀다.

이 피부 온도 상승은 생체가 조절 가능한 범위이기 때문에 장애를 일으킬 가능성은 매우 낮다. 그러나 자성체가 들어있는 화장품이나 금속 안료를 사용한 문신, 전도성 있는 금속이 포함된 첨부제(지지체로 알루미늄을 사용한 니트로글리세린 패취 등)의 경우 그 금속이 라디오파를 흡수하여 발열에 의한 화상을 일으킬 가능성이 있다[칼럼 3].

MRI 검사의 금기

MRI 촬영 조작으로 자장을 변화시키면 유도 전류가 생겨 체내에 매입된 전·자기기에 오작동을 유발하는 경우가 있다. 심장 페이스메이커 작동 정지에 의한 사망례가 보고 된 바 있다. 심장 페이스메이커 장착 환자에서 MRI 검사는 절대 금기이다. 그 밖의 금기 사항으로 인공 내이, 신경 자극 장치를 가지고 있는 경우 등이 있다.

몸 밖의 금속은 제거할 수 있겠지만 몸 안의 금속은 다양한 형태로 존재하기 때문에 한 마디로 말할 수는 없다. 필자의 경험 및 문헌에 근거하여 위험을 피하기 위한 사항들을 그림 22-1에 정리했다.

요점을 정리하면, ① 체내 금속이 정말 있는가? 수술로 체내에 금속을 넣은 것인가? ② 지금까지 MRI 검사를 시행한 적이 있는가? ③ 몇 년 전에 들어간 금속인가? ④ 어디서 집어 넣었는가(국내 아니면 외국)? ⑤ 수술 후 어느 정도 경과하였는가? 등이다.

가장 중요한 사실은 검사를 의뢰하는 의사와 MRI 검사 기사가 항상 체내외 금속에 주위를 기울여, 서로의 정보 전달에 게을리 하지 않는 것이다.

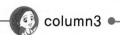

column3

멋쟁이일수록 MRI 검사는 힘들어진다!

금실 삽입, eye shadow, 아이라인, 마스카라, 칼라 콘택트렌즈, 문신(염료계가 아니라 안료계의 경우) 등에는 철과 같은 금속이 들어있어 MRI 검사 중에 발열되어 화상을 입을 가능성이 있다. 또한 이들은 자장을 어지럽혀 영상에 인공 허상(artifact)이 나오므로 MRI 검사에서는 화장하지 않는 것이 기본이다. 금속 와이어가 들어있는 브래지어나 보정 속옷 등도 같은 이유에서 착용할 수 없다.

이런 점에서 MRI는 여성에게 괴로운 검사가 될 수 있다. 콘택트렌즈나 속옷은 제외하도록 말할 수 있지만, 그 외에 검사 당일에 짙은 화장을 삼가해 주세요 「문신이 있는 분은 입실할 수 없습니다」 라고 말하기 어렵다. 결국 이런 말을 조심스럽게 설명하고 신중하게 검사하는 것이 실제 상황이다.

MRI 임상기기의 주종이 현재의 1.5 T에서 3 T로 바뀌고 있다. 자장이 2배가 되면 에너지 축적은 4배가 되어 화상의 위험은 더욱 커진다. MRI실에 메이크업하는 방을 따로 만들고 거울과 안전한 화장품들을 들여야 하는 날이 올 것 같다.

● 문헌

1. http://www.jsrt.or.jp
2. http://www.jsmrm.jp/kanren_jyoho/ MR_anzenni_kansuru.html
3. MRIsafety.com.http://mrisafety.com
4. http://www.sydrose.com/case 100/257/
5. http://shippai.jst.go.jp/fkd/Detail?fn= 0&id=CA0000257 &
6. http://ganka.com/topics/000510.html

수막염이 의심되어 요추 천자를 시행하기 전에 머리 CT 검사가 필요한가?

결론부터 말하자면 CT 검사 후 요추 천자를 시행하는 것이 무난하다. 요추 천자 금기의 하나로 두개내압 항진이 있기 때문이다 [표 23-1].

두개내압 항진과 관련된 증상으로 두통, 구토, 시력 장애, 의식 장애, 서맥, 혈압 상승, 외전신경 마비 등이 알려져 있다. 이런 병태는 수막염 이외에 지주막하 출혈이나 두개내 공간점유 병변(뇌출혈, 뇌종양, 뇌농양, 뇌동정맥 기형 등)에서 나타날 수 있다. 따라서 이런 원인 질환을 먼저 감별하는 의미에서 CT를 먼저 시행하는 것이 바람직하다.

CT 검사의 의미는 많다!

앞에서 말한 두개내압 항진을 일으키는 질환의 감별 목적 이외에도 뇌부종이나 뇌척수막 탈출증의 정도를 볼 목적으로도 CT가 사용된다. 즉 수막염의 급성기에 뇌부종이나 두개내압 항진에 의한 뇌척수막 탈출에 유의해야 한다.

수막염이 의심되는 환자를 대상으로, 연령, 면역부전 등의 위험인자나 신경학적 이상 소견과 CT 이상 소견과의 관계를 조사한 전향적 연구가 있다. 이에 따르면 CT에 이상 소견을 보이기 쉬운 경우는 60세 이상, 중추신경계 질환의 병력, 1주 이내 경련 발작, 의식 장애, 시력 장애, 시야 장애, 안면·상하지의 마비, 언어 장애 등이었고, 이러한 소견이 없으면 CT에 이상을 보이는 빈도가 낮고(3%), 또 이상이 있어도 요추 천자로 뇌탈출을 일으킨 경우는 없었다고 한다.

따라서 두통, 발열, 목의 강직만 있고, 신경학적 이상이 없는 경우에는 응급 CT를 생략하고 안저 관찰 후 요추 천자를 시행해도 실제로 문제를 일으키지 않게 된다. 그러나 빈도가 낮다고해도 이상이 생기면 그 후 치료 방침에 영향을 줄 수 있으므로 역시 CT는 천자 전에 찍어 두는 편이 좋을 것이다.

MRI를 찍어야할 것인가?

촬영에 시간이 걸리는 MRI는 응급시 적합하지 않지만, CT로 파악할 수 없는 병변 검출에 우수하다. 예를 들어, 확산 강조 영상은 급성기 미세 뇌경색이나 헤르페스 뇌염에서 해마 근처 병변을 발견에 매우 유용하다. 또 FLAIR (fluid attenuated inversion recovery) 영상은 CT에서는 보이지 않는 소량의 지주막하 출혈을 뇌구내 고흡수 영역에서 볼 수 있다. 바로 찍을 수 있다면 CT 대신 MRI를 고려해도 좋다.

표 23-1 요추 천자의 금기

두개내압 항진이 있는 경우
천자부 부근에 감염이 있는 경우
출혈 경향
요추에 척수 동정맥 기형이 있는 경우
전신 상태 불량

👉 안저 소견은 의미가 있을까?

CT를 간편히 찍게 되면서 안저 관찰의 중요성을 간과하는 경향이 생겼다. 울혈 유두가 관찰되는 경우 두개내압 항진을 의심할 수 있으므로 요추 천자를 피해야 한다고 교과서에 기재되어 있다. 그러나 울혈 유두는 시신경염에서도 나타나므로, 이런소견이 바로 두개내압 항진에 의한 것이라 말할 수는 없다.

양 눈에서 울혈 유두가 관찰된다면 두개내압 항진 가능성이 높다고 말할 수 있다. 반대로 울혈 유두가 없다고 두개내압 항진이 없다고도 말할 수 없다. 두개내압 항진에서 울혈 유두 출현까지 시간적 차이가 있기 때문이다(두부 외상이나 두개내 출혈의 경우 울혈 유두는 12~24시간 후에 나타난다).

이와 같이 안저 소견에서 얻을 수 있는 정보는 제한되지만, 어떤 사정으로 CT 검사를 응급으로 시행할 수 없는 경우에 울혈 유두 유무를 참고로 할 수 있으므로 안저경으로 확인하여 그 결과를 기록해 두는 것이 좋다.

● 문헌

1. 西原哲浩, 落合慈之: 腰椎および脳槽穿刺法. 臨床医 2005; 31: 910-3.
2. Hasbun R, Abrahams J, Jekel J, et al. Computed tomography of the head before lumbar puncture in adults with suspected meningitis. N Engl J Med 2001; 345: 1727-33.
3. 滝 和郎: 脳動脈瘤によるくも膜下出血の診断. 医事新報 2008; 4383: 88-9.
4. Ropper AH, Brown RH. Adams and Victor's Principles of Neurology. 8th ed. New York: McGraw-Hill, 2005: 315.

PART 05

수기(정맥 확보, 수액 공급 등)

Question 24~29

중증 쇼크 환자의 수액 공급에 알부민과 생리식염수 중 어느 쪽이 좋은가?

▶▶ 수액 제제와 쇼크에 대한 복습

● 알부민 제제는?

수액은 결정용액 crystalloid과 교질용액 colloid으로 크게 구별된다. 알부민 제제는 교질용액의 하나이며, 이론상 교질용액은 일시적으로 교질 삼투압을 만들어 혈관내 용량을 증가시키고 결정용액에 비해 총 수액량을 줄여줄 수 있다.

일본에서 과거 경험적으로 많은 알부민 제제가 사용되어 한때 전세계 사용량의 1/3을 차지했던 적이 있었다. 과연 그 임상 효과는 어느 정도였을까[표 24-1]?

● 쇼크란?

쇼크는 전신 주요 장기 조직의 급격한 혈액 관류 저하에 의해 조직과 장기의 기능 장애가 일어난 상태를 의미한다. 혈액 순환에 대한 관점에서, ① 심인성 쇼크, ② 순환 혈액량 감소 쇼크, ③ 혈액 분포 이상 쇼크, ④ 혈관 폐색 쇼크 등으로 나눌 수 있다.

보통 심인성 쇼크나 혈관 폐색 쇼크에 알부민 제제를 사용하지 않기 때문에 여기서는 순환 혈액량 감소 쇼크와 대표적인 혈액 분포 이상 쇼크의 하나인 패혈증 쇼크에서 수액과 알부민 제제의 적응증이 무엇인지 알아본다.

▶▶ 순환 혈액량 감소 쇼크의 수액 치료

외상에 의한 출혈성 쇼크의 경우, 성인에서는 1~2 L의 세포외액을 투여(초기 수액요법)하고, 그에 대한 반응을 보아 치료 방침을 결정하는 것이 권고되고 있다. 내인성인 순환 혈액량 감소 쇼크도 이에 준한 치료 방침을 선택하는 경우가 많다.

초기 수액요법에 대한 반응에 따라 다음과 같이 대처한다.

1. Responder(초기 수액요법 반응 양호군)

초기 수액요법으로 순환 혈액량이 회복되어 유지 수액으로 쇼크 증상의 나타나지 않는 경우. 보통 20% 이하의 출혈이며, 그 이상의 급속한 수액, 수혈은 필요 없다.

표 24-1 **알부민제제와 생리식염수의 비교**

	알부민 제제		
	등장성 알부민 (5%, 가염 인혈장 단백)	고장성 알부민 (20%, 25%)	생리식염수
분자량(kD)	69	좌동	0
반감기(hr)	16~24	좌동	0.5
부작용	알레르기 반응, 감염 가능성	좌동	고염소성 대사성 알카리증
약가	2,400~4,000	10,000~20,000	16~20

2. transient responder(일과성 반응군)

초기 수액요법으로 일단 회복되지만, 유지 수액으로 혈압 저하를 일으키는 경우. 출혈량 20~40%로 추정된다. 수혈과 적극적인 지혈 치료가 필요할 가능성이 높다.

3. non-responder(무반응군)

초기 수액요법으로 혈압이 안정되지 않는 경우. 출혈량 40% 이상이며, 수액+ 급속 수혈, 그리고 응급 지혈술이 필요하다.

▶▶ 패혈증 쇼크의 수액 치료

패혈증 진단시 조기에 전신 상태에 대한 관리가 시행되어야 하며, 수액요법의 경우 표준 치료로 EGDT (early goal directed therapy) 시행이 권장되고 있다. 패혈증 치료에서 EGDT는 항생제와 별도로 조직 저산소 상태의 개선, 항염증, 혈액 응고능 교정 등에 매우 효과적으로 이용되고 있다.

구체적으로 다음과 같이 대처한다.

1. 중심 정맥압(CVP) 8~12 cmH$_2$O를 유지하도록 수액 요법을 시행한다.

목표치에 이를 때까지 결정용액 500~1,000 mL(또는 교질용액 300~500 mL)의 대량 투여(bolus)를 30분마다 시행한다.

2. 평균 동맥압(MAP)을 65 mmHg 이상으로 유지한다.

CVP가 정상화되어도 MAP가 65 이하이면 혈압 상승제 투여를 시작한다.

3. 혼합 정맥혈 산소 포화도(SvO$_2$)를 70% 이상으로 유지한다.

적혈구 용적률(Ht) 30% 이하이면 수혈을 고려하고, 심 수축력 증가를 위해 도부타민 투여를 고려한다.

이상의 목표를 6시간 이내에 달성하면, 28일간 사망률이 46.5%에서 30.5%로 감소한다.

그러나 현실적 운용에 어려운 면이 있으며, 또 수혈의 유효성에 대해서는 논란이있어, 환자의 병태를 고려한 치료 전략이 필요하다.

무엇보다 조기 수액요법이 중요한 것은 틀림 없는 사실이며, 어떤 연구에서는 초기 6시간 동안 5L의 수액이 필요했다는 보고도 있다.

▶▶ 결정용액인가, 교질용액인가? : 알부민 제제의 유효성

지금까지 결정용액과 교질용액 사용 경과에 대해 많은 연구가 있었다. 1998년에 보고된 Cochrane Injuries Group Albumin Reviewers에서는, 30개의 무작위 비교시험(RCT)을 메타분석하여 저혈압, 화상, 저알부민혈증에 대한 알부민 사용이 생명 예후에 나쁜 영향을 미친다(17명 중 1명이 수액의 결과로 사망했다)고 보고하였다.

그러나 그 후 2001년에 Ann Intem Med에 발표된 55개 RCT의 메타분석에서는 알부민 투여군과 결정용액 투여군 사이에 유익성과 안전성에 유의한 차이가 없었다고 보고되었다.

2004년에 발표된 SAFE (Saline versus Albumin Fluid Evaluation) Study에서는 6,997명의 ICU 환자를 4% 알부민 투여군과 생리식염수에 의한 수액군으로 나누어 28일간 사망률, ICU 체재 일수, 재원 일수, 인공호흡기 부착 일수, 신장 대체요법 시행 일수 등을 비교하였으며, 양군의 예후에 유의한 차이는 없었다.

세부분석 결과, 외상 환자의 경우 알부민 투여군에서 사망률 증가 경향이 관찰되었으나, 중증 패혈증 환자에서는 사망률 감소 경향을 보였다.

　이상의 보고 이외에도, 결정용액과 교질용액을 비교한 연구는 많지만, 현 단계에서는 그 유효성에 차이가 없다는 방향으로 정리되고 있다.

▶▶ 결정용액인가 교질용액인가…

　앞으로도 결정용액과 교질용액의 논쟁은 계속 될 것으로 생각되지만, 현 단계에서의 견해를 다음 4가지로 정리한다.

1. 결정용액과 교질용액의 임상적 유익성에는 명확한 차이가 없다.
2. 교질용액 투여에 대한 위험성도 명확하지 않다.
3. 병태에 따라 유의성에 차이가 있을 가능성이 있으며, 앞으로의 새로운 대규모 임상시험 결과가 확인되어야 한다.
4. 결정용액과 교질용액의 최대 차이는 그 비용에 있다.

▶▶ 총체적 치료를 목표로 한다

　쇼크 환자는 그 병태가 각각 달라 치밀한 총체적 치료가 필요하게 된다. 비용 효과면에서 단순히 알부민 제제를 사용하는 것은 조심해야 하지만, 중증 환자의 임상적 문제점은 다양하므로, 획일적인 수액요법만이 아니라 적응이 된다고 판단하면 주저하지 않고 사용하는 것도 필요하다[표 24-2].

표 24-2 **알부민 제제 사용 지침**

등장성 알부민 제제
· 출혈성 쇼크(출혈량 50% 이상이나 알부민 농도 3.0 g/dL 이하)
· 인공 심폐를 사용하는 심장 수술
· 혈액응고 인자 보충이 필요하지 않는 치료적 혈장 교환술
· 중증 화상
· 순환 혈장량이 현저히 감소된 급성 췌장염

고장성 알부민 제제
· 간경변에 동반된 난치성 복수 치료
· 난치성 부종, 폐부종을 동반한 신증후군
· 순환 동태가 불안정한 혈액 투석 등의 체외순환 시행 시
· 저단백혈증에 의한 폐부종 또는 심한 부종

부적절한 사용
· 단백질원으로 영양 보급
· 뇌허혈
· 단순한 혈청 알부민 농도 유지
· 말기 환자에 투여

 column ●

유전자 조작 인혈청 알부민 제제

2008년 5월 일본에서 개발된 세계 최초의 유전자 조합 인혈청 알부민 제제가 발매되었다. 종래의 알부민 제제는 사람의 혈장을 원료로 사용하고 있었으나 이 제제는 피키아효모(Pichia pastoris)를 숙주로 사람의 알부민 유전자를 조합시켜 생산된다.

　임상 성적도 종래의 알부민 제제와 동등하고, 안정된 공급이 가능하며, 또 제조 공정에서 바이러스나 프리온 등의 감염성 물질 혼입 우려가 없어져 감염 위험이 적다는 장점이 있다.

　주된 부작용으로는 발열, 발진, 간성 뇌증 등이 있으며, 미국의 임상시험에서 항피키아 효모 성분 IgE 항체 양성자에서 알레르기 반응이 보고되어, 현재 사용 전에 항피키아 효모에 대한 IgE 항체 측정을 시행하는 것이 의무화되었다.

　적응 : 알부민 저하(화상, 신증후군 등) 및 알부민 합성 저하(간경변 등)에 의한 저알부민혈증, 출혈성 쇼크

　약값 : 25% 50 mL, 5% 250 mL 모두 1병 9,602엔

● 문헌

1. 日本外傷学会・日本救急医学会監修. 外傷初期診療ガイドライン改訂版. 東京: へるす出版, 2007; 45-51.

2. Rivers E, Nguyen B, Havstad S, et al. Early goal-directed therapy in the treatment of severe sepsis and septic shock. N Engl J Med 2001; 345: 1368-77.

3. Hebert PC, Wells G, Blajchman MA, et al. A multicenter, randomized, controlled clinical trial of transfusion requirements in critical care. Transfusion Requirements in Critical Care Investigators, Canadian Critical Care Trials Group. N Engl J Med 1999; 340: 409-17.

4. Cochrane Injuries Group Albumin Reviewers. Human albumin administration in critically ill patients: systematic review of randomized, controlles trials. BMJ 1998; 317: 235-40.

5. Wilkes MM, Navickis RJ. Patient survival after human albumin administration. A meta-analysis of randomized, controlled trials. Ann Intern Med 2001; 135: 149-64.

6. Finfer S, Bellomo R, Boyce N, et al. A comparison of albumin and saline for fluid resuscitation in the intensive care unit. N Engl J Med 2004; 350: 2247-56.

7. 厚生労働省医薬食品局血液対策課. 血液製剤の使用指針改訂版. 平成 17 年 9 月.

Question 25 중심정맥 카테터에서 채혈하면 안 되는가?

중심정맥 라인의 유혹

전공의 업무의 하나로 채혈이 중요하다. 같은 과에서 수련하는 동료가 당번제로 돌아가며 채혈하는 병원이 있으며, 담당 환자 채혈을 모두 시행하거나 간호사가 어느 정도 도와주는 병원도 있다.

환자가 모두 건강한 젊은 사람처럼 「자, 찔러줘 」라는 듯이 혈관이 보이지 않기에 채혈이 정말 어려운 환자들도 많다. 이런 경우에 어떻게 할까?

필자도 전공의 무렵, 환자에게 삽입한 중심정맥(CV) 라인에서 채혈해 보고 싶다는 유혹에 휩싸였던 적이 있다. 당시 담당교수로부터 중심정맥 라인에서 채혈해서는 안 된다 라는 말을 들은 것으로 기억하고 있다.

환자에게 채혈 시 통증이 없고, 바늘에 찔릴 사고 위험도 없어, 쌍방에 모두 이득이라고 생각되었음에도…

「채혈해서는 안 된다」라고 어디에 써 있는가?

조사해 본 결과, 후생노동성에서 다음과 같은 고시를 한 바 있었다. 이에 의하면 「체외순환로 또는 중심정맥으로부터 채혈하지 않는다(압력 변동에 의해 채혈관내 내용물이 환자의 체내로 역류할 우려가 있다)」라고 써 있다. 그런데 이는 진공채혈관에 대한 내용이다.

⟫ 일반 채혈에서는 어떠한가?

미국 NCCLS[임상검사 표준위원회, 현재 CLSI(임상검사 표준협회)로 명칭 변경]의 채혈 권고 기준에 다음과 같은 기록이 있다.

「연속하여 채혈하는 경우, 주사바늘, 카눌라, 카테터를 동맥이나 중심정맥에 유치하여 채취한다. 이런 경우 유치 카테터 등에 혈액 응고가 일어나지 않게 주의할 필요가 있다」.

즉 「CV 카테터나 CV 포트에서 채혈해서는 안 된다」는 오해이며, 혈액 응고나 감염 등의 위험에 충분히 주의한다면 채혈해도 괜찮은 것이다. 다만 위험한 것이 틀림없고, 일상적인 말초 채혈을 대신해서는 안된다고 이해하고 있어야 하는 것이다.

⟫ 이점도 있다 : 카테터 관련 혈류 감염의 진단

중심정맥 루트의 채혈이 도움이 되는 경우도 있다. 카테터 관련 혈류 감염 catheter-related blood stream infection (CRBSI)을 의심할 때의 진단을 위해서이다.

CRBSI가 의심될 때 진단 방법으로 Raad 등에 의한 differential time to positivity라고 부르는 진단 방법이 있다.

이것은 CRBSI가 의심되는 경우의 혈액 배양 채취에서, 말초 혈액 1세트와 카테터에서 역류하여 채취한 혈액 1세트의 모두 2세트를 배양하여, 카테터에서 채취한 혈액이 120분 이상 빨리 양성이 되면 CRBSI라고 진단한다는 것이다.

이것은 진단에 매우 유용하며, 삽입 기간이 단기간일 경우, 민감도 81%, 특이도 92%라고 한다.

이와 같이 중심정맥의 채혈이 유용한 경우도 있다는 것을 지식으로 알아 두면 좋을 것이다.

⟫ 프로포폴에는 지방질이 들어있다!

중심정맥 루트를 사용할 경우에 주의하지 않으면 안 되는 약물에 대해서도 알아두어야 한다.

혈액제제나 지방질 제제, 또 지방질을 포함한 프로포폴과 같은 정주 마취제는 가능하면 말초 정맥 루트를 이용해야 한다.

프로포폴은 자주 사용하는 의사도 잘 모르고 있지만, 용매로 10%의 지방질이 들어있다. 따라서 투여시 지방질을 투여하고 있다는 생각에 충분히 주의할 필요가 있다.

지방질 제제를 중심정맥으로 투여하면 안된다는 것은 감염 예방 관점에서의 권고사항이다. 미국감염학회에서 작성된 혈류 감염 예방 지침에도, 사용하려면 충분한 시간을 두고 투여하도록 권고하고 있다.

⟫ 미생물 배지가 되지 않도록 주의한다

혈액 제제나 지방질 제제는 미생물에게 영양분 자체이므로, 투여할 경우 이에 미생물이 증식할 위험이 항상 존재한다. 예를 들어, 다음과 같은 가능성들이 있다.

1. 바이알에 몇 개의 세균이 혼입되어, 바이알내 제제를 배지로 증식할 가능성.

2. 기포나 부유물을 없애기 위한 필터를 사용하는 경우, 지방질 제제가 필터에 침착되어 거기에 미생물이 증식할 가능성.

3. 투여시 측관을 사용할 때, 연결부에 혈액이나 지방질이 남아있다가 미생물이 자라

날 배지가 될 가능성.

현시점에서 중심정맥으로 투여할 때 완전히 멸균된 상태로 투여하는 방법이 확립되어 있지 않아 상기와 같은 병원 미생물이 증식할 가능성이 있다. 따라서 중심정맥으로 투여하는 것을 일반적으로 피해야 한다는 것이 전문가들의 일반적 견해이다.

▶▶ 이상을 복습하면…

1. CV 카테터를 이용한 채혈은 감염의 위험이 높기 때문에 일상적인 사용을 피해야 한다. 다만 CRBSI가 의심되면 혈액 배양 채취 루트로 유용하다는 것을 기억해 두자.
2. 지방질 제제나 혈액 제제 투여시 항상 미생물이 침입하여 증식할 위험이 있다. 루

트나 연결부에 남은 제제를 영양분으로 이용하여 세균이 발육할 가능성이 있으므로, 중심정맥 루트를 이용한 투여는 피해야 한다.

● 문헌

1. 厚生労働省医薬食品局安全対策課. 真空採血管の使用上の注意等の自主点検等について. http://www.mhlw.go.jp/topics/2003/11/tp1118-1.html.
2. Raad I, Hanna HA, Alakech B, et al. Differential time to positivity: a useful method for diagnosing catheter-related bloodstream infections. Ann Intern Med 2004; 140: 18-25.
3. O'Grady NP, Alexander M, Dellinger EP, et al. Guidelines for the prevention of intravascular catheter-related infections. Centers for Disease Control and Prevention. MMWR Recomm Rep 2002; 51: 1-29.

Question 26 중심정맥 라인은 어디서 들어가야 할까?

▶▶ 적응을 잘 생각해야 한다

중심정맥(CV) 라인은 합병증, 특히 치명적 합병증을 일으킬 수 있으므로 그 적응에 대해 충분히 검토할 필요가 있다. 불필요한 CV 라인 유치는 되도록 피하고, 또 불필요하게 되면 시급히 제거하는 것이 중요하다.

CV 라인 삽입 적응증은, 고칼로리 수액, 카테콜아민이나 화학요법 등 말초 라인으로 넣을 수 없는 약물 주입, 말초 라인 확보 곤란, Swan-Ganz 카테터, 중심정맥압(CVP)

측정, 혈액 투석용 접근 등이다.

또 안정을 유지할 수 없거나, 말기암으로 식사를 섭취할 수 없는 환자에서 CV 라인을 넣을지 망설여지는 경우가 있으며, 이 경우 CV 라인이 정말로 필요한지 충분하게 검토해야 한다[칼럼 1, 2].

● 합병증에 대한 설명을 잊지 않는다

삽입 시나 장기 유치 후 합병증이 일어날 수 있다는 사실을 환자에게 설명하고, 문서로 동의를 받아야 한다.

삽입 시 합병증 : 출혈, 기흉, 혈흉, 카테터가 잘못 들어감(흉강내, 종격내, 복강내 등), 정맥 공기색전, 마취제 알레르기 등.

유치 후 합병증 : 카테터 감염, 카테터의 문제(폐색 등), 혈전증 등.

● 미국 CDC의 진료 지침

미국에는 2002년 8월에 발표된 「혈관 카테터 관련 감염 예방을 위한 지침」이 있다. 미국과 의료 상황에 차이가 있어 일부 논란이 있을 수 있는 부분도 있다[칼럼 3, 4].

▶▶ 삽입 시 필요한 감염 예방책은?

삽입 시 최대한의 청결 처치가 필요하다[그림 26-1]. 일본에서는 이것을 제대로 준수하지 않는 경우가 자주 있는데, 감염의 위험은 어떤 삽입 부위를 선택하는지보다 어떻게 청결 처치를 시행하는지에 따라 크게 달라진다.

일반 처치(장갑, 소형 멸균포)만으로는 불충분하며, 숙련자의 지도하에 고도 처치(손 씻기, 장갑 · 모자 · 마스크 · 가운 착용, 대형 멸균포)를 철저히 하고, 실시하는 장소의 무균성(수술실이 병동보다 바람직하다)에도 주의해야 한다.

▶▶ CV 라인을 어느 부위에서 넣을 것인가 : 지도의 입장에서

환자의 기저 질환, 전신 상태, CV 라인 합병증 위험, 유치 기간, 해부학적 형태 이상, 수기자의 역량, 시설 환경 등을 종합적으로 판단하여 최적 부위를 선택해야 할 것이다.

검토 항목은 표 26-1과 같으며, 조건별로 순위를 부치면, 장기적 유치가 필요한경우

column1

PICC(말초 천자 중심정맥 카테터)

팔꿈치정맥을 천자하여 카테터 끝을 상대정맥에 유치하는 방법이다.

중심정맥 카테터에 비해 감염 위험이 낮고, 수기가 용이하며, 천자시 환자의 공포감이 적고, 기흉, 출혈 등의 합병증이 적은 등 장점이 많이 있다. 그러나 내경이 작기 때문에 혈전성 합병증이 많고, 또 카테터가 길기 때문에 카테터 끝 위치 이상이나 정맥염이 많은 등 단점도 있어, 처음의 기대 이상으로 유용하지 않다는 보고도 있다.

미국에서는 장기 유치가 필요한 경우에 PICC가 주류가 되고 있으며 일본에서도 점차 증가하고 있다.

column2

초음파 유도 CV 카테터

1984년 Legler 등에 의해 소개된 후 유용성의 근거가 축적되어 왔다. 종래의 맹목적 CV 카테터 삽입에 비해, 초음파 유도 CV 카테터의 성공률이 높고, 합병증도 적다는 보고가 증가하고 있어 앞으로 더욱 보급될 것이다.

column3

필터는 유효?

인라인 필터 사용으로, 정맥염이나 공기 혼입을 방지하는 것이 증명되었으나 감염 예방 효과가 어떠한지에 대해 증명된 자료는 없다. 미국에서는 수액 제제의 제조 시 약국 내에서 무균적으로 시행하는 것이 철저히 지켜지고 있어 CDC는 필터를 권고하지 않으나, 일본에서는 이런 병원은 많지 않다.

「병원 감염 대책 지침」(개정판)에서도 인라인 필터를 반드시 사용하도록 권고 하고있다. 사용 유무는 병원에 따라 다르지만 무엇보다 철저한 무균 조작이 가장 중요하다고 생각된다.

감염 예방을 위하여 쇄골하>내경>대퇴의 정맥 순서가 되고, 카테터 삽입 부위의 피부 상주균총 밀도가 위험인자가 된다.

그림 26-1 CV 카테터 삽입 시 술자의 사진

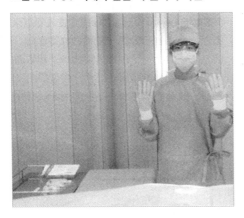

CV 라인의 감염에 의한 패혈증은 3일 이상 유치하면 일어나기 쉽다고 알려져 있으며, 대퇴에 삽입한 경우 가능한 빨리 변경하는 것이 좋다. 심폐 질환이 있거나 기흉이나 혈흉이 합병되었을 때 호흡 상태가 악화될 가능성이 있는 경우에는 먼저 대퇴, 다음 내경정맥, 쇄골의 순으로 고려하고, 호흡 상태 개선 정도에 따라 변경한다.

최근 중증 급성 신부전 환자의 투석 카테터 삽입의 RCT가 보고되었으며, 내경정맥과 대퇴정맥의 비교에서 카테터 관련 감염에 유의한 차이가 없었다. 카테터의 세균 콜로니 형성 조사에서, BMI(체질량지수) > 28.4군에서는 대퇴정맥에서 유의하게 높아(BMI < 24.2군에서는 내경정맥이 높다) BMI가 높은 환자에서는 내경정맥을 강하게 권고한다는 흥미있는 자료가 있다.

필자는 인공 호흡 관리 중인 환자에게 내경정맥 천자를 시행했는데, 기흉이 발생하여 환자 상태가 악화되었던 아찔한 경험이 있다.

하지 심부정맥 혈전증의 위험이 있으면 대퇴는 피한다. 출혈성 경향이 있으면 압박 지혈하기 어렵기 때문에 쇄골하 접근은 피한다.

삽입 후 관리는 물론 중요

CV 라인 삽입 후 관리를 CDC 지침을 중심으로 설명한다.

피부 삽입부 : 포비돈요드, 크롤헥시딘으로 소독하고, 충분히 건조시키고 드레싱한다. 1주에 1~2회 삽입부 소독과 드레싱을 교환 한다. 더러워지면 즉시 교환한다. 항생제 연고는 루틴으로 사용하지 않는다(내성균을 증가시킨다). 멸균 거즈 또는 멸균 투명 드레싱으로 적어도 하루 한번 삽입 부위를 관찰한다. 발한, 출혈부의 경우에는 투명한 반투과성 드레싱보다 거즈 드레싱을 선택한다.

항생제, 항균 커프 : 장기간 유치에 권고된다. 아나필락시에 주의한다.

카테터 교환 : 정기적인 교환은 필요없고, 감염원으로 의심되면 필요에 따라 시행한다.

Three way : 가능한 사용하지 않고 폐쇄시스템으로 하는 것이 바람직하다. 사용할 경우에는 청결한 캡을 붙여 소독하여 사용한다. 불필요하면 바로 제거한다.

 column4

바이오패치의 유용성

CV 카테터에 의한 감염을 줄이려면 삽입부 피부의 세균 수 억제가 중요하다.

1990년 Shaprio 등은, 삽입부에 바이오패치를 사용하여 카테터의 세균 오염율이 29%에서 3.9%로 개선되어 카테터 감염을 억제했다고 보고하였으며, 미국에서는 많은 병원에서 이를 사용하고 있다.

2002년 CDC 지침에서는 바이오패치를 권고하지 않았다. 이 지침 작성시에는 아직 많은 자료들의 축적이 이루어지지 못했기 때문이라고 생각된다.

1주에 1회 교환하는데, 하나에 500엔으로 고가이며, 일본에서는 널리 보급되어 있지 않지만, 앞으로 비용이 내려가면 유용할 것으로 생각된다.

표 26-1 CV라인 삽입시 검토 항목

위험	내경정맥	쇄골하정맥	대퇴정맥
기흉	있음(적다)	있음	없음
혈종	적다	적다	많다
동맥 천자	많다(압박지혈이 쉽다)	적다(압박지혈 불가)	많다(후복막혈종, 복강내유치)
혈전 합병증	많다	적다	가장 많다
감염 합병증	많다	적다	많다
난이도	쉽다	어렵다	쉽다
신체 움직임 제한	적다	적다	많다

관내강(lumen) 수 : 많아질수록 감염 위험이 높아진다.

수액 세트 교환 : 72시간마다 교환. 그러나 혈액 제제, 지방질 유화제 투여 후에는 24시간마다 교환이 필요하다.

● ● ●

이 장의 주제는 중심정맥 라인을 어디서 넣으면 좋을까에 대한 것이었다. 개괄적으로 어느 부위가 가장 좋다고 말할 수는 없으며, 위험도와 수기의 특성을 고려하여 균형 있게 평가하는 것이 중요하다.

● **문헌**

1. McGee DC, Gould MK. Preventing complications of central venous catheterization. N Engl J Med 2003; 348: 1123-33.
2. O'Grady NP, Alexander M, Dellinger EP, et al. Guidelines for the prevention of intravascular catheter-related infections. Centers for Disease Control and Prevention. MMWR Recomm Rep 2002; 51; 1-29.
3. Parienti JJ, Thirion M, Mégarbane B, et al. Femoral vs jugular venous catheterization and risk of nosocomial events in adults requiring acute renal replacement therapy: a randomized controlled trial. JAMA 2008; 299: 2413-22.
4. Cobb DK, High KP, Sawyer RG, et al. A controlled trial of scheduled replacement of central venous and pulmonary-artery catheters. N Engl J Med 1992; 327: 1062-8.

Question 27 수액 라인을 72시간마다 반드시 교체해야 하는가?

⫸ 수액 라인과 말초정맥 카테터 유치

● **필요한 감염 예방책은?**

수액 라인 및 말초정맥 카테터 유치를 위한 혈관 천자 전 반드시 일반적인 감염 예방 대책을 준수해야 한다. 말초정맥 천자를 포함한 모든 혈관 천자 전 항균 비누나 속건성 알코올을 이용한 세척을 시행하는 것이 권고된다.

그림 27-1 말초정맥 카테터유치에 사용하는 니들

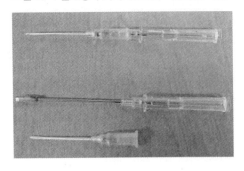

중심정맥이나 동맥 라인 확보를 위한 카테터 유치하기 위해 혈관 천자를 시행할 경우 멸균 장갑을 사용할 것이 권고되고 있다. 그러나 말초정맥 카테터를 유치하기위해 혈관내 유치 카테터에 손이 닿지 않을 경우 비멸균 일회용 장갑을 사용하는 것도 무방하다.

 column

공기 혼입은 몇 cc까지 안전한가?

정맥에 공기가 들어가서 일어나는 정맥 공기색전은 저산소혈증, 고이산화탄소혈증, 기관지경련, 저혈압, 최종적으로 심혈관 허탈과 심정지를 일으킨다. 두부외상, 심장보다 높은 위치의 수술이나 중심 정맥 카테터 삽입 등에서 위험이 높다.

미국의 보고로 중심 정맥 카테터 삽입에서 1/47건~1/3,000건, 신경외과 수술에서 10~80% 정도라는 보고가 있다. 말초정맥 카테터의 빈도는 불명하지만, 카테터 삽입시 이외에 정맥주입제제의 교환시 허브에서 공기 혼입이 문제가 될 가능성이 존재한다.

소량의 공기 혼입은 혈관 내에서 혈류에 흡수되어 문제가 되지 않는다. 교과서적으로는, 쇼크나 심정지를 일으키려면 5 mL/kg 이상의 공기 혼입이 필요하다고 하지만 20 mL 정도에서도 발생한 보고가 있다. 또 관상동맥 좌전하행지에 0.5 mL의 공기 주입으로 심실세동이 유발되었다는 보고도 있어, 가능한 공기 혼입을 피해야 한다.

중심정맥 카테터 제거시 공기 색전을 예방하기 위해 머리 위치를 낮추고, Valsalva법을 시행하면 좋다.

● **카테터 크기와 유치법**

말초정맥에 유치하는 카테터는 일반적으로 짧고(약 5 cm 정도), 외경은 18~22 G(약 0.6~0.4 mm)이며, 주사 바늘(catheter over needle)을 이용하여 삽입한다.

바늘에는 플래시 챔버라고 부르는 투명한 접속부가 붙어 있는데 바늘 끝이 혈관내에 들어가면 혈액 유입 여부를 확인할 수 있다[그림 27-1]. 바늘 끝이 혈관 내에 들어가면 다시 0.5~1 mm 정도를 진행시키고 카테터를 밀어 유치한다.

● **카테터 삽입 부위 드레싱**

유치 후 카테터 삽입 부위는 투명 또는 반투과성 폴리우레탄막의 무균 드레싱재로 덮는다.

투명 드레싱재는 덮인 카테터 삽입 부위를 관찰할 수 있는 이점이 있지만, 피부에서 수분 증발이 안되어 습윤되므로 미생물 생장에 좋은 환경이 되어 카테터에 세균 콜로니를 형성하거나 감염 위험이 높아질 가능성이 있다.

● **카테터 유치 부위**

말초정맥 카테터 유치 부위는 하지보다 상지가 바람직하다. 이것은 정맥혈전 발생 빈도가 하지에서 높기 때문이다. 말초정맥에 유치하는 카테터는 짧기 때문에 긴급한 수액 보충에 유리하다.

● **카테터 유치의 합병증**

말초 카테터 유치에 의한 합병증으로는, 정맥염, 카테터 관련 감염, 카테터 폐색 등의 3가지가 있다.

▶ 미국 CDC의 지침

미국질병관리예방센터 Centers for disease Control and Preventin (CDC)는 2002년 카테터 관련 혈류 감염 catheter-related blood stream infection (CRBSI) 예방 지침에서 말초정맥 카테터 교환에 대해 언급하고 있다.

먼저 정맥염 및 카테터 관련 감염 예방을 위한 방법으로 정기적인 카테터 교환을 시행하며, 매 72~96시간마다 교체를 권고 하고 있다. 그 근거로 72시간 이상 카테터를 유치하면 정맥염 빈도와 카테터 내 세균 콜로니 형성(감염은 아니다!)이 증가하기 때문이다.

한편 정맥염의 빈도를 72시간과 96시간 유치에서 비교했는데 유의한 차이가 없었기 때문에 "72~96시간" 마다 교체를 권고 하고 있다.

▶ 그러면 정기적인 교체가 필요한가?

수액 라인 말초 카테터의 위험은 주로 정맥염(카테터 자체 또는 수액이나 주사제제가 원인이 된다)에 대한 것이고 패혈증에 대한 것은 아니다. 따라서 수액 라인과 더불어 72~96시간 마다 새로운 정맥 천자 부위로 바꿀 것을 권고할 수 있다.

그러나 정맥염 발생 시, 응급시 비청결 조작(불충분한 알코올 소독 등)이나 천자부주위 오염, 카테터 유입 부위에 농성 분비물이 있는 경우 등에서 72~96시간마다가 아니고 발견된 시점에서 즉시 새로운 정맥 천자 부위로 변경할 필요가 있다.

● 문헌

1. O'Grady NP, Alexander M, Dellinger EP, et al. Guidelines for the prevention of intravascular catheter‑related infections. Centers for Disease Control and Prevention. MMWR Recomm Rep 2002; 51: 1‑29.
   ◎http://www.cdc.gov/mmwr/pdf/rr/rr5110. pdf から閲覧可能。
2. Lai KK. Safety of prolonging peripheral cannula and i.v. tubing use from 72 hours to 96 hours. Am J Infect Control 1998; 26: 66‑70.

Question 28 중심정맥 영양 시작 후 주의점 : 비타민 B₁가 왜 필요한가?

1968년 Dudrick에 의해 중심정맥 영양법 total parenteral nutrition (TPN)이 확립된 이후, 획기적인 영양요법으로 순식간에 전 세계에 퍼져, 많은 영양 장애 환자에게 도움을 주었다.

그러나 한편으로 TPN은 다른 영양요법에 비해 생명을 위협하는 중증 합병증을 일으킬 위험이 적지 않고, 관리가 복잡한 것도 사실이다. 그렇다면 실제로 TPN을 시작할 때 어떤 점에 주의해야 할까?

중심정맥 카테터 관리의 관점에서

카테터 유치에 의해 일어나는 합병증[표 28-1] 중에서 카테터 기원 패혈증은 전신 상태를 악화시켜 치명적 상황을 일으킬 수 있고, 또 진균성 안내염의 원인이 되어 실명을 초래하기도 한다. 따라서 중심정맥 영양에서 카테터를 관리하는 목적은 카테터 패혈증 발생을 최소한으로 억제하는 것이라 말할 수 있다.

카테터 감염 예방을 위해 70% 이소프로파놀과 포피돈요드를 사용한 정맥 카테터삽입부의 적절한 소독, 삼방활전(three way)을 사용하지 않는 밀폐 시스템[그림 28-1]의 수액 루트를 사용하는 것이 효과적이다.

경정맥 영양과 경장영양 루트 간 오접속도 치명적 부작용의 원인이 될 수 있으므로 완전한 방지 대책(오접속 방지 킷 사용 등)이 필요하다.

표 28-1 수액 루트에 의한 합병증

1. 카테터 감염(패혈증)
2. 혈전 형성
3. 정맥염
4. 오접속
5. 카테터 손상(수액 누출 등)

대사성 합병증의 관점에서

● 포도당 대사에 빠뜨릴 수 없는 비타민 B_1

대사에 의한 합병증으로, 포도당 과잉 부하(당뇨병에 대한 과소 평가가 원인이 된다)에 의한 고혈당, TPN의 갑작스런 중지에 의한 저혈당, 젖산 산혈증, 미량 원소 결핍 등이 있다[표 28-2].

그 중에서 특히 주의가 필요한 것은 비타민 B_1 결핍증이다. 그림 28-2는 비타민 B_1 결핍시 포도당 대사 이상에 대한 것이다.

보통 피루빈산에서 아세틸CoA로 대사되어 TCA 사이클(트리카르본산 회로)에서 ATP가 생산 된다. 피루빈산에서 아세틸CoA로 대사되기 위해 필요한 비타민 B_1이 부족하면, 피루빈산에서 젖산이 대량으로 생산되어 중증 대사성 산혈증이 발생되어 사망할 수도 있다[칼럼 1].

이것을 예방하기 위해서는 TPN 시행시 반드시 비타민 B_1이 포함된 TPN용 비타민제를 투여해야 한다!

그림 28-1 폐쇄식 수액시스템

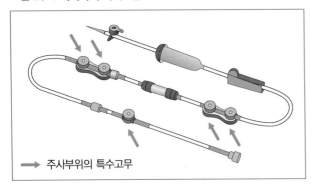

⟶ 주사부위의 특수고무

표 28-2 대사에 의한 합병증

1. 고혈당
2. 저혈당
3. 필수 지방산 결핍
4. 전해질 이상
5. 미량 원소 결핍
6. 간기능 이상(지방간, 담즙 정체, 담석)
7. 폐부종
8. 심부전
9. 전신 부종
10. 젖산 산혈증

● 장기간의 영양불량 환자의 주의점 : 특히 리피딩 증후군

한편 만성 반기아 상태 환자에게 TPN을 급속히 투여하면, 심폐기능 장애, 신경계장애, 체액과 전해질 균형 이상을 일으키는 리피딩 증후군(refeeding syndrome)을 일으킬 위험이 있다. 이것은 기아 상태에 급속히 포도당을 투여하면 포도당과 각종 영양소, 마그네슘, 인, 칼륨 등이 세포내에 급격하게 유입되어 발생되는 저인혈증, 저칼륨혈증, 저마그네슘혈증 등의 다양한 대사이상이다.

 column1

비타민 B₁ 결핍에 의한 중증 대사성 산혈증

TPN 시행 중 비타민 B₁ 결핍이 원인이 되어 일어난 대사성 산혈증 증례는 암 환자나 감염 환자에서 많은 것이 특징적이다. 이런 환자는 비타민 B₁ 소비가 항진되어 잠재적으로 비타민 B₁가 부족한 상태에 있는데, TPN으로 대량의 당질을 투여할 경우 대사성 산혈증을 촉발하는 것으로 생각할 수 있다.

경구 섭취 없이, 완전 TPN만으로 환자에게 영양을 공급하는 경우 비타민 B₁ 결핍 위험이 보다 높지만, 경구 섭취 부족에 대해 보조적으로 TPN을 시행한 경우에도 대사성 산혈증을 일으키는 예가 있다. 따라서 어떤 상황에서도 비타민 B₁ 첨가가 꼭 필요하다고 말할 수 있다.

그림 28-2 비타민 B₁ 결핍의 포도당 대사

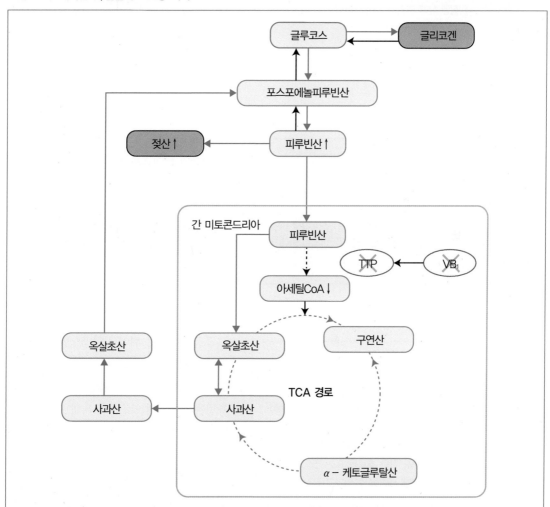

표 28-3 **리피딩 증후군이 발생될 가능성이 있는 상태**

1. 신경성 식욕부진증
2. 만성 알코올 중독
3. 만성 저영양상태
4. 장기간 금식
5. 장기간 저열량 정맥 영양
6. 심장 악액질, 암 악액질
7. 고도 비만 환자에서 급격히 감량한 경우

표 28-4 **장기간 금식에 동반되는 합병증**

1. 장관 점막 위축(식욕 감소, 흡수 기능 저하 등)
2. 간내 담즙 정체
3. 담낭염, 담석증
4. 장관 유래 면역능 저하(분비형 IgA 생산 저하, 세균 트랜스로케이션 발생)
5. 소화 기능 저하
6. 인공 호흡기 이탈 지연

column2

세균의 트랜스로케이션이란?

장관 점막 세포 단백 합성능 저하에 의해 점액 또는 분비형 IgA 합성 장애를 일으켜 세균이 장관벽을 통과하여 생체 내에 침입하는 상태를 말한다. 급성 췌장염, 중증 감염, 외상 등에서 일어날 가능성이 있다.

column3

GFO란?

GFO는 glutamine-fiber-oligosaccharide enteral formula 의 약자로, 글루타민, 식이섬유, 올리고당을 포함한 경구 영양 식품이다. 이것을 소량 투여하면 위장관 점막 세포에서 에너지 기질이 되어 장관 점막 위축, 장관 호르몬 또는 펩티드 분비 장애, 장관 국소 면역력 장애를 예방할 수 있다고 알려져 있다.

특히 영양 장애를 동반한 환자의 수액요법에서 혈청 포도당, 인, 마그네슘, 칼륨을 엄격하게 모니터 하는 동시에 단계적으로 포도당 농도를 올리는 것이 중요하다. 표 28-3은 리피딩 증후군을 일으킬 가능성이 있는 상태이다.

장기간의 금식에 동반된 합병증의 대처

경정맥 영양에만 치우친 영양 관리를 시행하는 경우의 부작용으로 장기간 금식에 동반된 위장관 기능 장애를 들 수 있다. 즉 소장 점막 상피 위축이 진행되어, 소화 흡수 이상이나 장관 유래 호르몬이나 펩티드 분비 장애, 면역능 저하 등을 일으킨다.

또 소화액 분비 저하는, 담즙에 대해 간내 담즙 정체를 일으켜 중증 간장애가 발생할 수 있다. 소장 점막 상피 위축에 따른 감염에 대한 보호막으로서의 기능이 감소하면 이른바 세균의 트랜스로케이션[칼럼 2]이 일어나 패혈증이 발생될 가능성이 있다[표 28-4].

장관 점막 위축을 억제하기 위해서는 소량으로 효과가 있는 GFO요법[칼럼 3]이 유용하다.

영양 관리의 요점

경정맥 영양은 뛰어난 영양요법이지만, 생리적 루트의 영양소 투여가 아닌 것은 틀림없는 사실이다. 따라서 영양요법 시행 전 적응증을 구별하여 안전성에 특히 조심할 필요가 있다. 그리고 영양 관리의 원칙인 "가능하면 위장관 경로를 사용하며 불필요한 금식 기간을 만들지 않는다"에 따라 항상 경구 섭취를 목표로 치료해야 한다. "경구 섭취는 가장 좋은 영양법이며, 영양 관리의 최종 목적이다"를 잊어서는 안된다.

● 문헌

1. Dudrick SJ, Wilmore DW, Vars HM, et al. Long-term total parenteral nutrition with growth, development, and positive nitrogen balance. Surgery 1968; 64: 134-42.
2. 東口高志. NST 実践マニュアル. 東京: 医歯薬出版, 2005; 69-72.
3. 松原 肇, 東海林 徹. 輸液の調製方法. In: 島田慈彦, 大浜 修, 東海林 徹ほか. 実践静脈栄養と経腸栄養. 基礎編. 東京: エルゼビア・ジャパン, 2003: 94.
4. 伊藤彰博, 東口高志. 長期絶食はなぜいけないの? In: 東口高志編. 全科に必要な栄養管理 Q & A─初歩的な知識から NST の実際まで─改訂版. 東京: 総合医学社, 2008; 106-7.
5. 山東勤弥: Refeeding syndrome─そのメカニズムと予防・治療. 臨床栄養 2007; 110: 759-63.

Question 29　흉수 · 복수를 배액하는 속도는 어느 정도가 좋은가?

흉수나 복수 저류는 다양한 질환에 동반되어 많은 환자들에게 영향을 미칠 수 있다. 따라서 흉수 천자나 복수 천자 처치는 외래나 병동을 불문하고 의사들이 익혀야 하는 기본적인 수기로 간주된다. 이 때 체액 배액(drainage) 속도에 대한 사항이 문제가 될 수 있다.

≫ 흉강 배액의 합병증 : 재팽창성 폐부종

흉수 배액 속도를 조절해야하는 이유는 재팽창성 폐부종 reexpansion pulmonary edema를 방지하기 위해서이다. 재팽창성 폐부종은 원래 기흉의 치료 후 급속히 팽창된 폐에 폐부종이 일어나 알려지게 되었다. 그 후 흉수에서도 1,000~1,500 mL를 급속히 배액 했을 때 나타나는 것이 알려져, 허탈된 폐가 부풀어 오를 때 그 속도를 중요시하는 이유가 되었다.

발생은 배액 직후부터 24시간 후까지 다양하지만, 일반적으로 배액 직후가 많다. 경증으로 방사선 사진에 폐부종만 나타내는 환자부터 중증 호흡부전에 빠지는 환자까지 다양하며, Baldt 등에 의하면 사망률이 20%에 이른다고 한다.

그러나 Baldt의 보고 당시와 현재의 치료법이 다르며 최근에는 기본적으로 자연적으로 치유되는 증례들이 더 많은 것으로 생각된다. 중증 예에서 호흡부전에 대해 산소 투여나 인공호흡을 시행하며, 약물요법으로 증례에 따라 스테로이드, 시베레스타트 나트륨, 비침습적 양압환기(NIPPV) 등의 치료가 유용하다는 보고가 있다.

≫ 흉강 배액 속도 조정

재팽창성 폐부종은, ① 폐가 허탈되어 있

던 시간, ② 배액 시 음압 수준 등에 따라 발생되기 쉽고, 중증화되기 쉽다.

폐의 허탈 시간에 대해 유감스럽지만 명확히 구분된 연구는 없으며, 기본적으로 기흉 또는 흉수에 대해 흉강 배액을 시행하는 경우 모든 예에서 주의가 필요하다. 구체적으로 다음과 같은 방법으로 시행한다.

기흉 : water shield로 배제 시작하고, 음압을 걸지 않고 경과를 본다. 다음날 또는 그 다음날 평가하여 폐가 완전히 부풀어 오르지 않으면 음압을 10 cmH$_2$O 정도로 걸기 시작한다.

흉수 : 배액 시작 시 자연히 흘러나오게 하며 음압을 걸지 않은 채로 시작하고 1시간은 환자를 빈번히 관찰하여 1,000~1,500 mL/hr 이상의 급속 배액이 되지 않도록 주의한다. 1,000~1,500 mL 정도 배액되면 일단 중지하고 환자의 활력징후와 자각 증상을 수 시간에서 1일간 평가하여 재팽창성 폐부종이 일어나지 않는 것을 확인하고 다시 배액한다.

▷▷ 복강 배액의 합병증 : 작은 문제가 많다

간경변이나 악성 종양에 동반된 난치성 복수 조절에 복강 배액이 염분 제한이나 이뇨제와 함께 중요한 수단으로 이용된다.

과거부터 복강 배액의 합병증으로 유효 순환 혈액량 감소에 동반된 혈압 저하, 출혈 등의 합병증이 알려져 있었다. 그러나 최근의 난치성 복수 치료 지침에서 트로카 카테터를 이용하여 급격히 복수를 제거하던 시대와는 달리 복강 배액이 안전한 처치라는 지적이 많다.

구체적으로, 복벽에 국한된 혈종 형성 등의 작은 문제가 전체의 1%, 장관 손상이나

혈복수, 의인성 감염 등의 중증 합병증은 0.1% 정도에서 나타나는데 이 빈도가 반드시 높다고 할 수는 없다.

더욱이 4,729명의 복강 천자 환자를 대상으로 시행된 연구에서, 중증 출혈성 합병증은 0.19%, 사망은 0.016%로 낮은 빈도였다고 보고되었다. 일본에는 복강 배액속도에 대한 구체적 지침은 없으며, 필자는 3,000 mL/hr 정도까지는 문제 없이 시행할 수 있다는 것을 보고하였다.

▷▷ 복강 배액 시 알부민은 2차 선택

복강 배액 시, 특히 난치성 복수 치료 목적의 천자에서 1 L의 배약에 6~8 g의 알부민을 투여하면 합병증을 예방할 수 있다고 하여 널리 시행되고 있다. 그러나 알부민을 비롯한 교질용액 투여 후 복강 배액의 의의에 대해 외국에서는 회의적인 견해들이 많다.

1995년에 공표된 National Institutes of Health Consensus Conference의 알부민 사용에 대한 권고에서, 4 L 이하의 복수를 제거하기 위한 1차 선택으로 일반적으로 결정용액이 사용되며, 알부민 등의 교질용액은 2차 선택이라고 하였다.

이런 정보에 의해 Runyon은 난치성 복수에 대한 치료적 복강 배액 후 알부민에 대해 4~5 L 이하에서는 필요 없고, 그 이상에서는 필요 시 사용할 것을 권고하고 있다.

● ● ●

이상을 정리하면, 흉강 배액 시 원칙적으로 음압을 걸지 않고, 한 번에 대량(1,000~1,500 mL 이상) 배액하지 않으며, 복강 배액의 경우에는 비교적 대량을 안전하게 배액할 수 있다.

● 문헌

1. Carlson RI, Classen KL, Gollan F, et al. Pulmonary edema following the rapid reexpansion of a totally collapsed lung due to a pneumothorax: a clinical and experimental study. Surg Forum 1958; 9: 367-71.

2. Baldt MM, Bankier AA, Germann PS, et al. Complications after emergency tube thoracostomy: assessment with CT. Radiology 1995; 195: 539-43.

3. Miller WC, Toon R, Palat H, et al. Experimental pulmonary edema following re-expansion of pneumothorax. Am Rev Respir Dis 1973; 108: 654-6.

4. Pavlin J, Cheney FW Jr. Unilateral pulmonary edema in rabbits after reexpansion of collapsed lung. J Appl Physiol 1979; 46: 31-5.

5. Pache I, Bilodeau M. Severe haemorrhage following abdominal paracentesis for ascites in patients with liver disease. Aliment Pharmacol Ther 2005; 21: 525-9.

6. 堀之内秀仁, 橋本明美, 伊藤俊之ほか: 腹水穿刺ドレナージの合併症頻度はドレナージ量に依存するか？ 当院での経験から. 肝臓 2005; 46(抄録集): 437.

7. Vermeulen LC Jr, Ratko TA, Erstad BL, et al. A paradigm for consensus. The University Hospital Consortium guidelines for the use of albumin, nonprotein colloid, and crystalloid solutions. Arch Intern Med 1995; 155: 373-9.

8. Runyon BA. Practice Guidelines Committee, American Association for the Study of Liver Diseases (AASLD). Management of adult patients with ascites due to cirrhosis. Hepatology 2004; 39: 841-56.

PART 06

순환기계

Question 30~34

Question 30 상복부 통증이 있는 환자에게 심전도 검사가 필요한가?

≫ 상복부 통증의 감별 진단 : 급성 관증후군을 놓치지 않는다!

상복부는 흉강과 복강의 경계이며 상복부 통증의 감별 진단은 흉강내 장기와 복강 내 장기의 질환에 이른다. 즉 급성 관증후군 등의 심장병, 위식도 역류증 등의 식도 질환, 위궤양이나 십이지장 궤양 등의 소화성 궤양, 간염 · 담석 · 총담관결석 · 췌장염등의 간담췌 질환 등 다방면에 걸친다.

이와 같이 많은 상복부 통증의 감별 진단 중에서 특히 급성 관증후군은 놓치면 죽음에 이르는 질환이다. 이 때문에 "상복부 통증에서 절대로 급성 관증후군을 놓치지 말아라!"는 응급실에서 자주 듣는 말이다.

≫ 상복부 트라이앵글

급성 관증후군에 의한 상복부 통증은 통증이 심하기 때문에 간단하게 알 수 있을 것이라고 생각할 수도 있다. 그러나 상복부의 심한 통증은 위장관 천공, 총담관결석, 급성 췌장염에서도 나타나며, 심한 통증만으로는 감별이 불가능하다.

또 급성 관증후군에서 상복부 통증은, 둔한 통증이나 간헐적인 내장통을 생각하게 하는 통증으로 나타나기도 한다. 이런 내장 질환의 상복부 통증에서 복강내 장기 질환만 생각하게 되고, 문진만으로 급성 관증후군을 부정하기 쉽다.

여기서 급성 관증후군이 왜 내장통으로 나타나는지 의문을 가질 수도 있다. 심장도 내장의 하나이며, 관상동맥에는 평활근이 있으므로 급성 관증후군이 내장통을 나타내는 것은 이상한 일이 아니다.

협심증, 소화성 궤양, 담석은 해부학적으로 매우 가깝게 있으며, 모두 상복부 통증이 발생되는 질환이다. 상복부 내장통 환자에서는 협심증 · 소화성 궤양 · 담석의 상복부 트라이앵글을 생각할 필요가 있다.

≫ 심전도 검사의 적응 : 의심스러우면 심전도 검사를

그러면 어떻게 상복부 통증 환자 중에서 급성 관증후군 등의 심장질환환자를 찾아낼 수 있을까? 이것은 바꾸어 말하면, 상복부 통증 환자에서 어떤 경우에 심전도 검사를 하면 좋은가 이다.

대답은 명확하다. 「의심스러우면 심전도 검사를 한다!」. 문진과 신체 진찰에는 한계가 있으며, 문진과 신체 진찰만으로 상복부 통증 환자가 심장 질환자라는 것을 완전히 감별진단할 수 없다.

그렇다면 상복부 통증 환자의 심전도가 정상이면 심장 질환을 완전히 부정할 수 있는가 하면, 이것도 또 그렇지 않다. 그러면 도대체 어떻게 상복부 통증을 호소하는 환자의 원인이 심장 질환에 의한 것인지 아닌지 판단할 수 있을까?

심원성과 비심원성은 이렇게 판단한다

● 문진과 신체 진찰

상복부 통증이 심장질환에 의한 것인지 아닌지 판단하려면 종합적으로 생각할 필요가 있다. 먼저 문진 정보가 중요하다. 신체 진찰에서 심음 청진도 중요하며, 복부 진찰도 필수적이다. 특히 Murppy 징후나 복막 자극 징후 등의 복부 소견이 있으면 복강내 질환이다.

● 심전도 검사

심전도에서 허혈성 변화가 있으면 심장 질환을 생각하지만, 실은 간담췌질환 같은 복강내 질환에서도 심전도 변화가 나타나는 수가 있다.

이런 경우에는 니트로글리세린을 설하 투여하고 통증과 심전도 변화가 개선되는지 관찰한다. 심장 질환에서는, 이론적으로 통증과 심전도 변화가 함께 개선되지만, 복강내 질환에서는 통증은 개선되어도 심전도 변화는 개선되지 않을 것이다.

● 채혈 검사

채혈 검사에서 심근 트로포닌 T나 D 다이머 등의 보조 검사를 시행한다. 심근 트로포닌 T는 발생 초기 반드시 양성은 아니지만, 양성이라면 심장 질환에 의한 것이라 판단할 수 있다.

D 다이머가 음성이면 급성 대동맥 박리나 폐색전을 감별할 수 있다. D 다이머가 양성이면 흉부 조영 CT 촬영 여부를 임상적으로 판단한다. D 다이머는 연령에 따라 상승하며, 암 환자 등에서는 원래 높을 수 있다.

검사 결과로 객관적 감별을

이상과 같이 상복부 통증의 원인이 심장 질환에 의한 것인지 아닌지 판단하는 것은 임상적 근거에 의한다. 상복부 통증이 심장 질환에 의한 것임을, 어떤 경우에 의심해야 할지에 대한 몇몇 근거가 있다고 해도 완벽하게 감별할 수는 없다.

중요한 것은 심장 질환의 가능성을 검사 결과를 통해 객관적으로 부정하는 것이다. 문진과 신체 검사 결과들을 너무 신뢰해서는 안 된다. 같은 이유에서 구역·구토 등의 증상으로 나타나는 급성 관증후군 환자도 있으므로, 이 경우에도 의심되면 심전도 검사를 시행해야한다.

● 추천문헌

· 田中和豊. 第 2 部症状編. 4 胸痛, 5 腹痛. In: 問題解決型救急初期診療. 東京: 医学書院, 2003, 83 - 126.
· 田中和豊. 第 4 部血液検査. 14 簡易検査キット. In: 問題解決型救急初期検査. 東京: 医学書院, 2008, 286 - 9.

원인 불명의 폐색전증이나 심부정맥 혈전증에서 악성종양 검색이 필요한가?

▶▶ 혈전증의 원인

● Virchow의 3징

혈전이 생기는 원인에 대해, 고전적으로 Virchow의 3징이 알려져 있으며, 이것은 혈관 손상(injury), 혈액 정체(stasis), 혈액 응고능 항진(hypercoagulability)이다.

이 Virchow의 3징을 폐색전증(PE)이나 심부정맥 혈전증(DVT)에 적용시키면, 하지 외상 등의 혈관 손상, 장기간의 침상 안정으로 인한 혈액 정체, 그리고 혈액 응고능 항진이 있을 경우 PE/DVT가 발생되기 쉬워진다고 할 수 있다. 혈액 응고능 항진은 크게 혈액 응고인자 결손증과 암 환자 등에서 응고 항진상태의 두 가지로 나눌 수 있다.

● 혈액 응고인자 결손증

PE/DVT를 일으키는 혈액 응고인자 결손증으로, 제V인자 Leiden R506Q, 프로트롬빈 G20210A, 안티트롬빈 III 결손증, 프로테인 C 결손증, 프로테인 S 결손증, 호모시스테인혈증, 항인지질 항체 증후군 등이 있다. 이 중 제V인자 Leiden R506Q와 프로트롬빈 G20210A는 일본에서 증례 보고가 없으며, 원인 불명 PE/DVT에서 기저 질환으로 다른 혈액 응고인자 결손증을 검색한다.

● 암에 의한 응고 항진

그러면 외상도 장기간의 침상 안정도 혈액 응고인자 결손증도 없는 환자에서 PE/DVT가 발생했다면 그 원인은 무엇일까?

PE/DVT의 원인으로 남아있는 하나는 암에 의한 응고 항진이다. 실제로 췌장암 등 악성 종양에 동반한 유주성 혈전성 정맥염은 Trousseau 증후군으로 유명하다. 특히 점액을 생산하는 암에서 발생되기 쉽다고 알려졌다.

▶▶ Trousseau 증후군이란?

PE/DVT, 즉 정맥혈전 색전증(VTE)이 암의 초기 징후라는 것은 1865년 Armand Trousseau에 의해 처음 보고되었다. 그리고 2년 후 1867년 1월 1일 Trousseau는 수 주간 계속된 복통 후에 자신의 다리에 혈전을 발견하여 그 원인이 무엇인지 스스로 깨달았다고 한다. 그리고 오래지 않아 Trousseau는 위암으로 죽었다.

이 Trousseau 증후군 보고 이후 「원인 불명의 PE/DVT를 보면 악성 종양을 의심해라」라고 알려졌다. 그러면 원인 불명의 PE/DVT를 보면 어떤 검사를 시행하는 것이 좋을까? 그리고 만약 그런 검사를 시행하면 어느 정도의 확률로 암이 발견되는 것일까?

▶▶ 악성 종양 검색을 위한 스크리닝 : 미국의 보고

최근 미국내과학회 잡지에 발표된 체계적 리뷰가 있다. 과거의 논문을 검색하여 원인 불명의 PE/DVT에서 악성 종양 검색을 위해 제한된 스크리닝을 시행한 경우와 광범위한 스크리닝을 시행한 경우의 암 발견율을 계산한 것이다.

이 논문에 의하면, 원인 불명의 PE/DVT에서 악성 종양 검색을 위한 한정된 스크리닝(문진, 신체 진찰, 채혈 검사) 시행에서 암 발견율은 49.4%(95% CI 40.2~58.5%)이었다. 한편 광범위 스크리닝(한정된 스크리닝 검사에 복부 초음파검사나 복부골반 조영 CT나 종상 지표 측정의 어느쪽 하나를 더한 것) 시행에서 암 발견율은 69.7%(95% CI 61.1~77.8%)였다.

여기서 종양 지표로 PSA, CEA, CA125의 3가지를 측정했다. 그러나 이 논문에서 광범위한 스크리닝으로 위장관 내시경, 바륨 검사, 유방 촬영, 가래 세포 검사는 포함하지 않았다. 이 논문에서 광범위한 스크리닝을 시행하여 새롭게 발견된 암은 대장 직장암, 전립선암, 폐암, 췌장암, 위암, 방광암, 유방암 등의 순서로 많았다.

상기 논문에서, 한정된 스크리닝과 광범위한 스크리닝을 시행할 경우의 암 발견율은 계산할 수 있었지만, 각각의 스크리닝 방법에서 민감도·특이도, 비용대 효과, 그리고 실제 사망률을 저하시켰는지 등은 확인할 수 없었다.

● ● ●

이 장의 제목은 「원인 불명의 PE/DVT에서 악성 종양 검색이 필요한가?」이지만, 검색할 것인지 아닌지, 검색한다면 어디까지 할지 등은 결국 각각 의사들의 판단에 의한다.

덧붙여 필자라면 검색한다. 더욱이 철저히 시행한다. 실제로 발견되는 암이 위장관에만 있는 것은 아니므로 체간(흉부, 복부, 골반)의 조영 CT, 상부·하부 위장관 내시경, 유방 촬영, 소변의 세포진, 종양 지표 측정 등 모두를 시행할 것이다.

실제 통계는 없지만, 악성 종양이 혈액 응고인자 결손증보다 PE/DVT를 일으킬 빈도가 더욱 높을 것으로 생각된다.

● 문헌

1. Carrier M, Le Gal G, Wells PS, et al. Systematic Review: The Trousseau Syndrome Revisited: Should We Screen Extensively for Cancer in Patients with Venous Thromboembolism? Ann Intern Med 2008; 149: 323-33.

Question 32 정맥 혈전증 초기 치료로 와파린을 단독 투여해서는 안 되는 이유는?

정맥 혈전증의 치료 목적은, ① 급성기 하지 종창 개선, ② 정맥 혈전증 재발과 폐혈전 색전증 발생 예방, ③ 만성기 정맥 혈전 후 증후군 발생 예방을 위해서이다. 특히 급성기에 급성 폐혈전 색전증을 유발하는 중요한 원인이 되며, 제대로 관리하지 못할 경우 치명적 상황을 일으킬 가능성이 있다.

정맥 혈전증 관리의 기본은 항응고 요법

이다. 항응고 요법 기간은, 수술 전후 정맥 혈전증 위험인자가 일시적으로 존재하는 경우에는 적어도 3개월, 특발성 정맥 혈전증에서는 적어도 6개월, 선천성 혈액 응고 이상이나 위험인자가 장기적으로 존재하는 경우에는 무기한으로 되어 있다. 이와 같이 병태에 따라 수개월 이상의 항응고 요법이 필요하며, 그 유지에 와파린 복용이 필요하다.

≫ 와파린 약리 작용의 복습

● 비타민 K 환원을 억제하여 효과를 나타낸다

여기서 와파린의 약리작용을 정리해 보자. 와파린은 간에서 비타민 K 의존성 혈액 응고인자(II, VII, IX, X)를 저해하여 항응고 작용을 나타낸다. 한편 혈액 응고 제어계 단백인 프로테인 C와 프로테인 S의 합성도 비타민 K 의존성이며, 와파린에 의해 합성이 저해된다.

이러한 혈액 응고인자, 혈액 응고 제어계 단백은 모두 합성 최종 단계에서 환원형 비타민 K 의존성으로 카르복실화 된다. 와파린은 비타민 K의 환원을 억제하여 결과적으로 혈액 응고인자 및 응고 제어 단백 양쪽의 합성을 저해한다. 이들의 반감기는 표 32-1과 같다.

● 조기 PT-INR 변화는 외형적

와파린 투여 2~3일 후 프로트롬빈 시간-국제 표준화비 prothrombin time-international normalized ratio (PT-INR) 연장은 반감기가 6시간으로 짧은 제VII인자의 활성 저해에 의한 것이며, 실제로 항응고 작용이 출현 하는 것은 반감기가 36, 50시간으로 길고 혈액 응고에 가장 관여하는 제II, X인자가 저해되는 4일 이후가 된다. 프로테인 C의 반감

기는 응고 제VII인자와 거의 가까운 8시간이며, 와파린 투여 후 PT-INR가 상승되며, 실제로 항응고 작용이 출현하는 4일 이후까지는 상대적으로 응고 항진상태가 되어있다.

이 때문에 조기 PT-INR 변화는 외형적이며, 혈전 증가나 새로운 혈전 형성 억제에는 충분하지 않다고 여겨진다.

● 먼저 헤파린 정맥주사

와파린 단독 대량 요법으로 급속히 치료 범위에 도달할 때 혈전증 재발이나 피부 괴사가 나타날 수 있으며 이는 상대적 과응고 상태가 원인으로 알려져 있다.

피부 괴사는 빈도가 낮지만 출혈 이외 중요한 와파린 합병증의 하나로 알려져 있다. 치료 시작 3~8일에 나타나며, 피하지방 내 세정맥과 모세관의 광범위한 혈전증에 의해 발생된다. 따라서 정맥 혈전증처럼 항응고 효과가 신속하고 명확하게 나타날 필요가 있는 상황에서는 먼저 헤파린 정맥주사를 1차 선택으로하고, 와파린을 병용해야 한다.

병용 기간으로 약 4~5일이 필요하며, 이것은 앞에서 설명한대로 와파린 시작 후 수 일간 PT-INR 수치가 치료 범위에 도달했어도 실제 제 II 응고인자에 의존하는 프로트롬빈이 치료 범위까지 저하되지는 않아 항혈전 효과를 나타내고 있다고 말할수 없기 때문이다.

표 32-1 비타민 K 의존성 혈액응고인자 및 응고제어 단백의 반감기

혈액응고인자, 응고제어	단백 반감기(hr)
VII	6
IX	24
X	36
II	50
프로테인 C	8
프로테인 S	30

▶ 와파린 단독 투여가 금기인 이유

정맥 혈전증 치료 시 와파린을 단독 투여하면 안 되는 이유를 정리한다.
① 명확하고 신속한 항응고에 와파린 단독 요법이 적합하지 않고, 헤파린을 병용하는 것이 중요하다. ② 와파린 단독 요법에서 시작 후 조기에는 상대적인 과응고 상태가 되어 혈전 재발, 피부 괴사 등의 합병증이 우려되기 때문이다.

▶ 와파린 도입은 어떻게 해야 하는가?

그렇다면 구체적으로 정맥 혈전증에서 와파린을 어떻게 도입하는 것이 좋을까?

먼저 급성기에는 확실하고 신속한 항응고 요법을 시행하기 위해 헤파린을 이용한다. 활성화 부분 트롬보플라스틴 시간 activated partial thromboplastin time (APTT) 1.5~2.0을 목표로 헤파린의 지속 점적주사 (10,000~20,000 단위/일)를 시행한다.

급성기가 지나면 와파린을 병용한다. 연령, 체중, 동반 질환, 병용 약물 등을 고려하여 추측되는 유지량, 구체적으로 2~3 mg/일 정도로 투여한다.

PT-INR 2.0~3.0을 목표로 증감하며, 헤파린 병용 5일 후 항응고 상태가 안정된 것을 확인하고, 헤파린을 중지하고, 와파린만의 항응고 요법을 시행한다.

● ● ●

과거 와파린 급속 포화 요법으로, 10~15 mg를 제 1일에 복용하고, 2일간 휴약 후 4일째부터 유지량 3 mg 정도를 복용하는 방법을 이용한 적이 있었지만, 이 방법은 비합리적이고 위험할 수 있음을 이해하기 바란다.

● 문헌

1. 肺血栓塞栓症および深部静脈血栓症の診断・治療・予防に関するガイドライン（循環器病の診断と治療に関するガイドライン. 2002-2003 年度合同研究班報告). Circ J 2004; 68 (suppl IV): 1079-152.
2. 宮崎美子: ワルファリンカリウム. 薬局 2006; 57 (増刊号): 1208-11.
3. Schulman S, Lockner D, Juhlin-Dannfelt A. The duration of oral anticoagulation after deep vein thrombosis. A randomized study. Acta Med Scand 1985; 217: 547-52.
4. Weinberg AC, Lieskovsky G, McGehee WG, et al. Warfarin necrosis of the skin and subcutaneous tissue of the male external genitalia. J Urol 1983; 130: 352-4.

Question 33 비타민 K로 와파린 작용을 억제하기 위한 투여 용량은?

와파린은 비타민 K 의존성 혈액 응고인자의 생산을 억제하여 효과를 나타낸다. 현재 심방세동에서 색전 예방, 인공판막 치환 수술후, 심부정맥 혈전증 치료 등의 적응증에서 항응고제로 유용하게 사용되고 있다. 와파린은 임상적으로 매우 중요한 위치를 차지하고 있으나, 식품, 약제, 환자의 전신 상태 등에 따라 크게 영향을 받는다. 때로 출혈성 합병증이 동반되거나, 극단적으로 PT-INR 이 연장되므로 비타민 K로 와파린 작용을 억제하는 방법에 익숙해야 한다.

와파린 효과에 영향을 주는 인자는?

와파린은 식품, 약제, 환자 전신 상태 등에 크게 영향을 받는다(칼럼).

임상에서 만날 가능성이 높은 상황으로 섭식 불량(암 동반, 화학요법 중, 신경성 식욕부진증, 중심정맥 영양)이 있으며, 비타민 K 섭취 절대량이 부족하거나, 항생제 투여 후 비타민 K 생산 장내 세균이 감소된 경우, 약물 상호작용과 동반된 경우 등이 많다. 또한 설사나 발열, 간기능 장애나 심부전 등에서도 항응고 작용을 증가시킨다.

어떤 투여 방법이 효과적인가?

비타민 K 투여 방법에는 경구 · 피하주사 · 정맥주사의 3가지가 있다. 과거 보고에 의하면 피하 주사는 길항 작용 출현까지 시간이나 효과가 불충분하다는 결과가 많다. 또 경구 투여나 정맥 주사가 유효하며, 그 효과가 거의 같다는 보고도 있다.

경구와 정맥주사를 선택할 때 보다 빠른 효과를 기대하는 상황, 즉 급속히 진행되는 출혈성 합병증이 있거나 수술 전 등에서 일시적으로 조기에 와파린 작용을 차단해야 할 상황에서는 정맥주사를, 경구 섭취가 가능하고 출혈성 합병증이 없거나 가벼워 시간적 여유가 있는 경우에는 경구 섭취가 바람직하다.

드물지만 정맥주사에 의한 아나필락시도 있어 안이하게 선택해서는 안된다.

최적 투여량 : 항상 일정한 것이 좋은가?

INR 연장에 대한 구체적인 대처는 표 33-1와 같다. 구미의 자료를 동양인에 적응하기에 문제가 있지만 충분한 참고가 될 것이다.

최적 투여량은 어떤 상황에 비타민 K를 투여하는가에 따라 결정된다. 투여량 자체는 여러 보고에 차이가 있어 0.5~10 mg 정도이거나 그 이상이다.

앞에서 설명한대로 효과 면에서 경구와 정맥주사 투여량에 차이가 없다고 생각할 수 있어 경구와 정맥주사를 선택하는 것은 긴급성에 의해 결정된다. 투여량이 많으면 효과가 빠르고 높다는 보고도 있다.

이상을 정리하면, 단지 INR이 연장되어

 column

낫토에는 어느 정도의 비타민 K가 들어있을까?

와파린 복용 지도에서 중요한 것은 식품을 제한하는 것이다. 의사는 낫토를 금지해야하는 식품으로 알고 있지만, 실제 낫토에는 어느 정도의 비타민 K가 들어 있을까? 또 낫토 이외에 어떤 식품에 특히 주의해야 할까?

낫토에 들어있는 비타민 K 함량은 300~500 μg/50 g 정도로, 상당히 많은 양이다. 몸안에 들어오면 낫토균에 의해 비타민 K량이 더욱 증가한다. 일반 식품 중 낫토에 함량이 가장 많지만 클로렐라, 시금치, 평지과의 일년초, 브로콜리 등에도 함량이 높아 환자 교육이 필요하다.

와파린 복용 시작시에 주의해야 할 식품에 대해 충분히 설명하고, 입원 시 비타민 K 제한을 잊지 않는 것이 중요하다.

표 33-1 INR 연장에 대한 구체적 대책

INR	출혈 유무	대책
치료 범위~5.0	없음	와파린 감량 또는 1회분 중지
5.0~9.0	없음	1회 또는 2회 와파린 중지, INR 추적
9.0 이상	없음	와파린 중지, 경구 비타민 K 5~10 mg 투여, INR 추적
INR치와 관계 없이	중증 출혈	와파린 중지, 비타민 K 10mg 정맥주사, FFP, 프로트롬빈 제제 등의 고려

치료 범위 정도까지 개선을 목적으로 하는 경우 경구로 1.0~10 mg 정도를 투여한다. INR이 매우 연장되고 출혈이 동반되어 충분한 작용 억제가 필요한 경우에는 정맥주사로 10 mg 정도를 투여한다.

경구 투여도 많은 문헌에서 24시간 이내 충분히 개선된다고 하며, 오히려 정맥주사는 앞의 설명처럼 아나필락시나 길항 작용이 너무 강하다는 문제점이 있다.

외과 수술에서 길항이 필요한 경우 구체적 방법은?

외과 수술에서 와파린 작용을 일시적으로 억제할 경우 와파린을 중지하고 비타민 K 0.5~1.0 mg을 정맥주사한다. 고용량 투여로 조기에 충분히 억제되지만, 와파린을 다시 투여하여 치료 범위에 도달하기까지 시간이 걸릴 수 있다. 효과와 그 후의 재투여를 고려할 경우 고용량이 필요 없다고 할 수 있다.

출혈성 합병증 동반시 긴급 대처법은?

긴급히 대처하지 않으면 안 되는 경우 와파린을 중지하고 비타민 K 10 mg를 천천히 정맥주사한다. 작용이 억제될 때까지 시간이 걸리므로 FFP(신선 동결 혈장)를 추가 투여

하여 혈액 응고인자를 보충한다. 수 단위의 투여량으로 충분하다.

일반적인 대처에는 이상의 방법으로 충분하다고 생각되나, 필요한 경우 프로트롬빈 제제나 제 VII인자를 투여하는 경우도 있다.

● 문헌

1. Penning-van Beest FJ, van Meegen E, Rosendaal FR, et. al. Characteristics of anticoagulant therapy and comobidity related to overanticoagulation. Thromb Haemost 2001; 86: 569-74.

2. Whitling AM, Bussey HI, Lyons RM. Comparing different routes and doses of phytonadione for reversing excessive anticoagulation. Arch Intern Med 1998; 158: 2136-40.

3. Guna R, Raminder K. Time course of reversal of anticoagulant effect of warfarin by intravenous and subcutaneous phytonadione. Arch Intern Med 1999; 159: 2721-4.

4. Crowther MA, Douketis JD, Schnurr T, et al. Oral vitamin K lowers the international normalized ratio more rapidly than subcutaneous vitamin K in the treatment of warfarin-associated coagulopathy. A randomized, controlled trial. Ann intern Med 2002; 137: 251-4.

5. Crowther MA, Julian J, McCarty D, et al. Treatment of warfarin-associated coagulopathy with oral vitamin K: a randomised controlled trial. Lancet 2000; 356: 1551-3.

6. Wilson SE, Watson HG, Crowther MA. Low-dose oral vitamin K therapy for the management of asymptomatic patients with elevated international normalized ratios: a brief review. CMAJ 2004; 170: 821-4.

7. Lubetsky A, Yonath H, Olchovsky D, et al. Comparison of oral vs intravenous phytonadi-

one (vitamin K₁) in patients with excessive anticoagulation: a prospective randomized controlled study. Arch Intern Med 2003; 163: 2469-73.

8. Ansell J, Hirsh J, Poller L, et al. The pharmacology and management of the vitamin K antagonists: The seventh ACCP conference on antithrombotic and thrombolytic therapy. Chest 2004; 126: 204S-33S.

9. Shields RC, Mcbane RD, Kuiper JD, et al. Efficacy and safety of intravenous phytonadione in patients on long-term oral anticoagulant therapy. Mayo Clin Proc 2001; 76: 260.

Question 34 심부전이나 심근경색 환자에게 β 차단제는 언제부터 투여하면 좋을까?

β 차단제는 왜 효과적인가?

심부전에 대한 효과

β 차단제는 β 수용체를 차단하여 심박수를 줄이고 혈압을 저하 시키는 작용이 있어 빈맥과 고혈압 치료제로 사용된다. 그렇지만 심기능을 저하시킬 수 있어 급성 심부전에 금기로 간주되고 있다. 현재 심부전에 대한 β 차단제의 효과를 의심하는 사람은 없을 것으로 생각되지만, 그 발견 경위와 더불어 임상의 길을 걸어온 의사에게는 정말로 흥미있는 발견이다.

과거에는 β 자극제가 급성 심부전 관리에 사용되었으며, 소위 강심제가 심부전 치료의 중심이라고 생각하고 있었다. 그러나 만성 심부전에서 강심제가 오히려 예후를 악화시키는 것이(부정맥에 의한 사망이나 급사 증가) 알려졌으며, 그와 동시에 역설적이지만 심기능을 저하시켜야할 β 차단제가 예후를 개선하는 것이 밝혀졌다.

심기능을 저하시킴에도 불구하고 만성 심부전의 예후가 개선되는 것을 좀처럼 납득할 수 없었지만 「가늘고 길게 산다」라는 말로 필자는 이해할 수 있었다.

심근경색에 대한 효과

심근경색에 대한 많은 무작위 임상시험 결과 급성기에 투여하면 사망률을 명확히 저하시키는 것이 보고되어 심근경색 발생 후 가능하면 조기(24시간 이내) 투여가 권고된다.

β 차단제가 급성 심근경색에 효과적인 이유는, 심실성 부정맥 감소, 급성기 심장장애 저하 등의 작용에 의한다.

β 차단제의 금기

교과서에는 매우 많은 금기 사항들이 나열되어 있다. 그렇지만, 정말로 β 차단제 사용이 생명에 위협이 되는 경우는 천식과 중증 서맥, 이 2가지이다.

천식에서는 주의해서 사용하는 경우도 있다. 그렇지만 천식의 중증 발작 자체가 생명의 위험을 초래하기 때문에 투여 전 신중하게 생각하고, 가능하면 β 차단제 이외 다른 심부전 치료법을 고려해야 한다.

중증 서맥에서도 같다. 심정지를 일으키는 경우가 있으므로 매우 신중해야 한다.

신중한 투여가 필요한 경우

과거 말초동맥 질환 peripheral arterial disease (PAD), 폐색성 동맥경화증 arteriosclerosis obliterans (ASO), 당뇨병 등에서 β 차단제를 사용하면 안 된다고 생각되고 있었다.

PAD에서 맥파 저하가 조직 관류압을 저하시켜 간헐성 파행이 악화될 우려가 있다. β 차단제는 당뇨병에서 저혈당 증상을 차단한다(저혈당에 의한 반응성 빈맥을 억제한다)고 한다.

그렇지만, 필자는 PAD 환자에서도 중증 협심증을 동반한 경우 β 차단제를 사용하고 있다. β 차단제 없이 협심증 조절이 어려운 경우가 많기 때문이다. PAD에서 β 차단제로 증상이 악화되면, β 차단제를 중지하면 원래 상태로 돌아온다. 당뇨병 환자에게는 저혈당 증상에 대해 충분히 교육할 필요가 있다.

β 차단제를 언제 시작할까?

급성 심근경색에서는 24시간 이내에 시작한다. 일본인에서는 관상동맥 연축이 많기 때문에 β 차단제를 급성 심근경색에는 사용하지 않는다고 전공의 시절에 지도 교수에게 들은 적이 있었다. 현재 ACC/AHA의 합동 지침에는 24시간 이내에 시작한다고 되어있으며 필자도 그렇게 하고 있다. 관상동맥 연축으로 심근경색 후 협심증이나타나는 환자는 2년에 1례 정도를 볼 수 있을 뿐이며, 대부분 아무 문제 없이 β 차단제를 투여하고 있다.

심부전 급성기에는 β 차단제를 시작하지 않는다. 심부전 급성기에는 소량의 β 차단제 투여에도 급격히 심부전이 악화되는 것을 경험한다. 안정된 만성기에도 신중하게 소량부터 시작하여 충분한 관찰 기간을 가지고 천천히 증량하는 것이 좋다. 도중에 심부전이 악화될 가능성이 있으므로 항상 신중하게 대응할 필요가 있다. β 차단제는 예후를 개선시키지만 심부전은 악화시킨다! 이것을 잊어서는 안 된다.

부작용의 대응

β 차단제 부작용이 모두 나타날 수 있다. 중년 남성은 부끄러운 듯이 「최근에는 시원치 않아」라며 발기부전을 상담하는 경우가 있는데, β 차단제를 복용하고 있다면 먼저 β 차단제를 중지해야 한다. 개선되지 않을 경우 비아그라 처방을 고려한다.

간 장애와 관상동맥 연축도 관찰될 수 있다. 약물 투여 전에 부작용과 그에 대한 대처를 확인해야 한다.

● 문헌

1. Antman EM, Anbe DT, Armstrong PW, et al. ACC/AHA guidelines for the management of patients with ST-elevation myocardial infarction—executive summary: a report of the American College of Cardiology/American Heart Association Task Force on Practice Guidelines. Circulation 2004; 110: 588-636.

PART 07

호흡기계

Question 35~45

Question 35 흡인성 폐렴 예방에 ACE 억제제가 효과적인가?

의외로 많은 흡인성 폐렴

일본에서 폐렴은 전체 사망 원인 중 4위로 고령자에서는 1위이며 그 대부분이 흡인성 폐렴일 것으로 추정된다. 흡인성 폐렴은 구강 내 미생물이 타액이나 위액에 섞여 소량씩 폐내에 흡인되는 불현성 흡인(silent aspiration)에 의해 일어나는 경우가 많다. 즉 불현성 흡인을 예방할 수 있다면 흡인성 폐렴 발생도 예방할 수 있다. 불현성 흡인은 소량씩 반복하여 일어나므로 미세흡인(microaspiration)이라고도 부른다.

최근 안지오텐신 전환효소 억제제(angiotensin converting enzyme inhibitor, ACE 억제제)의 부작용에 의한 흡인 예방 효과가 주목 받고 있다. 불현성 흡인에 의한 흡인성 폐렴 발생 기전의 측면에서 ACE 억제제가 실제로 효과적일까?

흡인성 폐렴의 특징과 발생 기전

흡인성 폐렴 발생에는 특징적 병태생리가 존재한다. 먼저 흡인을 일으키기 쉬운 고령자나 뇌혈관질환 환자는 타액 분비량이 적고, pH가 산성화되어 구강 내 세균이 증식하기 쉽다. 구강 내가 비위생적이고 치주염이 동반되면 세균량은 10^{11}/mL까지 증가한다[그림 35-1A].

또 연령 증가나 뇌혈관 장애, 특히 대뇌 기저핵 경색에서는 기침 반사나 삼킴 반사 같은 생체 방어 기능이 심하게 감소되어 불현성 흡인을 일으키기 쉽다(B). 또한 불현성 흡인이 일어나면 위산에 의한 기도 상피 장애에 의해 섬모 운동 저하나 항균 펩티드 합성 저하가 일어나 하기도에 병원체의 만성적 침입이 쉽게 된다(C).

이런 생체 방어 기전의 파탄에 숙주 면역 기능 저하가 더해져(D), 세균이 폐포강에 정착하여 흡인성 폐렴이 발생한다고 생각할 수 있다.

삼킴 반사와 기침 반사의 조절 : 물질 P (substance P)의 기능

그러면 삼킴 반사 등의 생체 방어 기능이 왜 매우 감소되는 것일까? 삼킴 반사는 음식

그림 35-1 흡인성 폐렴의 발생기전

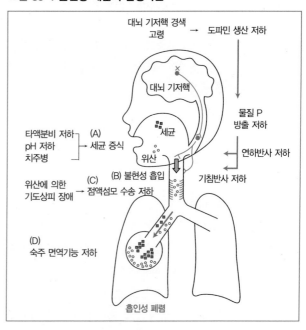

물의 삼킴에 관여하고, 기침 반사는 기관·기관지내에 침입한 이물의 제거에 관여하는 것으로 알려져 있다. 이러한 기능을 조절하는 생체 내 물질이 물질 P이다.

물질 P는 11개의 아미노산으로 구성된 생리 활성 펩티드이며, 미주신경과 설인신경의 지각 분지 경부 신경절에서 합성되어 역행성으로 인두와 기관에 도달하여 여기서 삼킴 반사와 기침 반사를 일으킨다. 물질 P는 대뇌 기저핵에서 합성되는 도파민 자극에 의해 생성되므로, 이 부분의 경색이 있으면 방출이 감소하여 삼킴·기침 반사가 감소되는 것으로 생각할 수 있다.

그러면 실제로 흡인성 폐렴 환자에서 물질 P가 감소될 것인가? Nakagawa 등이 흡인성 폐렴 환자의 가래 중 물질 P 농도를 측정한 결과, 뇌혈관 장애에 의해 흡인성 폐렴을 일으킨 적이 있는 환자 군에서 연령을 일치시킨 정상인에 비해 물질 P 농도가 약 1/7이었다고 보고하였다.

﹥﹥ 삼킴 장애에 대한 약물 요법

이러한 흡인 발생과 삼킴 반사 조절 기전에 근거하여 약물을 이용한 흡인 예방에 대해 생각해 보자. 삼킴·기침 반사 감소가 물질 P 방출 감소가 원인이라면 어떤 형태로 물질 P 방출을 촉진시키면 불현성 흡인이 개선될 것이다.

● 고추

예를 들어 고추에서 얻을 수 있는 매운 성분인 캡사이신은 미주신경에서 물질 P 방출을 촉진하는 작용이 있다. 삼킴 반사가 저하된 환자에게 저농도 캡사이신을 생리식염수와 함께 인두에 소량 흘려주면 삼킴 기능이 회복된다. 이와 같이 고추라는 친밀한 일상 식품을 이용한 치료 가능성도 있다.

● ACE 억제제

혈압 강하제로 널리 이용되고 있는 ACE 억제제에 물질 P 분해효소 활성을 억제하는 작용이 보고 되었다. Sekizawa 등은 ACE 억제제(레니베이스, 타나트릴, 캡토프릴)을 뇌경색 병력이 있는 환자에게 투여하여 폐렴 이환율이 약 1/3로 감소했다고 보고하였다.

● 염산 아만타딘

항파키슨병약으로 개발된 염산 아만타딘 amantadine hydrochloride은 기능이 저하된 도파민 작동성 신경을 활성화시켜 도파민 생합성을 촉진하는 작용이 있으며, 고령자에서 3년간 복용한 결과 폐렴 발생률이 약 1/5로 감소하였다고 보고되었다.

﹥﹥ 구강 청결, 생활 관리, 재활훈련의 병용이 효과적

흡인성 폐렴 발생 기전을 고려할 때, ACE 억제제 투여는 삼킴 기능이 저하된 환자에서 폐렴 예방효과가 기대되며 임상 보고에서 그 유용성이 인정되었다. 물론 ACE 억제제 투여는 흡인 발생 기전의 일부를 개선하는 방법에 지나지 않는다.

구강내에서 병원균 증식을 저지하기 위해서는 상기도와 구강 점막의 청결을 철저히 유지하는 것이나, 흡인을 일으키기 쉬운 신체 기능 저하, 생활 활동성 저하, 영양 상태 저하를 방지하는 생활습관의 관리나 재활치료를 아울러 시행하는 것이 중요하다.

● 문헌

1. Nakagawa T, Ohrui T, Sekizawa K, et al. Sputum substance P in aspiration pneumonia. Lancet 1995; 345: 1447.
2. Ebihara T, Sekizawa K, Nakazawa H, et al. Capsaicin and swallowing reflex. Lancet 1993; 341: 432.
3. Sekizawa K, Matsui T, Nakagawa T, et al. ACE inhibitors and pneumonia. Lancet 1998; 352: 1069.
4. Nakagawa T, Wada H, Sekizawa K, et al. Amantadine and pneumonia. Lancet 1999; 353: 1157.

Question
36 인공호흡기 관련 폐렴(VAP)을 일으키기 쉬운 환자는?

▶▶ VAP 발생 기전

인공호흡기 관련폐렴 ventilator-associated pneumonia (VAP)는 원내 폐렴의 한 형태로 기관삽관 · 인공호흡 시작 전에는 폐렴이 없었으나, 기관삽관과 인공호흡 시작 48시간 이후에 발생한 폐렴으로 정의된다.

기관삽관은 원내 폐렴 발생에 독립된 요인이며 폐렴 발생 위험을 6~21배 증가시킨다. VAP가 일단 발생하면 사망률이 25~50%에 이르러 예후가 매우 나쁘다.

VAP 발생에서 세균은 거의 모두 기도를 통해 침입한다. 기도 침입 경로에는 삽관 튜브 안쪽과 바깥쪽이 있는데 기관 튜브 안쪽으로는 드물고, 대부분은 구강과 인두에 존재하는 병원균이 기관 튜브의 바깥쪽에서 커프를 지나 기관내에 침입한다고 생각되고 있다.

따라서 VAP 발생에 구강내 병원균의 정착(콜로니 형성)이 중요하며, 정착된 세균이 기관 튜브의 바깥쪽을 따라 침입하며, 커프 위의 구강내 저류물이 기관에 유입되고 인공호흡에 의해 말초 기도로 전파 되어 VAP가 발생된다[그림 36-1].

▶▶ VAP 발생에 관여하는 요인은 2가지

그러면 어떤 환자에서 VAP가 발생되기 쉬울까? VAP 발생에 관여하는 독립된 요인을 조사한 결과를 정리하면 표 36-1과 같다. VAP 발생에 숙주, 그리고 치료와 관련된 두 가지 요인이 관여한다.

● 치료에 관련된 요인

앞의 설명에서와 같이 VAP 발생에는 구강 내 병원균 정착이 중요하다.

표 36-1과 같이 인공호흡기 장착 환자에서 시행되는 의료 행위의 대부분은 세균의 구강 내 정착 및 정착된 세균의 하기도 침입을 촉진한다.

· **경비위관** 경비위관이 삽입되어 있으면 부비동염이 일어나기 쉬우며, 위관은 위내용물의 구강 내 역류와 구강 내 세균 정착을

그림 36-1 **인공호흡기 관련 폐렴 발생 기전**

VAP는 각종 의료 행위에 의해 구강 내나 위장관에 세균이 정착되고 하기도에 흡인되어 정착되면 발생한다. 숙주의 생체 방어 기능이 발생에 크게 관여한다.

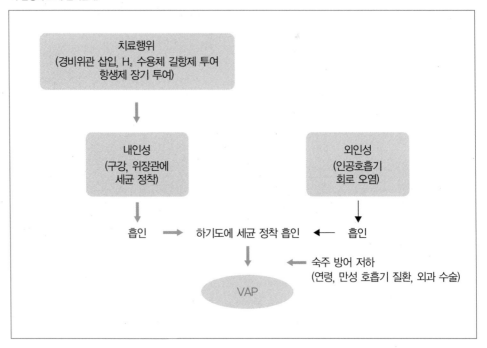

표 36-1 **인공호흡기 관련 폐렴의 위험인자**

숙주 요인	치료 관련 요인
연령 ≥ 60세	H₂ 수용체 길항제 투여
남성	근이완제, 안정제 투여
화상, 외상	수평 앙와위
만성호흡기 질환	경비위관 삽입
(COPD)	ICU에서 일시적 퇴실
의식장애	과거 장기간 항생제 투여
중증 질환	인공호흡기 회로의 빈번한 변경
ARDS	재삽관
흡인	삽관 튜브 커프내압 저하
부비동염	오염된 인공호흡 기구

유발한다.

· **H₂ 수용체 길항제 투여** H₂ 길항제 투여에 의해 위내 pH가 상승(산도 저하)하면 세균 정착이 증가한다.

· **근이완제, 진정제 투여** 이런 약제 투여는 위내용물의 구강 내 역류를 쉽게하여 세균 정착을 조장한다. 또한, 근이완제와 진정제의 사용이 인공호흡 관리 기간을 장기화시키는 것도 알려져 있다.

· **재삽관** 재삽관시 상기도에 정착된 세균이 하기도에 침입하기 쉽다.

· **수평 앙와위** 위 내용물이 구강 내로 역류하기 쉬우며 반좌위에 비해 세균 정착을 조장한다.

· **장기간의 항생제 투여** 항생제 전신 투여에 의해 녹농균이나 methicillin 내성 황색포도상구균(MRSA) 등 내성균 정착을 조장 한다.

이상의 수기와 치료법은 ICU 등의 중증 환자 관리에 일상 진료로 자주 시행되는내용이며, 이런 수기나 치료를 인공호흡 관리 중인 환자에게 시행할 때 **VAP** 발생가능성을 염두에 둘 필요가 있다. 또 이런 수기가 개개 환자에게 정말로 필요한가 고려하면 VAP 예방이 가능하다.

● 숙주의 요인

앞의 설명과 같이 구강 내에 정착된 병원균이 하기도에 침입해도 정상적인 생체 방어 기능이 있으면 폐렴 발생에 이르지 않지만, 숙주의 방어능이 저하되어 있으면 폐렴 발생에 크게 관여하게 된다. 표 36-1에 나타낸 숙주 요인은 폐 국소와 전신의 방어능을 저하시키는 요인이며, VAP 발생에 크게 관여한다.

이상을 요약하면 VAP가 생기기 쉬운 병태는, 폐 국소와 전신의 방어능이 저하된 환자에서, 상기도 및 하기도에 세균의 정착을 일으키기 쉬운 다양한 치료 행위가 시행된 경우라고 생각할 수 있다. 이런 환자에서 인공호흡관리를 시행할 때 VAP 발생 가능성이 항상 존재한다는 사실을 염두에 두어야 한다.

▶▶ VAP 치료를 어렵게하는 요인

● 사망으로 연결되는 중대한 5가지 요인?

일단 VAP가 발생되면 어떤 환자가 중증화될까? 지금까지 VAP 치료가 어려운 요인으로, 내성균, 패혈증 합병, 부적절한 항생제 투여 등의 세균학적 문제, 내과적인 기저 질환의 유무, 고령 등을 들고 있다.

일본의 다기관 공동 연구에서 VAP를 포함한 원내 폐렴 1,356례를 대상으로 사망률에 영향을 주는 요인을 분석한 결과,

① 악성 종양 및 면역 부전 상태

② 의식 수준 저하

③ $SpO_2 > 90\%$를 유지하기 위해 $FiO_2 > 35\%$ 필요

④ 남성 70세, 여성 75세 이상

⑤ 빈뇨 또는 탈수

등 5가지 항목이 환자의 사망과 밀접하게 관계되어 있으며, 이러한 항목이 증가할수록 예후가 불량하다고 보고되었다.

또 적절한 항생제 투여에도 불구하고 치료에 성공하지 못한 VAP 증례를 검토한 연구에서 VAP의 중증도, 동반 기저 질환, 탄수화물 섭취 저하, 림프구 수 저하가 중증화로 연결되는 것으로 보고되었다.

VAP나 원내 폐렴에서, 약독균이나 내성균이 폐렴 치료에 어려운 요인에 관여하는 것이 알려졌으며, 폐렴 중증도에 더하여 동반 질환, 세균에 대한 생체 방어능, 영양 상태 등의 환자쪽 요인도 크다고 추정된다.

● PaO₂/FiO₂와 CRP 저하가 예후와 관계

VAP는 예후가 불량하므로 현재 시행되고 있는 치료가 효과적인지 판단하는 것이 중요하다.

일본의 원내 폐렴 지침에 의하면 체온, 흉부 방사선소견, 농성 분비물의 성질과 상태, 세균 검사 결과, 염증 지표, 혈중 산소 검사 결과 등을 종합적으로 판단하며, 치료 시작 후 3일 내에 효과를 판정하는 것이 바람직하다고 한다. 효과 판정 지표를 검토한 성적에서 PaO_2/FiO_2와 CRP 추이가 예후와 가장 상관이 높았다고 보고되었다.

● ● ●

VAP는 일단 발생되면 예후가 불량하므로, 인공호흡 관리 시행에서 발생 위험인자가 있는 환자는 항상 VAP 발생 가능성이 있는지 염두에 두어야 한다. 또 치료와 관련된 발생 위험인자를 가능한 한 회피하여 발생을 예방하는 것이 중요하다.

● 문헌

1. 日本呼吸器学会呼吸器感染症に関するガイドライン作成委員会. 成人院内肺炎診療ガイドライン. 東京: 日本呼吸器学会, 2008.

2. American Thoracic Society; Infectious Diseases Society of America. Guidelines for the management of adults with hospital-acquired, ventilator-associated, and healthcare-associated pneumonia. Am J Respir Crit Care Med 2005; 171: 388-416.

3. 相馬一亥：人工呼吸器関連肺炎の病態と治療. 呼吸ケア 2009; 7: 163-6.

4. Chastre J, Fagon JY. Ventilator-associated pneumonia. Am J Respir Crit Care Med 2002; 165: 867-903.

5. File M Jr. Risk factor and prvention of hospital-acquired (nosocomial), ventilator-associated, health-care associated pneumonia in adults. http://www.uptodate.com (2008/9/5).

6. Gursel G, Aydogdu M, Ozyilmaz E, et al. Risk factors for treatment failure in patients with ventilator-associated pneumonia receiving appropriate antibiotic therapy. J Crit Care 2008; 23: 34-40.

7. Watanabe A, Yanagihara K, Kohno S, et al. Multicenter survey on hospital-acquired pneumonia and the clinical efficacy of first-line antibiotics in Japan. Intern Med 2008; 47: 245-54.

8. Seki M, Watanabe A, Mikasa K, et al. Revision of the severity rating and classification of hospital-acquired pneumonia in the Japanese Respiratory Society guidelines. Respirology 2008; 13: 880-5.

9. Gursel G, Aydogdu M, Ozyilmaz E, et al. Risk factors for treatment failure in patients with ventilator-associated pneumonia receiving appropriate antibiotic therapy. J Crit Care 2008; 23: 34-40.

10. Póvoa P, Coelho L, Almeida E, et al. C-reactive protein as a marker of ventilator-associated pneumonia resolution: a pilot study. Eur Respir J 2005; 25: 804-12.

Question 37 기관 튜브는 최대 며칠간 넣어 두어도 괜찮은가?

인공호흡 관리를 시행할 때 기관 튜브 또는 기관절개에 의해 기도를 확보하며, 보통 급성기에는 기관 튜브를 통해 인공호흡 관리를 시행한다. 인공호흡이 장기화되는 경우기관절개를 고려한다.

기관 튜브에 의한 기도 관리는 며칠간 가능할까? 바꾸어 말하자면 언제 기관절개를 고려해야 할까?

기관 튜브에 의한 기도 확보 합병증

표 37-1에 기관 튜브에 의한 기도 관리시 발생할 수 있는 합병증을 제시하였다. 기관 튜브 유치 중에 이런 합병증에 주의하여 관리하면 합병증 빈도를 줄일 수 있다.

이런 합병증이 일어나지 않으면 이론적으로 장기간 기관 튜브에 의한 기도 확보가 가능하지만, 이런 합병증은 반드시 나타나므로 어느 시기에는 기관절개를 선택할 수 밖에 없다. 실제 튜브에 의한 후두 손상 정도와 표 37-2와 같은 기관 튜브와 기관절개의 장단점을 고려하여 각각의 환자에서 적용한다.

표 37-1 기관 튜브에 의한 기도 확보의 합병증

· 후두 손상(후두 부종, 궤양, 육아 형성, 목쉼,
  성대 마비 등)
· 삼킴 장애
· 기관 협착
· 식도 기관루
· 부비동염
· 기관 튜브의 균막(biofilm) 형성, 폐렴, 기관지염

표 37-2 기관 삽관과 기관지 절개의 장점과 단점의 비교

	기관 절개	기관 삽관
장점	캐뉼라 교환이 쉽다.	삽관이 쉽다.
	발성과 연하 촉진	외과 수술이 불필요하다.
	분비물 흡인이 쉽다.	절개공 합병증이 없다.
	환자가 편하다.	
단점	커프 합병증이 있다.	커프 합병증이 있다.
	절개공 합병증이 있다.	후두 장애 빈도가 높다.
	기관지 협착 가능하다.	튜브가 이동되기 쉽다.
	절개공 완성 전 캐뉼라가	튜브 교체에 숙련 필요.
	빠지면 위험하다.	보통 ICU에서 관리 필요.
		비강이나 구강 장애가 있다.

⯮ 언제 기관절개를 선택해야 할까?

● 빠른 편이 좋은가?

기관절개의 적응에 대해 National Association for Medical Directions of Respiratory Care의 권고가 일반적으로 사용된다. 이에 따르면 기관 튜브에 의한 기도 확보는 10일이 한도이며, 만약 21일 이상이 필요한 경우 기관절개가 선택 되는것이 당연하다고 한다.

이 지침은 근거에 의한 것이 아니라, 전문가의 견해에 의한 것이지만, 지금까지 이 지침이 답습되고 있어 인공호흡 관리 후 평균 11일에 기관절개가 시행되고 있다고 보고되었다.

최근 경피적 기관절개술이 쉽고 안전하게 시행 가능하여 조기 기관절개의 유효성이 어떠한지 검토하게 되었다. Griffiths 등은 메타분석에 의해 7일 이전의 조기 기관절개와 그 이후의 기관절개를 비교하여, 인공호흡 관리 기간 및 ICU 입실 기간이 조기 기관절개에서 보다 짧았다고 보고하였다.

또 외상 환자를 대상으로 인공호흡기 관련 폐렴 ventilator-associated pneumo-nia (VAP) 발생에 대한 조기 기관절개의 효과를 검토한 연구에서, 조기 기관절개가 VAP를 감소시켰다는 보고가 있다. 한편 기관절

column ●

삽관 환자에게 스트레스 궤양에 대한 예방약이 필요한가?

ICU에 입실하는 환자에서, 위 및 식도 궤양에 의한 위장관 출혈이 높은 빈도(1.5~8.5%)로 동반되며, 특히 48시간 이상 인공호흡 관리를 시행하는 환자에서 그렇지 않은 환자에 비해 위장관 출혈 발생이 15.6배 높다고 보고되었다.

따라서 위장관 출혈을 예방하기 위해 항궤양제 투여가 자주 시행되며 American Society of Health System Pharmacists는 출혈 경향이 있거나 48시간 이상 인공호흡관리를 시행하는 환자에게 항궤양제 투여를 권고하고 있다.

이와 같이 위장관 출혈에 대한 항궤양제의 유효성이 확립되어 있으나 H_2 수용체 길항제, 프로톤펌프 억제제에 의해 위내 pH가 상승(산도 저하)하면 세균 증식이 억제되지 않아 VAP 합병 빈도가 증가하는 것으로 알려져 있다.

위내 pH를 상승시키지 않는 수크랄페이트와 H_2 길항제 사이의 비교 시험에서, 원내 폐렴 발생률이 수크랄페이트 5%에 비해 H_2 길항제는 21%로 높았다는 보고가 있으나 한편 양자에 유의한 차이가 없다는 보고도 있어 명확한 결론에 이르지 못했다.

수크랄페이트는 궤양 예방 효과가 낮아 현재 H_2 길항제, 플로톤펌프 억제제가 궤양 예방을 위해 사용되는 경우가 많고, 이런 약제 사용에서 폐렴 빈도 증가 가능성을 염두에 두어 각각의 환자에 적용할 필요가 있다.

개에 의해 반대로 VAP가 증가했다는보고도 있어 조기 기관절개에 대해 아직 통일된 견해는 없다.

● 현시점의 권고

이상의 보고를 기초로 Bauman 등은 기관절개 시기에 대해 현시점에서 다음과 같이 권고하고 있다.

1. 기관삽관 7일 후 추가로 14일 이상 인공호흡 관리가 필요하다고 추정되는 증례는 조기에 기관절개를 시행하는 것이 조기 호흡기 제거를 가능하게 하므로 이 시점에서 기관절개를 선택한다.
2. 기관삽관 7일에 기관절개를 선택하지 않은 경우, 매일 환자를 평가하여 총 21일이상 인공호흡 관리가 필요하다고 추정되는 시점에서 기관절개를 선택한다.

이상의 권고는 어디까지나 현시점의 생각이며, 조기 기관절개에 대한 대규모 임상시험에서 그 유효성이 확립되면, 앞으로 보다 조기에 기관절개가 시행될 가능성도 있다.

▶▶ 기관 튜브 교환이 필요한가?

예전에는 약 1주 간격으로 기관 튜브를 교체하거나 경구 삽관을 경비 삽관으로 교체했었다. 그러나 현재 튜브 교체는 내강이 협착되었거나, 커프가 손상되었을 때만 시행하고 있다. 또 경비 삽관은 부비동염 합병 빈도가 높아 권고되지 않는다.

● ● ●

기관 튜브에서 기관절개로의 변경은 경험적으로 인공호흡 관리 시작 후 10~14일 정도에 시행되어 왔다. 그러나 최근 조기 기관절개의 유효성에 대한 근거가 축적되고 있어 이런 생각이 점차 변화되고 있다. 인공호흡 관리 상태는 원내 폐렴의 가장 큰 위험인자이다. 인공호흡기를 장착하여 막연하게 호흡관리를 시행해서는 안되며 가능하면 조기에 튜브를 제거하려고 노력해야 한다.

● 문헌

1. Nambiar A, Hyzy RC. Endotrachial management and complications. http://www.uptodate.com (2008/10/8).
2. Bauman BD, Hyzy RC. Overview of tracheostomy. http://www.uptodate.com (2008/6/11).
3. Plummer AL, Gracey DR. Consensus conference on artificial airways in patients receiving mechanical ventilation. Chest 1989; 96: 178-80.
4. Esteban A, Anzueto A, Alia I, et al. How is mechanical ventilation employed in the intensive care unit? An international utilization review. Am J Respir Crit Care Med 2000; 161: 1450-8.
5. Griffiths J, Barber VS, Morgan L, et al. Systematic review and meta-analysis of studies of the timing of tracheostomy in adult patients undergoing artificial ventilation. BMJ 2005; 330: 1243-6.
6. Nseir S, Di Pompero C, Jozefowicz E, et al. Relationship between tracheotomy and ventilator-associated pneumonia: a case control study. Eur Respir J 2007; 30: 314-20.
7. Möller MG, Slaikeu JD, Bonelli P, et al. Early tracheostomy versus late tracheostomy in the surgical intensive care unit. Am J Surg 2005; 189: 293-6.
8. Ibrahim EH, Tracy L, Hill C, et al. The occurrence of ventilator-associated pneumonia in a community hospital: risk factors and clinical outcomes. Chest 2001; 120: 555-61.

정상 성인에게 인플루엔자 백신이 필요한가?

매년 겨울 맹위를 떨치는 인플루엔자. 그 발생 역사는 매우 오래되어 아득한 히포크라테스 시대까지 거슬러 올라간다. 근래 항바이러스제 개발이 진행되었지만 고령자에서 아직도 죽음에 이를 가능성이 있는 무서운 질환인 것에는 변함이 없다.

일본은 인플루엔자 예방을 위해 65세 이상을 대상으로 무료로 백신을 접종한다. 하지만 이에 해당되지 않는 정상 성인에서 백신 접종을 시행하는 것은 어떠할까?

인플루엔자 백신에 대한 일본의 상황

● 백신 접종률 저하

일본에서는 1960년대부터 약 30년간 초등학교, 중학교 학생을 중심으로 인플루엔자 백신 집단 접종을 해 왔다. 그러나 1980년대 백신 무효론이 등장하면서 인플루엔자 등의 감염증은 자기 책임으로 방지하도록 노력해야 한다는 풍조에 따라 백신 접종률이 저하되었다.

● 고령자에서는 명확한 예방 효과

1994년 예방 접종법이 개정되어 인플루엔자 백신은 정기 접종 항목에서 제외되었다. 그 후 고령자에게 예방 효과가 있다고 밝혀져 2001년 11월 예방 접종법을 개정하여 현재의 정부 부담 제도가 시작되었다[표 38-1].

한편 미국 ACIP(예방 접종 자문위원회)에서는 표 38-2과 같은 고위험군을 설정하여 백신 접종을 권고하고 있다.

유행 예측과 백신 제작

백신의 예방 효과는 접종 후 약 2주부터 시작되어 약 5개월간 나타나며, 매년 유행 전에 접종해야 한다. 전 세계에서 유행하는 인플루엔자는 현재, A형인 H1N1아형(A 소련형), H3N2아형(A 홍콩형) 및 B형의 3종

표 38-1 예방 접종법에 의한 인플루엔자 예방 접종 대상자

65세 이상
60~64세에서 심장, 신장, 호흡기 기능 장애가 있으며, 생활에 제한이 있는 경우
60~64세에서 사람 면역부전 바이러스에 의한 면역 기능 장애가 있어 일상 생활이 불가능한 경우

표 38-2 미국 ACIP 인플루엔자 백신 접종 권고자

6개월부터 18세까지의 모두
50세 이상
인플루엔자 유행시기에 임신 가능성이 있는 사람
만성 호흡기질환(천식 포함), 심혈관 질환(고혈압 제외), 신, 간, 혈액 또는 대사 질환(당뇨병 포함)이 있는 사람
면역기능 장애자(약물성 및 HIV 감염 포함)
삼킴 장애 또는 기도 분비를 스스로 제어 불가능한 신경 질환(치매, 척추 질환, 간질, 신경관 질환 등)이 있는 사람
탁아 시설, 요양 시설, 양노원 입주자와 그 직원
4세 이하(특히 6개월 미만) 아동, 50세 이상, 또는 상기 고위험군과 동거자 및 의료 종사자
인플루엔자 이환 위험 또는 타인에게 감염시킬 위험을 경감하려는 사람

류이다.

WHO(세계 보건기구)와 CDC(미국 질병 예방 관리센터)에서는 매년, 전 지구적 수준의 바이러스 감시 활동에 근거하여 다음 시즌의 유행주가 무엇인지 예상하고 있다. 최근에는 바이러스 감시 기술이 향상되어 항원 불일치에 의한 백신 무효 사태는 거의 일어나지 않고 있다.

정상인에서 비활성화 백신의 효과는?

2008년 8월 발표된 CDC 보고에 의하면 65세 미만 정상인에서 유행주와 백신의 항원성이 유사한 경우 백신 접종으로 인플루엔자 발생을 약 70~90% 줄일 수 있다고 한다.

또 정상인에서 백신 접종에 의해 결근률 감소 및 항생제 투여를 포함한 의료비 절감의 효과가 있었다. 한편 양자의 항원성이 일치하지 않을 경우에도 발생 예방 효과는 50~77%였으나, 인플루엔자 관련 입원 예방은 90%로 높은 효과가 있었다.

효과와 부작용 검증

백신용 바이러스는 부화 계란에서 배양하므로 달걀이나 그 외의 백신 성분에 알레르기가 있으면 접종해서는 안된다. 중등도 또는 심한 경련이 있는 경우나 열이 나면 증상

표 38-3 접종이 권고되는 환경

결근, 결석 하면 안되는 상황(수험생, 여행)
고령자, 유아, 임산부와 동거
유아, 고령자가 많은 직업 환경(보육원, 노인 시설, 병원)
증상 출현 시 진료를 받을 수 없는 경우.

이 좋아질 때까지 접종하지 않는다.

Guillain-Barre 증후군이 발생된 보고도 있지만, 인플루엔자에 의한 발생보다 낮다고 한다. 백신을 접종할 수 없으면 항바이러스제의 예방적 투여가 선택사항이다.

역시 접종하는 것이 바람직한가?

백신 접종으로 인플루엔자 발생을 완전히 예방하는 효과는 없지만, 발생 위험이 감소하거나 발생 시 증상 완화와 같은 효과가 확인되고 있다. 또 유행주 예측 기술도 높아져 백신 접종으로 예방 효과를 더욱 기대할 수 있게 되었다.

인플루엔자는 self limited disease(병의 경과가 어느 일정한 기간에 종식되는 경향을 가진 질병)이지만, 발병하면 집에서 안정할 수 밖에 없으므로 정상 성인에서도 부작용 위험이 높은 경우를 제외하고 접종이 바람직하다고 생각할 수 있다. 표 38-3과 같은 생활 환경(가정 환경, 직장 환경 등)을 고려하여 판단하면 좋을 것이다.

인플루엔자에 걸리고 싶지 않은 사람, 다른 사람에게 피해를 주고 싶지 않은 사람은 누구라도 접종하는 것이 바람직하다.

● 문헌

1. 厚生労働省. インフルエンザ予防接種実施要領. http://www.mhlw.go.jp/topics/bcg/tp1107-1d.html

2. Jefferson TO, Rivetti D, DiPietrantonj C, et al. Vaccines for preventing influenza in healthy adults. Cochrane Database Syst Rev 2007; 2: CD001269.

3. Nichol KL, Lind A, Margolis KL, et al. The effectiveness of vaccination against influenza in healthy, working adults. N Engl J Med 1995; 333: 889-93.

4. Herrera GA, Iwane MK, Cortese M, et al.

Influenza vaccine effectiveness among 50-64-year-old persons during a season of poor antigenic match between vaccine and circulating influenza virus strains: Colorado, United States, 2003-2004. Vaccine 2007; 25: 154-60.

5. Fiore AE, Shay DK, Broder K, et al: Prevention and control of influenza: recommendations of the advisory committee on immunization practices(ACIP), 2008. MMWR Recomm Rep 2008; 57: 1-60.
◎http://www.cdc.gov/mmwr/preview/mmwrht ml/rr57e717a1.htm から閲覧可能。

Question 39 폐렴구균 백신을 5년 간격으로 맞아야 하는가?

현재 사용되고 있는 폐렴 구균 23가 다당체 백신은 접종 6~10년 후 폐렴구균에 대한 항체가가 접종 전 수준으로 저하된다. 이 폐렴구균 다당체 백신(이하 폐렴구균 백신이라고 한다)의 재접종 필요에 대한 논란이 있다.

▶▶ 재접종에서 부작용이 증가하는가?

● 첨부 문서의 경고!

폐렴구균 백신 재접종에 의한 부작용이 처음 접종에 비해 증가하는 것일까?

미국의 Advisory Committee on Immunization Practices (ACIP)는 폐렴구균 백신 재접종에 의한 유효성이나 안전성 자료가 충분하지 않기 때문에 면역능이 정상인 사람에게는 루틴으로 재접종 하지 않도록 권하고 있다.

일본에서 폐렴구균 백신을 판매하는 제약회사도 동일하게 폐렴구균 백신을 접종 한 사람에서 현저한 부작용(주사 부위의 통증, 홍반, 경결 등)이 나타나므로 재접종을 하지 말도록 첨부 문서에 기재하고 있다.

● 재접종의 안전성

폐렴구균 백신의 재접종 안전성을 평가한 외국의 임상 연구가 참고가 된다. 처음 접종하고 5년 이상 경과한 중년에서 폐렴구균 백신을 재접종했을 때, 처음 접종자에 비해 10.2 cm 이상의 주사 부위 국소 반응이 유의하게 많았다(11% vs 3%). 만성 질환이 없는 정상 면역능을 가지고 있는 사람에서는, 재접종에 15%, 처음 접종에 3%로 그 차이가 더욱 컸다. 이런 국소 반응의 반 정도는 3일 이내에 없어졌다.

국소 반응의 위험은 접종 전 항체가의 기하 평균과 상관이 있었다. 이 연구의 결론으로 처음 접종에 비해, 재접종에서는 자연히 호전되는 주사 부위의 국소 반응 빈도가 높다고 생각할 수 있다. 따라서 재접종의 부작용은 폐렴구균 백신이 권고 되는 사람에게 금기가 될 정도는 아니다.

● 일본의 동향

이와 같이 폐렴구균 백신을 처음 접종 후 5년 이상 지나고 재접종해도 중대한 부작용이 증가하는 것은 아니다. 일본감염학회, 일

표 39-1 폐렴구균 백신 재접종의 적응(ACIP 지침)

1. · 기능적 또는 해부학적인 비장 결핍(겸상적혈구증, 비장 적출 후)
   · 급속히 항체가가 저하되는 사람(HIV 감염증, 백혈병, 림프종, Hodgkin병, 다발성 골수종, 진행 암, 만성 신부전, 신증후군)
   · 면역 억제 상태(장기·골수 이식), 면역 억제 치료를 받고 있는 환자(장기간의 스테로이드 투여 포함)
   · 특히 2~10세 소아에서 상기에 해당하는 경우(중증 폐렴구균 감염 위험이 높다)
2. 처음 접종을 5년 전에 받았으며, 처음 접종시 65세 미만이고 재접종시 65세 이상인 사람

본화학요법학회, 일본호흡기학회는 폐렴구균 백신 재접종을 허가해 주도록 국가에 요청하고 있다.

▶▶ 재접종은 어느 정도 효과적인가?

● 효과적인 환자와 금기 환자

폐렴구균 백신을 처음 접종하고 6년이 경과한 노인에서 재접종 후 협막 항원에 대한 평균 항체가 상승률은 처음 접종에 비해 낮았다(1.5 vs 3.1). 그러나 항체가 상승과 예방 효과의 상관 관계를 나타내는 자료가 충분하지 않기 때문에 혈청학적 자료만으로 유용성을 판단하기는 어렵다.

미국 ACIP는 폐렴구균 백신 재접종 적응으로, ① 기능적 또는 해부학적 비장 결핍, 급속한 항체가 저하, 면역 억제 상태, 면역 억제 치료를 받고 있는 환자, ② 처음 접종을 5년 전에 받았고, 처음 접종 시에 65세 미만이며 재접종 시 65세 이상인 사람을 들고 있다[표 39-1].

처음 접종 시 중증 부작용(아나필락시나 국소 반응)을 일으킨 사람의 경우 재접종은 금기이다.

● 현재 자료 부족 상태: 재접종을 권유하지 않는다

성인의 폐렴구균 감염은 대부분 고령자나 만성 질환이 있는 환자에게 생기며, 이런 고위험 집단에서 폐렴구균성 폐렴의 예방 효과를 증명하는 자료는 불충분하다. 재접종에 대한 자료는 더 부족하기 때문에 현재, 비장 결핍 등 일부 환자를 제외하고, 첨부 문서에 있는 대로 폐렴구균 백신 재접종은 권유하지 않는다.

● 문헌

1. Prevention of pneumococcal disease: recommendations of the Advisory Committee on Immunization Practices (ACIP). MMWR Recomm Rep 1997; 46(RR-8): 1-24.
2. Jackson LA, Benson P, Sneller VP, et al. Safety of revaccination with pneumococcal polysaccharide vaccine. JAMA 1999; 281: 243-8.
3. Mufson MA, Hughey DF, Turner CE, et al. Revaccination with pneumococcal vaccine of elderly persons 6 years after primary vaccination. Vaccine 1991; 9: 403-7.

Question 40 기관지 천식의 기침에 진해제가 효과가 있는가?

기관지 천식이나 기침 천식은 후비루 증후군이나 위식도 역류증과 더불어 만성 기침의 3대 원인 중의 하나이며, 비흡연자에서 만성 기침 원인의 약 24~29%를 차지한다. 기관지 천식의 기침은 호흡 곤란이나 천명의 동반이 많지만, 기침 천식처럼 기침이 유일한 증상인 증례도 증가하고 있다.

임상에서 기침이 보이면 진해제를 처방하는 경우가 있는데, 기관지 천식의 기침에서도 기침을 멈추는 것이 효과가 있을까?

▶▶ 천식에서 기침이 일어나는 기전

기침의 발생 기전은 완전히 규명되지 않았으나, 현시점에서 다음과 같이 생각되고 있다.

기도의 염증 또는 외부의 자극 물질을 흡입하면 C-섬유 수용체가 자극된다. 그러면 미주신경에 포함된 C-섬유 인근의 신경섬유에서 물질 P를 중심으로 한 신경펩티드가 방출된다. 물질 P가 방출되어 기도 상피에 물질 P가 증가하면 기도에서 기침 수용체가 자극된다. 이 자극이 미주신경의 유수섬유를 통해 연수에 존재하는 기침 수용체를 자극하여 기침을 일으킨다. 기침 수용체는 인두, 중추 및 말초 기도에 널리 분포되어 있으며, 대부분의 호흡기 질환에서 이 기침 수용체의 감수성 항진에 의해 기침 반사가 일어난다.

한편 기관지 천식에서는 호산구를 중심으로 한 만성 기도 염증에 의해 기도 과민성이 항진되며, 정상인에서는 문제가 안되는 자극도 천식 환자에서는 기도 협착을 일으킨다. 기관지 천식에서는 이 기도 과민성에 동반된 가역성 기도협착이 기침, 천명, 호흡 곤란 같은 증상의 원인이며, 다른 만성 기침을 일으키는 질환과 크게 다르다.

▶▶ 진해 작용의 기전

앞의 설명처럼 기침의 대부분은 기도의 기침 수용체가 자극되고 이 자극이 기침 중추에 전해지는 원심로를 통해 기침을 일으킨다.

진해제는 이 기침 반사 경로에 작용하여 기침을 멈추는 작용을 나타낸다. 진해제로는 기침 중추에 작용하는 중추성 진해제가 많이 사용되며, 기관지 천식에서 기침의 원인은 앞의 설명처럼 기도 협착이 주된 원인이므로 진해제의 효과는 기대할 수 없으며, 기관지 확장제에 의해 개선될 수 있다.

기관지 천식에 의한 기침 치료에는 기관지 천식에 대한 표준 치료가 적응이 되며, 흡입 스테로이드와 기관지 확장제를 병용하는 것이 기본이 된다. 특히 기침의 원인은 기도 만성 염증에 동반된 기도 과민성 항진이므로 흡입 스테로이드가 치료의 중심이 된다.

기관지 확장제로는 장시간 작용형 β_2 자극제가 이용되며, 기도 염증 개선 효과가 없기 때문에 반드시 흡입 스테로이드와 병용할 필요가 있다.

그림 40-1 만성 기침의 감별진단

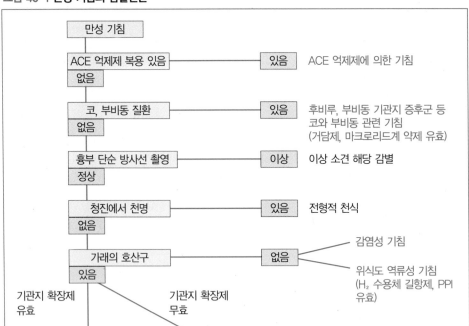

테오필린 서방형 제제도 기관지 확장제로 사용되며, 천식 기침에 효과적이나 그 효과는 장시간 작용형 β_2 자극제에 미치지 못한다. 류코트리엔 수용체 길항제도 천식 치료에 사용되며 기침에 유효하지만, 그 효과는 장시간 작용형 β_2 자극제에 미치지 않는다.

기관지 천식의 기침에 기관지 확장제를 투여하면 약 1주에 호전되지만 완전히 관해 되려면 약 8주의 흡입 스테로이드 치료가 필요하다. 이런 치료에도 기침이 개선되지 않으면 스테로이드제 복용을 고려한다.

≫ 기침 감별에 폐활량 측정이 필요한가?

앞에서 설명한대로 기관지 천식의 기침 치료에 진해제가 효과가 없으며, 다른 만성 기침과 감별이 중요하다. 그림 40-1은 필자의 병원에서 사용하는 만성 기침 진단의 플로차트(flow chart)이다.

기관지 천식은 가역성 기도 협착이 특징이며, 기도 가역성 검출 방법으로 단시간 작용형 β_2 자극제를 폐활량 측정 전후에 흡입시키는 기도 가역성 시험이 있어, 1초량이 기관지 확장제 투여 전 보다 12% 이상(또는 200 mL) 개선되면 기관지 천식가능성이 높다.

그러나 기침 천식에서는 기도 가역성 검사에서 정상인과 기관지 천식 중간치를 보여 반드시 양성이 되지 않는 경우도 있다. 따라서 기도 가역성 시험 음성에서도 만성 기침 원인으로 기관지 천식이나 기침 천식을 배제할 수 없으며 다른 검사 결과를 종합하여 판단하는 것이 중요하다.

기관지 확장제에 의해 기침이 개선되는

것은 기관지 천식과 기침 천식뿐이다. 기도
가역성 검사에 음성이어도, 다른 임상 소견
으로 기관지 천식이나 기침이 의심되는 증례
를 진단할 때 그림 40-1과 같은 기관지 확장
제에 의한 치료가 유효하다.

기관지 확장제를 투여하여 기침이 개선되
면 기관지 천식이나 기침 천식에 동반된 기
침 가능성이 높으며, 다른 만성 질환 감별에
진단적 치료로 권고 되고 있다.

● ● ●

기침은 불편한 증상이므로 안이하게 진해
제를 처방하는 경우가 적지 않다. 기침은 생
체 방어 기능의 하나이며, 원인을 제대로 찾

아서 그에 따른 치료를 시행할 필요가 있다.

● 문헌

1. Dicpinigaitis PV. Chronic cough due to asthma: ACCP evidence-based clinical practice guidelines. Chest 2006; 129: 75S-79S.
2. 日本呼吸器学会咳嗽に関するガイドライン作成委員会. 咳嗽に関するガイドライン. 東京: 日本呼吸器学会, 2005.
3. 大田　健監修. GINA2006 日本語版. 東京: 協和企画, 2006.
4. Irwin RS, French CT, Smyrnois NA, et al. Interpretation of positive results of a methacoline inhalation challenge and 1 week inhaled bronchodilator use in diagnosing and treating cough-variant asthma. Arch Intern Med 1997; 157: 1981-7.

Question 41 비행 중 동맥혈 산소 포화도는 어느 정도나 내려갈까?

마라톤 선수 등 스포츠계에서 흔히 이용되
는 고산지 훈련이 있다. 이것은 고산지에서
기압이 저하되고 그에 따라 흡입 산소 분압
이 저하되는 것을 반대로 이용하는 것이다.

그렇다면 원래 호흡기 질환이 있는 환자
가 고산지 또는 비행기 내에 있으면 어떻게
될까?

보잉은 콩코드보다 저기압

제트 여객기는 고도 9,000~12,000 m를
비행한다. 물론 기내에는 보통 대기압(1기

압)이 유지되도록 설정되어 있으나 실제로는
0.8~0.9 기압 정도로 조절 되어 있다. 이 기
압 차이에 의한 영향을 자세하게 평가한 연
구가 실제로 있다.

1988년에 발표된 Cottrell의 논문은 조사
한 기종에 따라 기내 기압 변동에 차이가있
다는 것이 밝혀졌으며, 요약하면 표 41-1과
같다. 이 표를 보면 콩코드는 순항 고도
(35,000피트)에서 표고 1,000피트(300 m)
에 해당하는 기내압을 보이며, 보잉 737은
표고 8,000피트(2,400 m)에 해당되는 기내
압을 보였다.

표 41-1 기종에 따른 기내압 차이

항공기 명	기압 변동(psi)	운항 고도(ft)	항공기 명	기압 변동(psi)	운항 고도(ft)
B-727	8.6	5,400	DC-10	8.6	5,400
B-757	8.6	5,400	A-300	8.25	6,100
B-767	8.6	5,400	A-320	8.3	6,000
B-747	8.9	4,700	L-1011	8.4	5,800
B-737	7.45	8,000	BAC-111	7.5	7,900
DC-8	8.77	5,000	콩코드	10.7	1,000
DC-9	7.76	7,300			

표 41-2 기내 저산소 예측 식

1. 지상의 PaO_2에서 비행고도 기내 PaO_2 예측식
   0.410 × 지상 PaO_2(mmHg) + 17.652
2. 지상의 PaO_2와 FEV_1(L)에서 비행고도 기내 PaO_2 예측식
   0.519 × 지상 PaO_2(mmHg) + 11.855 × FEV_1(L) − 1.760
3. 지상의 PaO_2와 FEV_1% 예측치에서 비행고도 기내 PaO_2 예측식
   0.453×지상 PaO_2(mmHg) + 0.386 × (FEV_1% 예측치) + 2.44
4. 지상의 PaO_2와 고도(피트)에서 고지 PaO_2 예측식
   22.8 − (2.74 × 고도/1000) + 0.68 × 지상 PaO_2(mmHg)

FEV_1: 1초량, 1kpa=7.5mmHg

표 41-3 비행기 탑승 전 평가

평가 대상이 되는 환자군
중증 폐색성 장애(COPD, 기관지천식), 구속성 장애
과거 항공기내에서 호흡기계 문제를 경험한 환자
저산소에 의해 악화되는 환자
폐결핵
퇴원 후 6주 이내의 호흡기질환 환자
정맥 혈전색전증 위험이 높은 환자
재택 산소요법이나 재택 인공호흡 중인 환자
탑승 전 평가 내용
호흡기 증상 중심의 병력 청취 및 신체 소견
폐기능 검사
맥파 산소측정[*1]
비행이 원칙적으로 금기인 환자
감염 가능성이 있는 시기의 결핵 환자[*2]
기흉 치료 중인 환자
주의를 요하는 환자
6주 이내에 개흉 수술을 받은 환자[*3]
폐암 환자

[*1] 92~95%이면 저산소 부하검사 실시
[*2] 3회 연속 가래 도말 검사에서 음성이 최저 조건이고, 배양 음성이 확인되면 완벽하다.
[*3] 일반적으로 2주 이내의 치료 경과가 순조로우면 허용하는 항공사도 있다.

실제로 어디 정도로 저산소가 될까?

● 상공에서의 PaO_2(동맥혈 산소 분압)를 예측할 수 있다

Cottrell의 논문은 해수면에서 159 mmHg인 흡입 산소 분압이 9,000피트 상공(기외)에서 113 mmHg까지 저하하는 것을 지적하고 있다. 한편 기내에서는 기외 정도의 기압 저하는 없지만 표 41-1처럼 일정하게 저하가 일어난다.

예를 들어 상공에서 기내압이 1,829 m(6,000피트)에 해당하는 기종이면, 기내의 FIO_2(흡입기 산소 농도)는 지상의 0.21(21%)에서 0.151(15.1%)까지 저하 된다. 이에 근거하면 건강 성인에서도 PaO_2는 53~64 mmHg까지 저하되어 SpO_2(동맥혈 산소 포화도)도 85~91%가 예측된다.

실제로 환자를 후송한 필자의 경험에 의하면, 기내에서 맥박 산소계측기로 건강한 필자도 90%대 전반으로 떨어졌으나 특별한 증상이 없었다.

이런 결과를 기초로 영국 흉부학회(BritishThoracic Society)는 2002년 지침에서 상공에서의 PaO_2예측 공식을 발표하였다[표 41-2].

● **저산소가 예측되는 환자의 대응**

영국흉부학회 지침에 따르면, 비행기 탑승 전 평가가 필요한 환자와 평가 내용, 비행 금기 환자, 주의가 필요한 환자 등 저산소가 예측되는 환자들에 대한 대응을 표 41-3과 같이 시행한다.

》》 항공회사의 대응 : MEDIF (진단서)가 필요한 경우도…

각 항공회사는 호흡기 질환을 포함하여 다양한 의학적 문제가 발생할 수 있는 환자의 탑승에 대해 사전에 서면으로 등록을 요구하고 있다.

MEDIF (Medical Information Form)이

라고 부르는 진단 용지가 준비되어 있으며 각 항공회사 홈페이지 등에서 입수 가능하다. 또 호흡기 질환 환자의 탑승 시 필요한 수속에 대한 구체적인 내용들이 각 사의 홈페이지에 나와있다. 일본의 ANA 스카이어시스트 https://www.ana.co.jp/sh are/assist, JAL priority 게스트 서포트 http://www.jal.co.jp/jalpri/ 등이 있다.

● **문헌**

1. Cottrell JJ. Altitude exposures during aircraft flight. Flying higher. Chest 1988; 93: 81-4.
2. British Thoracic Society Standards of Care Committee. Managing passengers with respiratory disease planning air travel: British Thoracic Society recommendations. Thorax 2002; 57: 289-304.

Question 42 결핵을 배제하기 위해서 가래 검사를 몇 번 해야 할까?

》》 균량이 적으면 검출되지 않는다

유감스럽지만 가래 도말 검사 결과만으로 폐결핵 환자를 배제할 수 없다.

왜냐하면, 결핵에서는 아무래도 배양할 수 없는, 이른바 배양 음성례가 존재하며, 게다가 배양 양성례에서도 그 1/3은 가래 도말 염색을 여러 번 반복해도 음성이기 때문이다. 이것은 도말 염색으로 균이 발견되려면 어느 정도의 균량이 있어야하며, 균량이 비

교적 적은 경우에는 도말에서 검출되지 않기 때문에 어쩔 수 없다.

》》 항산균 도말 염색으로 어떻게 판단할까?

주제의 질문을 조금 바꾸어서 일상 진료에서 결핵이 의심될 때 항산균 도말 염색 결과를 임상에서 어떻게 판단해야 할까에 대해 알아보자.

● 몇 번 시행해야 할까?

먼저 도말 검사 양성 폐결핵 환자는 가래의 항산균 도말 염색을 몇 번 시행하면 나올 수 있을까? 감염 대책에서 문제가 되는 것은 다른 사람에게 감염 위험이 높은 환자, 구체적으로 가래 도말 검사가 양성인 환자를 다룰 때이다. 감염력이 높은 환자를 신속하게 발견하여 대책을 마련하면 감염 확산을 방지할 수 있다.

결핵에서 도말 양성 환자 발견에 도말 검사를 몇 번 시행해야할 것인가에 대해 이미 충분히 검증되고 있으며, 일반적으로 3번의 도말 염색 검사에서 거의 100% 양성례를 검출할 수 있다고 알려져 있다.

● 확산 예방 지침

이런 지견에 근거하여 CDC(미국 질병예방 관리센터) 결핵 확산 예방 지침에는 「폐, 기도 또는 후두의 감염성 결핵을 의심하여 공기 감염 격리실에 수용한 환자에 대한 공기 감염 예방 대책을 해제하는 조건은, 감염성 결핵 가능성이 낮고 다른 질환이없으며, 3번 연속하여 가래 도말 검사 음성이 확인된 경우이다. 3번 채취하는 가래 검사는 8~24시간 간격으로 시행하며, 적어도 한번은 아침 가래(자는 동안 분비물이 모이므로)를 채취한다. 보통 이 방법으로 도말 음성 환자는 2일간에 격리 해제된다」라고 하고 있다.

▶▶ 3번 음성이면…?

그렇다면 가래 도말이 3번 음성이면 폐결핵을 완전히 배제할 수 있을까? 또 객담 도말이 3번 음성이면 다른 사람에게 감염될 위험이 없을까? 결론부터 말하자면, 상기 2가지 질문에 대한 대답은 '그렇지 않다'이다!

● 가래 도말 3번 음성≠폐결핵이 아니다

가래 검사를 몇 번 반복해도 항상 일정 수(1/3 정도라고 한다) 도말 음성, 배양 양성인 환자가 존재한다고 알려져 있다.

도말 염색 검사를 아무리 열심히 해도 도말 음성이며 배양 양성인 결핵 환자는 일정 수 존재한다.

● 도말 음성≠감염 위험 없음

또한 도말 음성이라고 다른 사람에게 감염되지 않는다고 할 수 없다. 도말 음성인 환자는 양성 환자에 비해 다른 사람에게 감염시킬 위험이 낮지만 완전히 제로는 아니다!

네델란드에서 시행된 연구에 의하면 도말 음성 결핵 환자가 전체 결핵 환자의 13%에 이른다고 보고하였다. 일본에서도 도말 음성 폐결핵 환자에서 다른 사람에게감염성을 조사한 연구가 있다. 유감스럽지만, 3번의 가래 결과에서 항산균 도말 염색이 모두 음성이라고 결핵을 부정할 수 없다. 그래서 가래 도말 검사는 감별 「진단」에 사용할 수 없다.

▶▶ 도말 검사는 무의미한가?

그렇다면 도말 검사는 무의미한 것일까? 그렇지는 않다. 「진단」이 아니라 「공기 감염 예방 조치 해제」의 결정에 사용할 수 있다. 다만 이 경우에도 주의가 필요하다.

구체적으로 결핵(의심) 환자에서 공기 감염 예방 조치의 해제 여부는 임상적으로 「결핵이 어느 정도 의심스러운가」에 의해 결정되기 때문이다.

보다 구체적으로 알아보자. 임상적으로 검사 전 확률이 낮게 추측되는 경우(즉 크게 의심되지 않는 경우)에는 3번의 도말 염색에서 모두 음성이면 이후 폐결핵으로 진단될 확률은 매우 낮아진다. 따라서 이 경우 격리를 해제하는 것이 타당하다.

그러나 폐결핵 의심이 강한 경우, 즉 검사전 확률이 높은 경우에는 3번의 도말 음성에도 결핵 가능성은 낮지 않다. 즉 사후 확률이 그만큼 낮지 않다. 따라서 이때는 격리 여부에 대한 검토가 필요하며, 많은 경우 격리가 계속 된다. 왜냐하면 도말 음성 결핵 환자에서도 감염원이 될 수 있기 때문이다.

확실히 도말 음성에서는 도말 양성 예에 비해 감염 위험은 낮지만 제로는 아니다. 이 위험의 허용여부는 의료 기관의 상황(특히 의료 자원과 환자 층) 및 의료인의 판단에 의할 것이다.

가래를 채취하기 어려우면

독자의 대부분은 가래 채취가 어려웠던 경험이 있을 것이다. 환자에게 가래를 채취하도록 요구하면 「가래를 뱉을 수 없다」라는 푸념을 듣기도 한다. 이런 경우 가래를 채취하는 좋은 방법은 없는 것일까?

환자 교육이 효과적이라고 알려져 있다. 파키스탄에서 시행된 연구에 의하면, WHO 진료 지침에 근거하여 「가래 뱉는 방법」을 지도했을 때 항산균 도말 검사 양성률이 남성에서 1.18배, 여성에서 1.63배가 되었다는 결과가 있다. 이 방법은 「3번 심호흡하고, 크게 기침하여 가래를 뱉는다」라는 것이다. 결국 가래 채취를 적당히 넘어가려 하지 않고 단념하지 않는 것이 중요하다.

「그렇게 간단하게 가래를 뱉을 수 없다!」고 아직 고민하는 독자들도 있을 것이다. 노력해도 검체를 채취할 수 없는 경우에 적용할 수 있는 방법이 있어 소개한다.

유발 가래를 채취한다

먼저 권하고 싶은 것은 유발 가래이다. 이 것은 보통 방법으로 가래를 뱉을 수 없는 환자에게 생리식염수를 흡입시켜 유발 가래를 채취하는 방법이다. 흡입은 기도에 습기를 줄 뿐 아니라 수분 입자가 기도를 자극하여 기침을 유발한다. 이렇게 하여 가래를 뱉을 수 있는 환자가 많다.

덧붙여, 유발 가래는 보통 뱉은 가래와 유사한 정도로 검사 효과가 높다는 보고도 있다. 유발 가래가 특히 민감도가 좋은 것은 아닌 것 같다. 따라서 보통 방법으로 가래를 받을 수 없는 경우 유발 가래를 이용하여 객담 도말 배양 검사를 3번 시행하며, 그 결과에 따라 격리 해제 여부를 검토한다.

위액이나 기관지 폐포 세정액을 채취한다

그런데도 가래가 나오지 않는다! 이럴 때 사용하는 것이 위액과 기관지경에 의한 기관지 폐포 세정액 채취이다.

● 위액

먼저 위액은 어떨까? 유발 가래와 위액 검사간 효과를 비교한 연구가 있다. 결핵이 의심되는 흉부 이상 음영 환자를 대상으로, 3번의 유발 가래 채취와 3번의 위액 채취에서 양성률을 비교한 것이다. 양성률은 유발 가래 39%, 위액 30%로 유발 가래가 뛰어나다 (p=0.03) 라는 결과이다.

어떻게 해도 가래를 채취할 수 없어 어려움을 겪는 경우가 있다. 이런 경우 위액을 가래 대신 검사하여 결핵이 의심되는 환자의 격리를 종료하는 판단에 사용할 수있는지 의문을 가진 독자도 있을 것이다. CDC의 2005년 진료 지침에는 가래를 채취할 수 없는 경우에 위액을 대용할 수 있다고 기재되어 있지만, 시행 횟수에 대해서는 기록이 없다.

앞에서 설명한 연구에서 유발 가래 채취와 위액 채취의 양성률은 각각 39%와 30%로 통계적으로 유의한 차이가 있으나, 실제 퍼센트의 차이는 작아 위액으로 대신해도 좋다고 생각할 수 있을 것이다. 즉 결핵의 검사 전 확률이 낮을 때는 위액의 도말 염색에서 3번 음성이면 격리 해제한다는 것이다.

그러나 위액 검사의 민감도는 일반적으로 생각보다 높지 않고, 유발 가래의 민감도 보다 높지 못하므로 스스로 가래를 뱉기 어려우면 위액보다 먼저 유발 가래를 채취하는 것이 합리적일 것이다.

● 기관지 폐포 세정액

기관지경으로 기관지 폐포 세정액을 채취하는 것은 어떨까? 유발 가래와 기관지 폐포 세정액 중 어느 쪽이 좋은가에 대한 연구가 있다. 이 연구에 의하면 1회의 유발가래와 1회 기관지 폐포 세정액에서 항산균 도말 양성률이 일치하였다. 이 연구는 기관지경 검사에 비해 유발 가래가 안전하고 간편한 검사라고 결론을 내렸다. 기관지경 검사의 민감도가 더 뛰어난 것은 아니다….

그렇다면 어떻게 할까? 앞의 설명처럼 기관지경에 의한 기관지 폐포 세정액 검사 성능이 유발 가래와 같은 정도이면, 폐결핵 진료가 목적일 때 유발 가래 채취를 위해 노력하는 것이 합리적일 것이다.

그러나 결핵이 의심되는 환자에서 폐암 등 다른 질환도 동시에 의심되는 경우가 있다. 이런 경우에는 물론 기관지경이 필요할 것이다. 따라서 기관지경 검사는 아무래도 검체를 채취할 수 없는 경우에 한정된 대책이며, 다른 질환의 감별이 필요한 경우의 검사로 인식해야 할 것이다. 「기관지경의 1회 검체(기관지 폐포 세정액)만으로 공기 감염 예방 조치 해제를 결정할수 있는가?」라고 물으면, 1회 유발 가래와 1회 기관지 폐포 세정액에서 항산균 도말 양성률이 같으므로 기계적으로 생각하면 3회의 기관지 폐포 세정액에서 도말 음성이 필요할 것이다.

그러나 실제로 이런 검사 시행의 타당성을 고려하면 3회 검사를 시행하는 것은 어려운 일이다. 오히려 기관지경 후 기침이 유발된 상태에서 가래를 3번 채취하여 검사하는 것이 현실적이며 결과도 신뢰할 수 있다.

● 문헌

1. Finch D, Beaty CD. The utility of a single sputum specimen in the diagnosis of tuberculosis. Comparison between HIV-infected and non-HIV-infected patients. Chest 1997; 111: 1174-9.
2. Jensen PA, Lambert LA, Iademarco MF, et al. Guidelines for preventing the transmission of *Mycobacterium tuberculosis in* health-care settings, 2005. MMWR Recomm Rep 2005; 54: 1-141.
3. Blair EB, Brown GL, Tull AH. Computer files and analyses of laboratory data from tuberculosis patients. Ⅱ. Analyses of six years' data on sputum specimens. Am Rev Respir Dis 1976; 113: 427-32.
4. Al Zahrani K, Al Jahdali H, Poirier L, et al. Yield of smear, culture and amplification tests from repeated sputum induction for the diagnosis of pulmonary tuberculosis. Int J Tuberc Lung Dis 2001; 5: 855-60.
5. Tostmann A, Kik SV, Kalisvaart NA, et al. Tuberculosis transmission by patients with smear-negative pulmonary tuberculosis in a large cohort in the Netherlands. Clin Infect Dis 2008; 47: 1135-42.
6. 井上武夫, 子安春樹, 服部 悟. 喀痰塗抹陰性, その他の菌陽性肺結核患者からの結核感染. 結核 2008; 83: 81-5.

7. Khan MS, Dar O, Sismanidis C, et al. Improvement of tuberculosis case detection and reduction of discrepancies between men and women by simple sputum-submission instructions: a pragmatic randomised controlled trial. Lancet 2007; 369: 1955-60.

8. Merrick ST, Sepkowitz KA, Walsh J, et al. Comparison of induced versus expectorated sputum for diagnosis of pulmonary tuberculosis by acid-fast smear. Am J Infect Control 1997; 25: 463-6.

9. Brown M, Varia H, Bassett P, et al. Prospective study of sputum induction, gastric washing, and bronchoalveolar lavage for the diagnosis of pulmonary tuberculosis in patients who are unable to expectorate. Clin Infect Dis 2007;

44: 1415-20.

10. National Tuberculosis Controllers Association; Centers for Disease Control and Prevention (CDC). Guidelines for the investigation of contacts of persons with infectious tuberculosis. Recommendations from the National Tuberculosis Controllers Association and CDC. MMWR Recomm Rep 2005; 54: 1-47.

11. Conde MB, Soares SL, Mello FC, et al. Comparison of sputum induction with fiberoptic bronchoscopy in the diagnosis of tuberculosis: experience at an acquired immune deficiency syndrome reference center in Rio de Janeiro, Brazil. Am J Respir Crit Care Med 2000; 162: 2238-40.

Question 43 재택 산소요법으로 만성 호흡부전 환자의 예후가 개선될까?

일본에서는 1985년부터 재택 산소요법 home oxygen therapy (HOT)이 건강 보험 항목으로 적용[표 43-1]되어, 현재 약 13만 명의 환자가 사용하고 있다. 그렇다면 실제로 HOT에 의해 만성 호흡부전의 예후가 개선되는가?

호흡부전은 어떤 상태인가?

호흡부전은 실내 공기 흡입 시 동맥혈 산소분압(PaO_2)이 60 Torr (mmHg) 이하가 되는 호흡장애이며, 그 중 동맥혈 이산화탄소분압($PaCO_2$)이 45 Torr 이하를 I형 호흡부전, 45 Torr 이상을 II형 호흡부전이라고 한다. 만성 호흡부전은 1개월 이상 지속된 호흡부전 상태라고 정의되어 있다.

재택 산소요법 환자의 기저 질환

일본에서 HOT의 기저 질환은 만성 폐색성 폐질환 chronic obstructive pulmonary disease (COPD) 48%, 폐결핵 후유증 18%, 폐섬유증 등 간질성 폐질환 15%, 폐암 5%, 미만성 범세기관지염 2%이며, 그 외 신경근육 질환, 선천성 심질환, 폐혈관성 폐고혈압증, 만성 심부전에 의한 Cheyne-Stokes 호흡, 폐혈전 색전증 등이 있다.

HOT는 생명 예후를 개선시킬까?

HOT 도입 목적은, 호흡 곤란 등 임상 증상 개선, QOL 향상, 생명 예후 개선 등이다. 이런 질환에서 HOT가 생명 예후를 개선시

표 43-1 재택 산소요법의 일본의 보험 적용 기준

대상 질환

1. 고도의 만성 호흡부전
2. 폐성 고혈압
3. 만성 심부전
4. 청색증형 선천성 심질환

고도의 만성 호흡 부전에서 대상 환자

· 고도 만성 호흡부전 증례 중에서 재택 산소요법 도입 시 동맥혈 산소분압 55 Torr 이하인 사람 및 동맥혈 산소분압 60 Torr 이하로 수면시 또는 운동 부하시 현저한 저산소혈증을 일으키는 사람이며, 의사가 재택 산소요법이 필요하다고 인정한 경우

만성 심부전의 대상 환자

· 의사의 진단에 의해 NYHA Ⅲ도 이상이다고 인정되어 수면시의 Cheyne-Stokes 호흡이 보여 무호흡저호흡 지수(1 시간당의 무호흡수 및 저호흡수를 말한다)가 20 이상인 것이 수면 폴리그래피에서 확인되는 증례

· 청색증형 선천성 심질환에 대한 재택 산소 요법이란, Fallot 4징증, 대혈관 전위증, 삼첨변 폐쇄증, 총 동맥관증, 단심실증 등의 청색증형 선천성 심질환 환자 중, 발작적 저산소 또는 무산소증을 경험하는 환자의 자택에서 시행되는 구명적 산소 흡입 요법을 말한다.

키는지 알아보자.

● COPD

HOT의 기저 질환으로 가장 많은 원인은 COPD이며, PaO_2 55 Torr 이하의 COPD 환자에서 HOT 시행으로 생명 예후 개선이 국내외에서 증명되고 있다. 그러나 PaO_2 56~65 Torr의 경증 저산소혈증에서는 HOT에 의해 생존율이 개선되지 않았다.

QOL 향상에는 일정한 견해가 없으나, 운동 시 HOT에 의해 운동 능력이 개선되고 운동 후 호흡곤란 증상이 완화되는 것으로 알려져 있다.

● 폐결핵 후유증

HOT을 시행하는 기저 질환으로 폐결핵 후유증 비율은 해마다 감소하고 있지만, 현재도 2위이다. 폐결핵 후유증에 대한 예후 개선 인자에는 HOT를 비롯하여 여성, 영양

상태, 고이산화탄소혈증, 외과 치료, 활동 능력이나 호흡 재활치료 등이 있다.

HOT에 의해 예후가 개선되는 것으로 알려져 있지만 현저한 고이산화탄소혈증을 일으키는 경우도 발생한다. 이런 증례는 비침습적 양압환기(noninvasive positive pressure ventilation, NIPPV)를 병용하면 HOT 단독보다 예후가 개선된다.

제한성 환기 장애에서 장기적 NIPPV 적응 기준은 표 43-2과 같다. 제한성 환기 장애에서 HOT 시행은 동맥혈 가스 분석으로 $PaCO_2$에 주의하여 산소 투여량을 결정하는 것이 중요하다.

● 폐섬유증 등 간질성 폐질환

폐섬유증 등 간질성 폐질환이 HOT에 대한 기저 질환으로 차지하는 비율이 점차 증가하는 경향이 있으며 현재 약 15%이다.

특발성 폐섬유증(idiopathic pulmonary

fibrosis, IPF)에서 HOT는 COPD와 달리 명확한 예후 개선 효과가 증명되지 않았다. 그러나 움직일 때 HOT를 시행하여 운동 중 저산소혈증이 개선되면 운동 능력이 향상되는 것으로 보고되었다.

IPF는 안정 시에 비해 노작 시 산소 포화도가 현저하게 저하되므로 노작 시 산소 투여량을 결정기 위해 6분간 보행을 시행하여 평가할 필요가 있다.

● 폐암

폐암은 HOT를 시행하는 전체 기저 질환 중 5%를 차지하며, HOT의 예후 개선 효과는 증명되지 않았다. 그러나 완화의료로 재택생활을 연장시키고 QOL 개선을 목적으로 도입되는 경우가 많다.

● 폐고혈압증

폐고혈압증에서 생명 예후에 대한 HOT 효과의 근거는 없다. 그러나 저산소성 폐 혈관연축에 의한 폐고혈압 감소나 자각 증상, 운동 능력 개선을 목적으로 시행되고 있다.

● ● ●

이상과 같이 만성 호흡 부전이라고 해도 원인 질환에 따라 생명 예후에 대한 HOT 효과는 다르다. 그러나 근거가 없더라도, HOT를 이용하여 입원 치료를 재택 치료로 이행할 수 있는 경우도 많으며, 개개 질환에서 유효성을 검토하여 HOT를 효과적으로 이용할 수 있다.

● 문헌

1. 在宅酸素療法. In: 日本呼吸器学会在宅呼吸ケア白書作成委員会編. 在宅呼吸ケア白書. 東京: 文光堂, 2005; 3.
2. Continuous or nocturnal oxygen therapy in hypoxemic chronic obstructive lung disease: a clinical trial. Nocturnal Oxygen Therapy Trial Group. Ann Intren Med 1980; 93: 391-8.
3. Long term domiciliary oxygen therapy in chronic hypoxic cor pulmonale complicating chronic bronchitis and emphysema. Report of the Medical Research Council Working Party. Lancet 1981; 317: 681-6.
4. 吉良枝郎, 饗庭三代治, 石原照夫. 在宅酸素療法実施症例（全国）の調査結果について. 厚生省特定疾患呼吸不全調査研究班平成 3 年度報告書. 1992; 11-17.
5. O'Donnell DE, Bain DJ, Webb KA. Factors contributing to relief of exertional breathlessness during hyperoxia in chronic airflow limitation. Am J Respir Crit Care Med 1997; 155: 530-5.
6. Somfay A, Porszasz J, Lee SM, et al. Dose-response effect of oxygen on hyperinflation and exercise endurance in nonhypoxaemic COPD patients. Eur Respir J 2001; 18: 77-84.
7. 坪井知正: NPPV の予後への影響の Evidence. 呼吸と循環 2003; 51: 47-56.
8. Crockett AJ, Cranston JM, Antic N. Domiciliary oxygen for interstitial lung disease. Cochrane Database Syst Rev 2001; 3: CD002883.
9. Harris-Eze AO, Sridhar G, Clemens RE, et al. Oxygen improves maximal exercise performance in interstitial lung disease. Am J Respir Crit Care Med 1994; 150: 1616-22.

표 43-2 구속성 환기 장애에서 장기적인 NIPPV 적응 기준

1. 자·타각 증상으로 기상 시 두통, 낮의 졸음, 피로감, 불면, 낮의 초조감, 성격 변화, 인지 능력 저하, 야간 빈뇨, 노작 시 호흡 곤란, 체중 증가·경정맥 노장·하지 부종 등의 폐성심 징후 중 하나가 있는 경우에 다음 1, 2의 치료법 또는 어느 한쪽을 만족하면 장기적인 NIPPV의 적응이 된다.
2. 상기 자·타각 증상이 없는 경우에도 현저한 낮 동안 각성 시 저환기 [$PaCO_2 \geq 60Torr$ (mmHg)]가 있으면 장기적인 NIPPV 적응이 된다.
3. 고이산화탄소혈증을 동반한 호흡기 증상의 악화로 입원을 반복하는 경우에 장기적인 NIPPV 적응이 된다.

만성 폐색성 폐질환에 고농도 산소를 투여하면 안되는 이유는 무엇인가?

≫ 조절된 산소 투여를

만성 폐색성 폐질환(chronic obstructive pulmonary disease, COPD) 환자가 급성 호흡부전을 일으킨 경우 산소요법의 기본은 흡입기 산소 농도(FiO_2)가 일정하게 유지되도록 산소를 투여하는 것이다[표 44-1]. 반드시 「고농도 산소를 투여하면 안 된다」는 것은 아니다.

일정하게 FiO_2를 유지하려면 산소 공급량이 높은 시스템을 이용한다. 산소 공급량이 높은 시스템의 특징은 공급하는 가스로 모든 흡기를 조달하는 것이며, 사용하는 기구로는 venturi 마스크(FiO_2 0.24~0.4)와 대용량 네블라이저 + 대구경 튜브(FiO_2 0.4 이상) 등이 있다.

≫ 과잉의 산소 투여는 CO_2저류를 일으킨다

산소요법의 목표는 폐포 산소분압(PAO_2)을 증가시키는 것이며, 일정한 PAO_2를 유지하기 위해 필요한 호흡 일량을 감소시키는 동시에, 일정한 동맥혈 산소분압(PaO_2)를 유지하기 위해 필요한 심근의 일량을 감소시키는 것이다.

COPD 환자의 급성 호흡 부전에서 목표하는 PaO_2는 기준치가 아니라 안정 시 환자 본인의 PaO_2(측정치 또는 추정치)이다. 만성 저산소혈증에서는 PaO_2감소에 대한 환기 반응이 저하되어 있다. 안정 시 PaO_2보다 높은 PaO_2를 목표로 과잉의 산소를 투여하면 환기량의 저하, 즉 이산화탄소(CO_2)의 저류를 일으킬 가능성이 있다.

특히 안정 시 $PaCO_2$가 이미 높은 만성 환기부전 환자에서 산소 투여에 매우 주의를 기울여야 한다. 만성 환기부전 환자는 $PaCO_2$ 상승에 대한 환기 반응이 저하되어 있어 과잉의 산소 투여에 의한 PaO_2증가에 따라 CO_2 저류가 진행되어 의식장애(CO_2나르코시스)나 호흡 정지를 일으킬 우려가 있다.

≫ 환기혈류비의 불균등 분포가 일어나면

이러한 만성 환기부전 환자는 국제적 진료 지침인 GOLD (Global Initiative for Chronic Obstructive Lung disease)의 중증도 분류에서 중증 내지 최중증 COPD에 해당한다. 한편 대부분의 경증 COPD 환자에서는, 예를 들어 폐렴으로 저산소혈증을 일으킨

표 44-1 COPD에 급성 호흡부전이 동반된 환자에서 산소요법의 기본

1. FiO_2가 일정하게 유지되도록 산소를 투여한다.
2. 목표 PaO_2는 안정시 PaO_2(측정치 또는 추정치)이다.
3. 급성 고이산화탄소혈증에 대한 효과적인 치료법은 인공호흡이다. 환자에 따라서는 NIPPV가 유용하다.
4. 경증 COPD 환자에 대한 산소요법은 일반 환자와 같이 생각해도 좋다(기도 폐색 악화가 동반되는 경우를 제외).

경우 기도 폐색 악화가 동반되지 않는 한 산소 요법의 위험을 너무 의식하지않아도 좋다.

경증 COPD 환자의 산소 투여는 일반 환자처럼 FiO_2의 일정한 유지를 생각하기보다 환자가 좀더 편안해하는 산소 공급량이 낮은 시스템을 이용한다. 산소 공급량이 낮은 시스템의 특징은 1회 환자 환기량, 호흡 수, 호흡 패턴(흡기/호기 시간비)에 의해 FiO_2가 변화하며, 비강 카테터(FiO_2 0.25~0.35)나 산소 마스크(FiO_2 0.5 이하) 등의 기구가 사용된다.

일반적으로 0.5 이하의 FiO_2에서 산소 독성(산소 중독)은 문제가 되지 않는다. 0.5 이하의 FiO_2에서도 산소요법에 의해 환기혈류비의 불균등 분포가 증가하는 경우가 있다. 폐의 병적 부분에서는 환기량 감소에 따라 PaO_2가 저하되고, 폐혈관의특징인 저산소성 혈관 수축 기전에 의해 해당 부분의 혈류도 저하된다. 산소 투여에 의해 폐의 병적 부분 PaO_2가 증가하면 혈관 수축이 해소되고 그 부분의 혈류가 증가하여 결과적으로 환기혈류비의 불균등 분포가 증가한다.

환기혈류비 불균등 분포가 증가해도 산소와 달리 CO_2의 혈액 용해는 $PaCO_2$에 직선적으로 비례하므로 CO_2 단독 저류는 일어나지 않는다. 다만 극단적 환기혈류비 불균등 분포에서 CO_2 저류의 원인이 된다.

급성 고이산화탄소혈증 대처법

급성 호흡부전이 발생한 COPD 환자에서 산소요법을 시행해도 급속히 CO_2 저류가 진행되는 경우에는 호흡성 산혈증으로 의식 장애나 호흡 정지가 발생할 위험이 높아진다.

급성 고이산화탄소혈증에 대한 효과적 치료법은 인공호흡이다. 일반적인 인공 호흡법은 기관삽관을 통한 양압환기(침습적 양압환기)와 기관삽관하지 않는 양압환기(비침습적 양압환기, NIPPV)가 있다.

COPD 환자의 급성 호흡부전은 환자에 따라서 NIPPV가 유용한 보조적 치료이며, 침습적 양압환기 위험을 줄여 생존율 개선의 가능성이 있다. 다만 NIPPV가 효과적인 환자에 대한 선택 기준은 아직 명확하지 않다.

Question 45 폐렴 의심 환자에서 CT를 촬영해야 하는 적응증은 무엇인가?

폐렴의 진단

폐렴은 보통 증상(기침, 가래, 호흡 곤란 등), 검사 소견(염증 반응 상승), 흉부 단순 방사선 사진의 3가지로 진단한다. 그런데 이 3가지 소견을 나타내는 질환은 폐렴 이외에도 많이 있으며 심부전이나 폐색전 등이 대표적인 예다. 심부전에서도 기침, 가래, 호흡곤란이 나타나며, 염증 반응도 약간 상승하며, 흉부 단순 방사선 사진에 폐렴과 같은 음영을 나타내는 경우가 있다. 또 폐렴과 심부전이 동시에 합병되기도 한다. 폐색전에서도 마찬가지이다. 그러면 어떻게 해야 「폐렴」을 확진할 수 있을까?

흉부 CT의 적응

● 루틴으로 시행하고 있으나…

실제로 미국에서 폐렴을 의심할 때 흉부 단순 방사선 사진이 필수적이며 흉부 CT 촬영은 권고하지 않는다. 그러나 일본에서는 현재 폐렴 환자에게 흉부 단순 방사선사진 촬영뿐 아니라 흉부 CT도 루틴으로 시행하고 있다.

일본 호흡기학회의 성인 시중 폐렴 진료 지침에는 「폐렴은 단순 방사선이나 CT 흉부 영상에서 관찰되는 침윤으로 진단」이라고 기록되어, 영상 검사에 단순 방사선과 CT의 어느 쪽 검사를 하는지, 또는 양쪽 모두 해야 하는지 명확하지 않게 되어있다.

● CT 촬영에 대한 전문가의 견해

「폐렴」 진단에서 어떤 경우에 흉부 CT 촬영이 필요한가에 대한 진료 지침은 없다.

그러나 흉부 CT를 촬영해야하는 몇가지 의견 일치는 있다. 이것을 정리하면 다음과 같다.

1. 임상 증상으로 폐렴이 강하게 의심되지만 흉부 단순 방사선 사진에서 폐렴의 증거가 명확하지 않은 경우.
2. 흉부 단순 방사선 사진에서 폐에 공동이나 흉수가 있는 경우.
3. 임상적으로 순수하게 폐렴으로 확정 진단할 수 없는 경우. 즉 다른 질환을 감별할

필요가 있는 경우.
4. 임상적으로 폐렴이지만, 폐렴의 기저 질환으로 「폐암」 등의 질환이 의심되는 경우.
5. 폐렴으로 치료했으나 치료에 반응하지 않는 경우.

● DRG 시대에는 어떻게 해야 하는가

이와 같이 「폐렴」 진단에 어떠한 흉부 CT를 사용할 지 적용하는 기준은 애매하다. 결국 자신이 지금 가지고 있는 자료에 의해 「폐렴」이라는 진단을 얼마나 확신할 수 있는지와 관계되고 있다.

이렇게 생각하면 아무 생각 없이 루틴으로 모든 폐렴 환자에게 흉부 CT를 촬영하는 일본의 진료 상황은 문제가 있다. 폐렴에 DRG가 도입되면 이러한 상황이 개선될 것이다.

단순 촬영과 조영 촬영

실제 흉부 CT를 촬영할 때 단순 CT와 조영 CT 중 어느 쪽이 좋은가의 문제도 있다. 이에 대한 진료 지침도 없다. 이때의 요점은 무엇을 보고 싶은가에 따라 결정하면 좋을 것이다.

즉 순수하게 폐렴의 음영을 보고 싶은 것거나, 폐렴과 심부전을 감별 하고 싶은경우, 또는 흉수나 폐의 공동을 관찰하려면 단순 흉부 CT로 충분할 것이다. 한편 폐렴의 기저 질환으로 폐암이 의심되거나 폐색전을 감별해야 할 때는 흉부 조영 CT 촬영이 필요하다. 또 흉부 대동맥류나 대동맥 박리가 의심되면 단순 흉부 CT와 흉부 조영 CT의 양쪽을 촬영한다.

▶▶ 흉부 CT가 필요 없는 경우

폐렴이 강하게 의심될 때 흉부 CT를 촬영하지 않아도 좋은 이유는 폐렴 원인균을 영상 소견으로 추정할 수 없기 때문이다. 과거 폐렴 영상, 즉 대엽성이나 간질성 등의 형태로 폐렴의 원인균을 어느 정도 예측할 수 있다고 여겨져 왔다. 그러나 현재 이들과의 상관성은 부정되고 있다.

따라서 폐렴이라고 확신할 수 있으면 흉부 CT검사를 그 이상으로 시행해도 원인균을 추정할 수 없으며, 항생제 선택에도 유용하지 못해 단순히 시간과 돈을 낭비하고, 환자는 불필요한 방사선에 노출될 뿐이다. 원인균을 확정하려면 흉부 CT 촬영 대신 가래의 그람염색, 폐렴 구균이나 Legionella 항원 검사 등을 시행해야 한다.

● ● ●

이상과 같이 모든 폐렴 환자에서 흉부 단순 방사선사진과 흉부 CT를 촬영하는 것은 과도한 조치라고 말할 수 있다. 흉부 CT를 촬영한다면, 그만한 이유가 있어서 시행하는 것이 좋지 않을까?

● **문헌**

1. 日本呼吸器学会市中肺炎診療ガイドライン作成委員会. 成人市中肺炎診療ガイドライン. 東京: 日本呼吸器学会, 2007.
2. Marrie TJ. Community-acquired pneumonia. Clin Infect Dis 1994; 18: 501-13.

PART 08

위장과 간

Question 46~51

Question 46 스테로이드는 정말로 소화성 궤양을 일으키는가?

▶▶ 중대한 부작용에 일치된 견해가 있는가?

소화성 궤양을 일으킬 수 있는 대표적 약물로 아스피린, NSAID(비스테로이드 소염제), 항암제, 비스포스포네이트 그리고 스테로이드(부신피질 호르몬제) 등이 알려져 있다.

스테로이드 복용에 의한 소화성 궤양은, 스테로이드제 첨부 문서에 감염증 악화, 당뇨병, 골다공증, 정신 이상 · 우울증 등과 더불어 "중대한 부작용(빈도는 불명)"이라고 기록되어 있다. 스테로이드에 의해 정말로 소화성 궤양이 일어나는 것일까?

1954년 Sandweiss가 스테로이드 부작용 발생한 위 · 십이지장궤양을 스테로이드 궤양으로 보고한 이후 스테로이드와 소화성 궤양의 인과관계에 대해 많은 연구가 이루어졌다. 그러나 임상적으로 어느 정도 위험이 있는지 조사해 보면 아직 일치된 견해가 없다.

스테로이드 궤양의 존재에 대한 부정적 입장과 긍정적 입장의 양면에서 보고된 내용을 소개한다.

▶▶ 스테로이드 궤양 존재를 부정하는 입장

Conn 등은 전향적 무작위 임상시험으로 26개의 이중맹검시험과 16개의 비맹검시험을 조사하여, 모두 5,331명에 대한 소화성 궤양 발생률을 조사했다. 그 결과 이중맹검시험에서는 대조군 1,491례 중 15례(1.0%), 스테로이드 투여군 2,067례 중 28례(1.4%)에서[표 46-1], 비맹검시험에서는 대조군 2,346례 중 18례(0.8%), 스테로이드 투여군 2,985례 중 38례(1.3%)에서 소화성 궤양이 발생되었으나[표 46-2] 모두 통계적으로 유의한 차이는 없었다. 또 출혈이나 천공 빈도의 조사에서도 유의한 차이가 없었다.

스테로이드 투여군의 검토에서, 스테로이드 투여 기간 30일 이하와 30일을 넘는 두 군에서 소화성 궤양 발생률은 각각 0.4%와 1.7%로 유의한 차이가 있었다. 또 총 투여량에 따라 프레드니솔론 1,000 mg 이하와 1,000 mg을 넘는 두 군 사이 및 소화성 궤양의 과거력 유무에 따라서도 유의한 차이가 있었다.

표 46-1 스테로이드 궤양 발생률(이중 맹검시험)

		증례 수	궤양 발생률(%)	상대 위험도
Conn 등	대조군	1,491	1.0	
	스테로이드 투여군	2,067	1.4	1.4(0.7~2.5)
Messer 등	대조군	1,329	1.5	
	스테로이드 투여군	1,431	2.6	1.8(1.0~3.0)

표 46-2 스테로이드 궤양 발생률(비맹검시험 포함)

		증례 수	궤양 발생률(%)	상대 위험도
Conn 등	대조군	2,346	0.8	
	스테로이드 투여군	2,985	1.3	1.7(0.9~2.9)
Messer 등	대조군	2,897	0.8	
	스테로이드 투여군	3,064	1.8	2.3(1.4~3.7)

그 후 Conn 등은 메타분석으로 93개의 연구, 총계 6,602례를 검토했다. 대조군 3,267례 중 9례(0.3%), 스테로이드 투여군 3,335례 중 13례(0.4%)에서 소화성 궤양이 발생되었으나 유의한 차이는 없었다.

Piper 등은 스테로이드 경구 투여 환자에서 소화성 궤양의 상대 위험도를 검토했다. 스테로이드 투여군의 상대 위험도(RR)는 2.0이었으며, 스테로이드 투여군을 다시 NSAID 병용군과 비병용군으로 구분하여 조사한 결과 전자의 RR은 4.4, 후자는 1.1이었다. Piper 등은 스테로이드가 일으켰다고 생각되던 궤양이 병용한 NSAID에 기인했을 가능성이 높으므로 스테로이드와 NSAID 병용시 소화성 궤양 발생에 대해 충분한 주의가 필요하다고 결론지었다.

≫ 스테로이드 궤양 존재를 긍정하는 입장

Messer 등은 71개 임상시험에서, 총 5,961례를 조사하여 앞의 Conn과 다른 결과를 보고하였다. 이중맹검시험에서, 대조군 1,329례 중 1.5%, 스테로이드 투여군 1,431례 중 2.6%이었으며[표 46-1], 비맹검시험을 합산할 때 대조군 2,897례 중 0.8%, 스테로이드 투여군 3,064례 중 1.8%에서 소화성 궤양이 발생되어 후자에서 유의한 차이가 있

었다[표 46-2].

스테로이드 투여 경로에 따른 조사에서, 비정맥적 투여는 대조군과 스테로이드 투여군 사이에 유의한 차이가 없었으나, 경구 투여에서는 유의한 차이가 있었다. 투여 기간 30일 이하, 총 투여량 1,000 mg 이하에서도 대조군과 스테로이드 투여군 사이에 유의한 차이가 있었다. 소화성 궤양의 과거력이 있는 예를 제외한 검토에서는 유의한 차이가 없었다.

≫ 고위험군에서 항궤양제로 예방

스테로이드 궤양의 존재를 긍정하는 Messer 등의 보고에서도 스테로이드 궤양 발생의 RR이 2.3으로 크게 높지 않기 때문에, 이 결과만으로 "스테로이드에 의해 소화성 궤양이 일어난다"라고 단언하기 어려운 상황이다. 한편 스테로이드와 NSAID를 병용하면 소화성 궤양이 발병될 가능성이 높음을 시사하였다.

스테로이드 장기 투여가 필요한 환자에서 스테로이드를 단독 투여하는 경우는 많지 않고, 오히려 NSAID가 추가되거나 병용 투여하는 경우가 많다. 또 중증 환자에서 스테로이드 대량 투여가 필요한 경우가 많은 것으로 추측된다.

따라서 스테로이드와 NSAID 병용시나

소화성 궤양 과거력이 있는 증례, 수술 전후를 포함한 중증 전신 상태 등의 고위험군에서는 항궤양제 예방적 투여가 바람직할 것으로 생각한다.

● 문헌

1. Sandweiss DJ. Effects of adrenocorticotropic hormone (ACTH) and of cortisone on peptic ulcer. I. Gastroenterology 1954; 27: 604-16.
2. Conn HO, Blitzer BL. Nonassociation of adrenocorticosteroid therapy and peptic ulcer. N Engl J Med 1976; 294: 473-9.
3. Conn HO, Poynard T. Corticosteroids and peptic ulcer: meta-analysis of adverse events during steroid therapy. J Intern Med 1994; 236: 619-32.
4. Piper JM, Ray WA, Daugherty JR, et al. Corticosteroid use and peptic ulcer disease: role of nonsteroidal anti-inflammatory drugs. Ann Intern Med 1991; 114: 735-40.
5. Messer J, Reitman D, Sacks HS, et al. Association of adrenocorticosteroid therapy and peptic-ulcer disease. N Engl J Med 1983; 309: 21-4.

NSAID 투여가 필요한 환자를 담당하면 어떻게 해야 할까?

▶▶ NSAID에 의한 위장관 점막 손상 현황은?

● 항혈소판제로 투여 증가

비스테로이드소염제(NSAID)는 과거 해열진통제라는 인식이 강했지만, 최근에는 일부 NSAID 특히 아스피린은 심근경색이나 뇌경색의 2차 예방(또는 1차 예방) 목적인 항혈소판제로 투여(1일 80~300 mg의 저용량)되고 있다.

한편 NSAID의 부작용으로 상부 위장관 점막 손상(미란, 궤양 등)을 일으키는 것이 과거부터 문제가 되었다[칼럼 1]. 더욱이 과거에는 진단이 어려웠던 소장 병변 진단법(캡슐 내시경, 이중 벌룬 내시경) 발전에 의해, 소장을 중심으로 NSAID에 의한 하부 위장관 점막 손상(미란, 궤양, 협착 등)의 존재가 밝혀지고 있다.

여기서는 상부 위장관 점막 손상에 초점을 두어 NSAID 투여 주의점에 대해 설명한다.

● NSAID 궤양 빈도가 높다!

NSAID 복용에 의해 15.5%에서 위궤양, 1.9%에서 십이지장 궤양이 발생되었으며, 아스피린 복용에 의해 10.7%에서 소화성 궤

 column1

점막 침범 기전

NSAID의 점막 손상 기전으로 시크로옥시게나제(COX) 저해에 의한 점막내 내인성 프로스타글란딘 감소, 상피세포 내 투과에 의한 직접적인 세포 손상 등이 알려져 있다. 내인성 프로스타글란딘 감소가 특히 중요하며, 점액 생산 감소, 중탄산 분비 감소, 미세 순환 장애, 조직 회복 억제 등의 기전으로 점막 방어 저하를 일으킨다.

144

 column2 ●

투여 초기가 중요

NSAID에 의한 위장관 출혈 발생은, NSAID 복용 1개월 이내에 오즈비 8.0으로 높으며, 특히 NSAID 복용 1주 이내가 오즈비 11.7로 가장 높다. NSAID에 의한 위장관 출혈은 NSAID 투여 초기(조기)에 발병하므로 주의가 필요하다.

양이 발생되었다는 보고가 있다. 일본 위암 검진 자료에서 위궤양 1~2%, 십이지장 궤양 0.5%의 빈도임에 비해 NSAID에 의한 소화성 궤양 발생 빈도가 높은 것을 이해할 수 있다.

또한 아스피린 이외 NSAID는 상부 위장관 출혈 위험이 6.1배, 아스피린은 5.5배로 보고되어 NSAID가 출혈 위험을 높이는 것을 알 수 있다[칼럼 2].

일반적으로 NSAID에 의한 궤양에서는 자각 증상(특히 통증)이 NSAID에 의해 인지하지 못하게 되어 진단 지연으로 중증화(출혈, 천공 등)되는 경우가 있다. 또 출혈성 경향이 높아 내시경적 지혈 처치에 어려움을 겪는 환자들도 많다.

● 소화성 궤양 원인 : H. pylori와 NSAID

소화성 궤양의 대표적 병인은 Helicobacter pylori와 NSAID이며, 일본에서는 양자가 전체 궤양의 약 90%를 차지하고 있다. 그러나 H. pylori 제균 치료가 발전되고, H. pylori 감염률이 저하되어 앞으로 NSAID 궤양 비율이 상대적으로 증가할 것으로 생각되고 있다.

또 아스피린 복용자의 기저 질환인 허혈성 심질환이나 뇌혈관 장애, 그리고 아스피린 이외 NSAID 복용자의 기저 질환인 정형

외과 질환이나 류마티스성 질환 등은 모두 고령자가 많은 것이 특징이다.

현재 일본에서 저용량 아스피린 복용자 수는 수백만 명에 달한다고 추정되고 있으며, 고령화에 동반하여 NSAID 복용자는 앞으로 더욱 증가한다고 생각할 수 있어 NSAID에 의한 위장관 점막 손상 치료 대책 확립(특히 건강보험 제도의 정비)이 시급하다.

❯❯ NSAID 궤양에 어떻게 대처하면 좋을까?

● 먼저 진료 지침을 읽자!

2007년 4월에 발간된 「EBM에 근거한 위궤양 진료 지침」(이하 진료 지침)은 문헌 검색으로 얻은 근거를 기초로, "가이드라인에 의한 치료"와 "스테이트먼트(권고 정도, 국내외 근거 수준, 보험 적용 유무 등의 기록)"가 작성되었으며, 위궤양 진료 흐름도(flow chart)를 제시하였다[그림 47-1].

그러나 NSAID 궤양에 대해 일본의 근거는 없으며 모두 외국의 근거이므로 일본에서도 근거 축적이 중요한 과제가 되고 있다.

진료 지침 흐름도에 의하면, 「NSAID 위궤양 치료는 H. pylori 감염 유무와 관계없이 NSAID 중지가 1차 선택이다. 계속 투여가 불가피한 경우에는 진료 지침에 따라 치료를 시행한다」로 되어 있다.

그러나 NSAID 궤양 예방에 대한 내용은 흐름도에 없다.

십이지장궤양은 위궤양에 준해 치료하므로 여기서는 NSAID 궤양 중에서 위궤양에 초점을 맞추어 진료 지침에서 제시한 "진료 지침에 의한 치료"와 "스테이트먼트"를 중심으로 설명한다.

그림 47-1 위궤양진료 플로차트

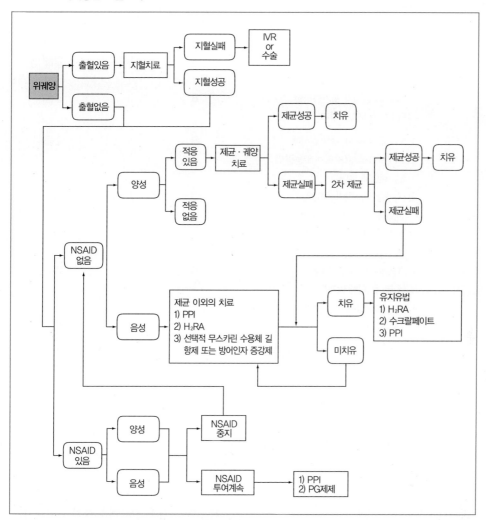

덧붙여 2009년 4월 일본 위장병학회는 「소화성 궤양 진료 지침」을 발표할 예정이다 (2009년 2월 현재).

● NSAID 궤양을 치료하려면?

1. 초기 치료[표 47-1①]

진료 지침에서는 먼저 NSAID 중지를 권고하고 있으나, NSAID를 중지하면 원 질환 관리가 불가능하여 중지하기 어려운 경우가 많다. 따라서 NSAID를 계속하면서 프로톤 펌프억제제 proton pump inhibitor (PPI)나

프로스타글란딘 prostaglandin (PG)제제 중 어느 한쪽을 투여하게 된다.

일본에서 NSAID 궤양에 대해 건강보험이 적용되는 약제는 PG제제인 미소프로스톨뿐이지만, 복통이나 설사 등의 부작용이 많아 순응도가 나쁘다. 그 때문에 실제 진료에서 PPI를 투여하는 것이 현실적이다. 이 경우 궤양에 대한 약물 치료에서 NSAID를 병용 투여하는 것이 건강보험에서 삭감 대상이 되고 있어 제도 개선이 필요하다.

146

표 47-1 NSAID 궤양 진료 지침

	진료 지침	권장	증거수준	
			외국	일본
초기치료	1. NSAID 중지, PPI나 H₂ 길항제 투여	B	II	없음
	2. NSAID 중지가 불가능하면 PPI 또는 PG제 투여	B	II	없음
유지요법	1. NASID 계속시 재발 방지에 PPI, PG제 투여 또는 고용량의 H₂ 길항제 투여	B	II	없음
	2. 저용량 아스피린 투여에도 재발 방지 위해 PPI 투여	B	II	없음
	3. NSAID 궤양 재발 방지에 H. pylori 제균	C1	II	없음
	4. 저용량 아스피린 궤양 치료 후 재발 방지에 H. pylori 제균하고 불충분하면 PPI 투여	B	II	없음
예방	1. PPI, PG제 고용량 H₂ 길항제 투여	A	I	없음
	2. H. pylori 제균은 PPI 투여에 비해 효과 저하	A	I	없음
	3. COX-2 선택적 억제제는 궤양 발생 빈도가 낮으나 장기 투여시 심혈관 부작용에 주의	B	II	없음

2. 유지요법[표 47-1②]

유지요법은 초기 치료에 의한 NSAID 궤양 치유 후, NSAID를 계속하면서 치유 상태를 유지(=재발 방지)하는 치료이다.

"고용량 H₂수용체 길항제 H₂ receptor antagonist (H₂RA)"는 보험 적용량 이상의 고용량을 말하며, 보험에 적용되는 용량이라 해도 장기 투여 안전성에 대한 불안감이있다. 또 PG제제는 순응도가 나빠 장기 투여에 적합하지 않다. 따라서 실제 진료에서 PPI 투여가 현실적이지만, PPI의 보험 적용은 위궤양에 8주까지만 투여하도록제한되어 있어 보험제도의 개선이 필요하다.

H. pylori 제균 치료에 대해서는 고령자가 많기 때문에 모든 사람들에게 제균을 시행해야 하는가에 대한 논란이 있으나, NSAID 궤양 반복이나 중증 예에서는 적극적으로 제균 치료를 권하는 것이 좋다.

NSAID 궤양을 예방하려면?

● 예방 투여와 보험 적용[표 47-1③]

보험에서는 원래 예방적 약제 투여가 인정되지 않기 때문에 기본적으로 어떤 약제도 보험 적용이 안되어 이런 부분도 보험제도 개선이 필요한 항목이다. 그러나 예외적으로

H. pylori 제균치료에 대해서는 NSAID 투여 전 내시경 검사로 궤양(활동성 궤양뿐 아니라 반흔 상태에도)을 확인할 수 있으면 보험 적용이 된다.

　예방 투여에서 PG제제는 순응도가 나쁘고, 고용량의 H_2RA는 장기 투여 안전성에 대한 불안으로 실제 진료시 PPI 투여가 현실적이다.

　H. pylori 제균 치료는, 치료 기간(1주간)과 제균 판정 기간(제균 후 최저 1개월)에 해당하는 시간이 필요하다. NSAID 투여 계기가 된 원 질환이나 그 정도에 따라 다르지만, 해당 기간 동안 NSAID 투여를 중지할 수 있는 증례는 그렇게 많지 않다고 예상된다. 또 진료 지침에서 PPI의 예방 효과가 떨어진다고 생각되어, 실제 진료에서 H. pylori 제균 치료에 의한 예방은 현실적으로 불가능하다.

　이론적으로 과거의 NSAID보다 COX-2 선택적 억제제 복용이 NSAID 궤양 예방에 이상적이다. 그러나 외국에서 보고된 장기 투여시 심혈관 이벤트 증가 우려가 있어[칼럼 3] 앞으로 근거 축적이 필요하다.

● **예방 치료 대상 환자는?**

　NSAID 복용에 의한 NSAID 궤양 발생의 확실한 위험인자는, 고령(연령에 따라 증가), 궤양 병력, 당질 코르티코이드 병용, 고용량 또는 여러 종류의 NSAID 복용, 항응고 요법 병용, 전신 질환 동반 등이다. 또 가능성이 있는 위험인자로 H. pylori 감염, 흡연, 알코올 섭취 등을 들 수 있고, 위험인자 수가 증가할수록 NSAID에 의한 위장관 출혈 위험이 높아진다.

　NSAID 복용에 의한 NSAID 궤양 및 위장관 출혈 위험인자 중에서 오즈비가 가장높은 인자는 출혈성 궤양 과거력(오즈비 13.5)

 column3

심혈관 이벤트 위험

NSAID는 프로스타글란딘 합성효소인 시크로옥시게나제(COX)를 저해하여 진통과 소염작용을 나타낸다. COX는 COX-1과 COX-2로 분류되며, COX-1은 위점막 항상성 유지에, COX-2는 염증 발생에 중요한 역할을 하고 있다. 위의 COX-1에 대한 억제 작용이 적은 COX-2 선택적 억제제는 위궤양 발생 빈도가 종래의 NSAID에 비해 낮아 NSAID 궤양의 예방 효과가 기대되고 있다. 그러나 COX-2 선택적 억제제 중 일부 약제의 장기적인 투여에 의해 심근경색 등의 심혈관 이벤트 증가가 외국에서 보고되었다. 또 종래의 NSAID도 심혈관 이벤트의 위험을 증가시킬 가능성이 시사되고 있다.

그림 47-2 **NSAID 궤양 위험인자**

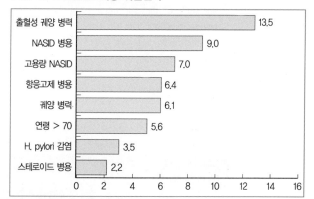

 column4

부작용 예방과 조기 발견

일본 후생노동성은 29개 질환에 대해 「중증 부작용 대응 매뉴얼」을 작성하였다. 지금까지는 약제 부작용 대책으로 첨부 문서 개정에 의한 주의 환기(사후 대처형)가 중심이었지만, 부작용 조기 발견·조기 대응(예측·예방형)으로 전환하는 것을 목적으로 이 매뉴얼이 제작되었다. 이 매뉴얼은 부작용 예방이나 조기 발견을 중시하며, 환자용과 의료 종사자용으로 2 종류가 작성되었고, 인터넷에 공개되어 있는 것이 특징이다.
NSAID 궤양에 대해서는 「소화성 궤양」항목에서 다루고 있다.
http:/www.info.pmda.go.juutoku/juutoku_index.html을 참고하기 바란다.

이며, NSAID 병용, 고용량 NSAID, 항응고제 병용 등이 계속 된다[그림 47-2].

이상과 같이 NSAID 복용 예정 환자는 먼저 위험인자를 조사하여 하나라도 위험인자가 있으면 적극적으로 항궤양제(PPI가 최적이다) 예방 투여를 고려해야 한다[칼럼 4].

● 문헌

1. 塩川優一, 延永 正, 斉藤輝信ほか: 非ステロイド抗炎症薬剤による上部消化管傷害に関する疫学調査. リウマチ 1991; 31: 96-111.
2. Yeomans ND, Lanas AI, Talley NJ, et al. Prevalence and incidence of gastroduodenal ulcers during treatment with vascular protective doses of aspirin. Aliment Pharmacol Ther 2005; 22: 795-801.
3. Sakamoto C, Sugano K, Ota S, et al. Case-control study on the association of upper gastrointestinal bleeding and nonsteroidal anti-inflammatory drugs in Japan. Eur J Clin Pharmacol 2006; 62: 765-72.
4. Huang JQ, Sridhar S, Hunt RH. Role of *Helicobacter pylori* infection and non-steroidal anti-inflammatory drugs in peptic-ulcer disease: a meta-analysis. Lancet 2002; 359: 14-22.
5. 胃潰瘍ガイドラインの適用と評価に関する研究班編. EBM に基づく胃潰瘍診療ガイドライン—H. pylori 二次除菌保険適用対応. 第 2 版. 東京: じほう, 2008.
   ◎EBM に基づく胃潰瘍診療ガイドラインは, Minds(医療情報サービス)のホームページなら無料で閲覧できる(http://minds.jcqhc.or.jp/0009_ContentsTop.html)。
6. Wolfe MM, Lichtenstein DR, Singh G. Gastrointestinal toxicity of nonsteroidal antiinflammatory drugs. N Engl J Med 1999; 340: 1888-99.
7. van Soest EM, Sturkenboom MC, Dieleman JP, et al. Adherence to gastroprotection and the risk of NSAID-related upper gastrointestinal ulcers and haemorrhage. Aliment Pharmacol Ther 2007; 26: 265-75.
8. Scheiman JM. Unmet needs in non-steroidal anti-inflammatory drug-induced upper gastrointestinal diseases. Drugs 2006; 66(Suppl 1): 15-21; discussion 29-33.

Question 48 급성 장염에서 금식이 필요한가?

급성 설사를 일으키는 가장 많은 원인은 감염이다. 대장균, 살모넬라균, Campylobacter을 비롯한 세균성 설사와 노로바이러스를 비롯한 바이러스성 설사가 대부분을 차지한다.

여기서는 감염에 의한 급성 장염에서 설사가 어떠한 기전에 의해 일어나는지, 그리고 환자의 식사 요법을 어떻게 시행하는지에 대해 설명한다.

설사의 기전

급성 장염에서 설사 기전으로 다음 3가지를 들 수 있다.

1. 분비성 설사(secretary diarrhea)
2. 삼투압성 설사(osmolar diarrhea)
3. 염증성 설사(inflammatory diarrhea)

1과 2는 주로 소장에 병변을 일으키는 질환이다. 분비성 설사는 소장에서 수분과 전해질 분비가 흡수보다 많아 일어나며, 대표적인 예는 콜레라이다. 이들은 2차 전달계인 cAMP에 의해 C1-mediated secretion이 활성화 되어 일어난다. 식사를 하지 않아도 설사가 계속되는 것이 특징이다.

한편 삼투압성 설사는 장관 내에 흡수되지 않는 물질이 존재하여 장관 내강 삼투압이 상승되며, 장관 내 수분량이 증가하여 장관 내강으로 수분이 끌려들어와 설사를 일으킨 것으로, 경구 섭취를 중단하면 설사가 멈춘다. 1과 2의 양쪽 기전으로 설사를 일으키는 경우도 있으며, 로타바이러스가 이에 해당한다.

염증성 설사는 주로 대장 병변을 일으키는 감염성 설사에서 나타난다. 소량의 설사가 여러 번 반복되고, 때로 혈변을 동반하는 특징이 있으며 이질 등에서 볼 수 있다.

▶▶ 급성 장염에서 설사와 식사

● 금식도 일리는 있다

옛날부터 급성 장염의 치료에 금식과 장관 안정이 권고되었다. 삼투압성 설사가 원인인 경우에는 금식하면 설사가 멈추므로 이 접근도 일리가 있다. 또 경구 섭취에 의해 장관 운동이 자극되어 설사가 나오므로 환자 스스로 경구 섭취를 중단하는 경우도 적지 않다.

그러나 설사 환자에서 수분과 전해질이 소실되므로 이것을 보충할 필요가 있어 수분 제한까지 해서는 안된다.

● 경구 보충수액의 유효성은?

콜레라 등 감염에 의한 설사가 소아의 사망 원인으로 무시할 수 없는 개발도상국에서는 모든 환자를 입원시켜 금식 후 수액요법을 시행하기 어렵다. 중증 탈수를 일으킨

표 48-1 WHO의 경구 보충 수액의 조성

포도당	75 mmol/L
Na	75 mmol/L
K	20 mmol/L
Cl	65 mmol/L
구연산염	10 mmol/L
삼투압	245 mOsm/kg

소아나 구토로 경구 섭취가 불가능한 소아는 입원시켜 수액요법이 필요하지만, 경증의 급성 설사 환자들은 경구 보충수액 oral rehydration solution (ORS) 사용을 권고한다.

WHO에서 권고하는 ORS는 처음에 삼투압이 331 mOsm/kg였지만, 성분을 재검토하고 포도당과 나트륨 농도를 줄여 현재는 245 mOsm/kg이다[표 48-1].

중증 설사에도 ORS 투여가 효과적인데 소장 상피 나트륨-포도당 공수송체(SGLT1)의 기능이 유지되고 있기 때문이다. 또 ORS가 권고되는 이유는 정맥 투여에 비해 과잉

 column ●

가정에서 경구 보충수액 ORS를 만드는 방법

준비물
물(끓인 것) 1 L,
소금 작은 스푼으로 1/2(3 g),
설탕 큰 스푼 4½(40 g),
1,000 mL 용기.

만드는 법
1. 소금 3 g과 설탕(가능하면 포도당이 좋지만 집에서 사용하는 설탕도 좋다) 40 g을 끓인 물에 넣어 녹이고 마시기 좋은 온도로 식힌다.
2. 레몬이나 자몽 등의 과즙을 넣으면 마시기 좋고 칼륨을 보충할 수 있다.

투여 위험이 낮고, 비용이 적게 들기 때문이다[칼럼].

소아는 식사를 계속한다

급성 장염에서 식사에 대한 근거는 대부분 소아에 대한 것이다. 이것은 감염에 의한 급성 장염이 제한적(self-limited)이며, 성인에서는 며칠간 식사를 걸러도 문제가되지 않지만 소아는 탈수뿐 아니라 영양도 중요한 문제가 되기 때문이다.

보충수액요법 직후 식사를 시작한 군과 서서히 식사를 시작한 군을 비교한 연구에서 곧바로 식사를 시작한 군이 설사의 양과 질병 기간이 감소되었고 영양상태도 양호하였다고 한다. 이 결과에 근거하여 WHO나 그 외의 조직은 소아의 설사에 대해 연령에 해당하는 식사를 계속하도록 권고하고 있다. 그러나 탄산음료나 주스처럼 단당류가 많은 식사는 삼투압을 올려 설사를 악화시킬 가능성이 있으므로 피하는 편이 좋다.

또 일반적으로 지방질을 제한하도록 환자에게 교육하는 경우가 있으나, 지방질을제한하면 칼로리가 부족하게 되어 특히 소아에서 문제가 될 수 있다. 지방질은 오히려 장관의 연동 운동을 억제하는 작용이 있어 설사 환자에게 반드시 해롭다고 볼수 없다.

스포츠 음료보다 ORS를!

성인에서 조기에 경구 섭취를 시작한 경우와 수분 이외에는 금식하고 서서히 식사를 시작한 경우에 설사의 양, 회복 기간 등 임상 경과에 어느 정도 차이가 있는지 검토한 연구는 많지 않다.

멕시코 여행 중 설사병에 걸린 미국 대학생을 대상으로 시행된 연구에서 제한식군 48명과 비제한식군 57명을 비교하였다. 양군 모두 항생제가 투여되었다. 평균 설사 지속 기간은 제한식 군이 37시간, 비제한식 군이 33시간으로 유의한 차이가 없었고, 그 외 임상 증상 지속 기간도 양 군에 차이가 없었다. 대상 인원 수가 적어 양 군의 차이가 검출되지 않았을 가능성이 있지만, 적어도 양 군에 큰 차이가 없다고 생각된다.

앞에서 설명한대로 수분 제한은 효과가 없을뿐더러 탈수를 일으키므로 시행해서는 안된다. ORS에 비해 시판되는 스포츠 음료에는 나트륨이 충분히 들어있지 않기 때문에 주의가 필요하다. 가벼운 설사에는 문제가 되지 않지만, 중등도 이상으로 충분한 경구 수분 섭취가 필요한 경우 스포츠 음료에 염분을 추가하거나, 염분과 당분을 적당량 더한 물을 섭취할 필요가 있다. ORS 제제를 약국에서 구입할 수도 있다.

종래의 포도당이 포함된 ORS와 비해 쌀 성분이 포함된 ORS는 콜레라에 의한 설사 양과 기간을 단축하고, 물과 전해질 흡수도 포도당을 포함한 ORS보다 우수했다는 보고가 있다.

● 문헌

1. Duggan C, Nurko S. "Feeding the gut": the scientific basis for continued enteral nutrition during acute diarrhea. J Pediatr 1997; 131: 801-8.
2. Sandhu BK; European Society of Paediatric Gastroenterology, Hepatology and Nutrition Working Group on Acute Diarrhoea. Rationale for early feeding in childhood gastroenteritis. J Pediatr Gastroenterol Nutr 2001; 33 (Suppl 2): S13-6.
3. Huang DB, Awasthi M, Le BM, et al. The role of diet in the treatment of travelars' diarrhea: a pilot study. Clin Infect Dis 2004; 39: 468-71.
4. Gore SM, Fontaine O, Pierce NF. Impact of rice based oral rehydration solution on stool

output and duration of diarrhoea: meta-analysis of 13 clinical trials. BMJ 1992; 304: 287-91.

5. Rehydration Project. Composition of standard and reduced osmolarity ORS solutions. http://rehydrate.org/ors/low-osmolarity-ors.htm#studies

Question 49

정장제는 정말 효과가 있는가?

▶▶ 정장제란?

● 다양한 종류가 있다

정장제는 비피더스균, 젖산균, 낙산균 등의 생균을 제제화한 약제이다. 일부 정장제에는 젖산균에 소화효소나 비타민을 배합한 제제, 비피더스균의 증식을 활발하게 하는 식물섬유를 배합한 제제, 위산에 강한 장용정이나 장용캡슐로 만든 제제, 젖산균과 공생하여 젖산균의 증식을 촉진하는 당화균이 배합된 제제 등 다양한 제제가 발매되고 있다[표 49-1].

● 정장제는 프로바이오틱스의 하나

사람의 대장 내에는 500~1,000종, 대변 1 g당 약 1조 개의 세균이 상주하여 복잡한 장내 세균총을 형성하고 있다. 지금까지 많은 연구에 의해 이러한 장내 세균이 건강 유지와 증진 또는 질병과 밀접한 관계가 있는 것이 밝혀졌다.

Fuller는 숙주의 장내 세균총 균형을 개선시켜 숙주에게 유익한 작용을 주는 미생물을 프로바이오틱스라고 정의하였다. 한편 Salminen 등은 이런 미생물이 포함된 발효식품이나 생균제품도 프로바이오틱스로 정의하였다. 즉 정장제는 프로바이오틱스의 하나라고 말할 수 있다[칼럼 1, 2].

프로바이오틱스는 질병을 일으키는 미생물에 직접 작용하고, 장관 기능을 개선시키며, 병원 미생물이나 감염에 대한 방어 등의 다양한 작용을 통해 위장 증상을 개선한다고 말하지만 아직 구체적인 기전은 분명하지 않다[표 49-2].

 column 1

프리바이오틱스와 신바이오틱스의 복습

프리바이오틱스는 장내 세균에 의해 대사되어 다시 장내 세균을 활성화하는 생체에 작용하는 식품의 총칭이며, 올리고당, 식물섬유, 분해되기 어려운 전분 등이 대표적이다.

올리고당은 주로 비피더스균에 의해 대장 중간부에서, 전분 및 수용성 식물섬유는 여러 종류의 혐기성세균에 의해 대장 중간부와 말단부에서 이용된다. 불용성 식물섬유는 혐기성이 강한 균종에 의해 대장 중간부와 원위부에서 이용된다.

프로바이오틱스와 프리바이오틱스의 혼합 식품을 신바이오틱스라고 부른다.

표 49-1 **정장제로 사용되는 균종과 약리작용 및 특징**

균종	약리작용, 특징
비피더스균	· 올리고당이나 유당을 분해하여 젖산 생산, 이 산으로 장내 pH 저하, 유해세균 증식억제 환경 조성
유산균(락토민)	· 유당 분해효소(갈락토시다제)가 유당을 유산으로 분해하여 장내 pH 저하로 유해균 증식 억제
내성유산균	· 항생제 투여시 정장작용이나 병원성 세균에 길항작용 장내 세균에 약제 내성 전달 차단
낙산균	· 장내 유용물질인 낙산 생산 증가 유산균과 공생하여 유해균 정착, 증식 억제 · 아포를 형성하여 위산이나 담즙산의 영향을 받지 않음
당화균	· 아밀라제 생산하여 당질을 올리고당 으로 분해 · 비피더스균과 유산균 증식 촉진
카세이균	· 젖산 등 각종 대사물 생산으로 장내 pH 저하시켜 외래 병원균 억제 · 우레아제 억제하여 장에서 NH3 흡수 억제, 장의 연동운동 항진으로 유해 물질 배출 작용
건조 효모	· 비타민 B 등의 영양분 함유하여 대사 촉진 기능, 식욕 증진, 정장 작용

▶▶ 정장제의 유효성에 대한 임상적 근거

정장제의 임상 적응은 「장내 세균총의 비정상에 의한 제반 증상의 개선」이라고 되어 있으며, 적응되는 구체적인 질환이 명시되어 있지는 않다. 실제 임상 현장에서 정장제는 다양한 위장 증상에 대한 보조제로 사용되고 있어 많은 임상의도 그렇게 알고 있다.

정장제의 유효성에 대해 미생물학적 기초연구는 많지만, 임상 연구는 과거의 증례 보고에 불과하고 무작위 비교 시험으로 임상 효과를 검토한 논문은 많지 않다[표 49-3].

▶▶ 정장제의 올바른 복용법

제제중에는 생균이 정균상태(이른바 가사상태)가 되어 있으며, 식후 30분 이내(pH

4~5)에 복용하면 위산의 영향을 받지 않고 장관에 도달한다.

식전에는 위내 산성도가 강산(pH 1~2)이므로, 생균이 영향 받을 가능성이 있어 정장제 복용은 위내 산성도가 낮은 식후가 좋다. 또 생균이 죽을 수 있으므로 50℃ 이상의 더운 물이나 녹차로 마시지 않고, 물이나 미온수로 마시면 좋다.

▶▶ 앞으로의 프로바이오틱스

그 외에 프로바이오틱스의 효과가 기대되는 분야로 항Helicobacter pylori 작용, 아토피 예방, 대장암 예방, 식이 콜레스테롤 저하, 유아 및 소아의 호흡기 감염 감소, 구강

내 감염 저하 작용 등이 있어 임상 응용을 위한 연구가 진행되고 있다.

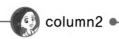

column2

정장제에도 금기가 있다!

프로바이오틱스의 최대 장점은 부작용이 거의 없다는 것이지만 정장제에도 뜻밖의 함정이 있다.

일부 정장제는 제조 과정의 동결 건조 시에 균의 안정화 목적으로 우유 성분(탈지분유)을 사용하고 있다. 우유 알레르기 환자가 이런 정장제를 복용하면 아나필락시 등을 포함한 과민 증상을 일으킬 가능성이 있어 복용 금기가 된다(표). 그러나 최근 탈지분유를 사용하지 않는 제제가 출시되어 이러한 부작용을 개선한 약물도 있다.

표 49-2 **프로바이오틱스의 작용 기전**

작용	기전
장기능에 작용	· 연동운동 항진으로 병원 미생물의 장관 밖으로 배출 · 병원 미생물에 의한 장상피 회복, 장 투과성 정상화 · 점액 생산 항진, 병원미생물에 의한 장상피 손상 감소 · 유기산 생산으로 장내 pH 저하하여 외래 병원균 증식 억제

병원 미생물에 작용	· 유산균은 소장에, 비피더스균은 대장에 친화성이 있어 병원
	  미생물의 정착 억제
	· 병원 미생물과 영양분에 경쟁적 저해로 병원 미생물 발육을
	  상대적으로 억제
	· 박테리오딘 등의 살균성물질 생산하여 병원 세균의 직접 사멸

감염 방어능에 작용	· GALT 자극으로 균체 유래 세포벽 펩티드글리칸이 림프구 활성화로 IgA 항체 생산 항진 · GALT 자극으로 NK세포와 마크로파지 탐식능 활성화 · 자연면역 조절 유전자 발현 조절 · 염증성 사이토카인 및 항염증성 사이토카인 생산 조절

*GALT 장관계 림프조직

표 49-3 정장제의 유효성에 대한 임상적 근거

균종	유효성
비피더스균	· 장염, 소화불량, 감기 등에의한 설사 개선 효과가 성인에서 80.5%, 원인별로 장염의 88.5%에서 개선 효과 각종 원인에 의한 변비 개선 효과는 성인의 77.8%, 원인 별로 · 임신에 의한 변비의 92.0%, 만성 변비의 75.0%에서 개선 효과
낙산균	· 과민성장증후군에서 장내 세균 개선으로 설사, 변비, 복부 팽만감, 소화불량, 복통 등 개선 · 항생제 투여시 위막성대장염의 원인균인 C. difficile의 대변 배설 증가, 위막성 대장염 발생 빈도 저하 · 경관영양요법 중인 고령자에서 장조직 형태변화의 지표인 혈중 티아민옥시다제 활성 상승하여 장점막 위축 억제. 대변중 수분 증가로 배변 회수와 형태 개선
유산균	· 세균성 설사 유아에서 장내 세균총 개선 지표로 호기성 세균수에 대한 혐기성 세균 비율 증가 · 내분비 및 류마티스 질환에 의한 배변 이상에서 대변 성상, 배변 회수 개선 · 소아에서 약제내성 살로넬라 설사에 균 억제 작용

● 문헌

1. Fuller R. Probiotics in man and animals. J Appl Bacteriol 1989; 66: 365-78.
2. Salminen S, Bouley C, Boutron-Ruault MC, et al. Functional food science and gastrointestinal physiology and function. Br J Nutr 1998; 80 (Suppl1): S147-71.
3. 神谷 茂: 腸管感染症とプロバイオティクス. 医のあゆみ 2003; 207: 894-8.
4. 菅原 讓: ビルサンの腸疾患に対する臨床効果. 診療 1954; 12: 383-5.
5. 小坂 晋, 橋本達男, 前川 覚ほか: 内科疾患に対するビフィズス菌製剤の使用経験. 臨床内科小児科 1960; 15: 289〜91.
6. 市岡四象, 若林 明, 上田五郎ほか: 慢性便秘症に対するラック B® の効果. 新薬と臨 1960; 9: 876-8.
7. 山形敏一, 渡辺 晃, 久保田奉幸: 急性腸炎, 潰瘍性大腸炎, Irritable colon (刺激結腸) に及ぼす Lac B Tablet の治療効果. 新薬と臨 1963; 12: 5-7.
8. 高橋志達, 張 達栄, 董 暁旭ほか: 過敏性腸症候群 (Irritable Bowel Syndrome) 患者と健常

人の腸内細菌叢の比較と酪酸菌 (Clostridium butyricum MIYARI 588 株). 臨床腸内微生物会誌 2001; 3. 45-7.
9. 黒岩豊秋, 岩永正明, 小張一峰ほか: 抗菌剤投与後の Clostridium difficile 検出に対する生菌性整腸剤の併用について. 感染症誌 1990; 64: 1425-32.
10. 伊藤いづみ, 林登志雄, 井口昭久ほか: 経管栄養施行中の高齢患者腸粘膜機能に対する酪酸菌懸濁液の効果. 日老医誌 1997; 34: 298-304.
11. 城 宏輔, 関 孝, 大石 勉ほか: 細菌性下痢症に対する三種生菌配合整腸製剤 (ビオスリー®) の治療成績. Prog Med 1993; 13: 621-6.
12. 加藤弘巳, 林 竜二, 三輪敏郎ほか: 内分泌系およびリウマチ性疾患由来の便通異常に対するビオスリー® の臨床成績. 医と薬学 1994; 31: 1483-7.
13. 城 宏輔, 関 孝, 大石 勉ほか: 生菌製剤投与が薬物耐性サルモネラ菌の除菌に奏効した1 例. 医と薬学 1993; 29: 1027-30.

Question 50 장폐색에 일레우스관이 필요한가?

장폐색의 치료

장폐색 환자를 보게되면 먼저 신체 검사, 혈액 검사, 복부 CT 등으로 교액성 장폐색(장관의 혈류장애가 동반되어 응급 수술이 필요하다) 여부를 감별해야 한다. 교액성 장폐색이 아니라고 판단되면 보존적 치료를 시행한다.

구토 또는 장관의 현저한 확장이 있으면 감압을 위해 장내용물 배액이 필요하다. 확장된 장관은, 장관의 미세 순환 장애나 장천공을 일으킬 위험이 있어 감압이 필요하다.

배액에는 2가지 방법이 있으며, 코에 튜브를 삽입하여 위내에 유치하는 경비위관과 유문을 넘어 십이지장 · 소장까지 삽입하는 일레우스관이 있다.

경비위관과 일레우스관의 차이

일레우스관의 장점은, ① 폐색부와 가까운 곳에서 배액할 수 있어 감압 효과를 기대할 수 있다, ② 튜브가 연동 운동을 따라 항문쪽으로 진행되면 말단부에 조영제를 주입하여 폐색이나 협착 정도 평가 및 원인에 대한 정밀 조사가 가능해진다, 등이 있다.

한편 단점으로는, ① 유문을 넘어 십이지장에 삽입하기 어려우며, 장시간에 걸친 삽입 조작이 환자에게 큰 고통이 된다, ② 삽입 중 구토를 유발하여 흡인 위험이 있다, ③ 드물지만 장천공이나 튜브 말단의 벌룬이 유도하는 장중첩을 만들어 중증 합병증을 일으킬 수 있다, 등이 있다.

필자의 병원에서도 최근 일레우스관에 의해 유도되었다고 생각되는 장중첩을 경험하였다[그림 50-1].

이에 비해 경비위관은 폐색부 근처에서 감압할 수는 없지만 간편하고 단시간에 침상에서 삽입할 수 있고 위내 감압은 확실히 할 수 있는 이점이 있다.

그림 60-1 **일레우스관에 의한 장중첩증 1례(CT 영상)**
일레우스관 말단부(화살표)에서 비교적 먼거리에서 일어난 장중첩(삼각형). 일레우스관 유치중 구토, 복통이 나타나면 장중첩을 의심한다.

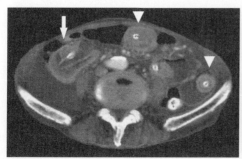
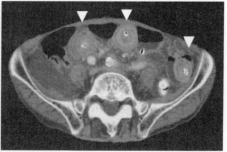

❯❯ 일레우스관은 정말로 효과적인가?

보통 임상 현장에서, 경도의 장폐색은 경비위관으로 대처하고, 소장 확장이 심하거나, 어느 정도 중증이라고 판단될 경우 일레우스관을 삽입한다는 방침이 있는 병원이 많을 것으로 생각된다.

그러나 구미에서는 일레우스관 사용이 생각만큼 많지 않다. 그 이유는 1987년 발표된 소장 폐색 환자 311명을 대상으로 한 후향적 연구와, 1995년 발표된 55명의 수술후 유착성 소장 폐색을 대상으로 한 무작위 비교시험에서, 수술을 피할 수 있는 확률이나 튜브 제거에 걸리는 시간, 입원 기간 등에서 일레우스관군과 경비위관군 사이에 유의한 차이가 없었기 때문이다. 그에 더하여, 수기의 복잡함, 방사선 노출, 환자에게 고통이 심한 것도 관계 요인이다.

그러나 일상 임상에서, 경비위관으로 개선되지 않아도 일레우스관 삽입으로 장폐색이 해소되는 예를 경험한다.

또 앞의 2개 연구에 대한 몇가지 문제점이 지적되었다. Brolin 등의 후향적 연구에서는 튜브 선택에 대한 바이어스가 있을 수 있다는 것이다. Fleshner 등의 무작위 비교시험에서는, 수술을 시행한 비율이 경비위관군은 13/28(46%), 일레우스관군은 8/27(30%)로 유의한 차이가 없었지만, 증례 수가 적었기 때문에 차이가 검출되지 않았을 가능성도 있다. 더욱이 일레우스관군에서 일레우스관이 유문을 넘지 못해 위내에 위치한 증례가 3례이었으며, 이것을 비위관군으로 생각하면, 수술 증례가 경비위관군 49% vs 일레우스관군 25%가 되어 역시 일레우스관이 효과적이었다고도 생각할 수 있다.

최근 일본의 후향적 연구에서 보다 신속한 일레우스관 삽입이 수술을 피할 수 있었다는 보고가 있다.

❯❯ 최신 기술을 구사한 질 높은 근거 구축을!

오랜 세월 동안 일레우스관 삽입은 방사선 투시하에서 손으로 더듬는 상태로 시행되어 왔다. 그러나 최근에는 경비내시경을 이용하여 가이드와이어를 십이지장 안쪽까지 삽입하고 와이어는 그대로 유치한 상태에서 내시경을 뽑고, 와이어를 통해 일레우스관을 삽입하는 방법이 개발되었다. 이 방법을 이용하면 삽입 시간과 성공률의 개선을 기대할 수 있다.

앞에서 언급한 연구를 시행할 당시에는, 단순 방사선 영상만으로 장폐색 진단을 진단하던 시대이며, 최근에는 CT 스캔에 의해 장폐색 진단이 크게 향상되었으므로 어

column

수술 후 장폐색의 조기 개선에 추잉껌이 효과적인가?

복부 수술 후 마비성 장폐색이 발생되는 빈도가 높고, 장관 기능 회복까지 걸리는 시간이 길어 입원 기간이 연장되면 원내 감염이나 합병증 위험이 올라가고, 의료비도 증가한다.

이에 대한 2002년 수술 후 추잉 껌을 1일 3회 씹어 장의 연동 운동이 촉진되어 배기 가스와 배변 재개까지 기간이 단축되었다고 보고되었다. 그 후 입원 기간 단축도 가능하다는 보고도 있어, 최근의 메타분석에서도 그 유효성이 확인되었다. 그 기전은 "유사 섭식"에 의해 식사 섭취에서 자극되는 뇌-미주신경 반사를 자극하여,장관 운동과 관계된 호르몬 생산을 항진 시키기 때문이라고 생각되고 있다. 껌은 염가이며 수용성도 좋기 때문에 수술 후에 유용한 보조적 케어로 기대된다.

떤 증례에 일레우스관이 효과적인지, 경비위관과 유효성에 차이가 없는지 등에 대해 일레우스관 삽입의 노하우가 풍부한 병원에서 질 높은 근거가 나오기를 기대한다.

● **문헌**

1. Brolin RE, Krasna MJ, Mast BA. Use of tubes and radiographs in the management of small bowel obstruction. Ann Surg 1987; 206: 126-33.
2. Fleshner PR, Siegman MG, Slater GI, et al. A prospective, randomized trial of short versus long tubes in adhesive small-bowel obstruction. Am J Surg 1995; 170: 366-70.
3. Gowen GF. Short versus long tubes. Am J Surg 1996; 171: 543-4.
4. 榊原 巧, 原田明生, 石川忠雄ほか: 癒着性イレウスに対するイレウス管管理の重要性と手術時期の検討. 日消外会誌 2005; 38: 1414-9.
5. Endo H, Inamori M, Murakami T, et al. Usefulness of transnasal ultrathin endoscopy for the placement of a postpyloric decompression tube. Digestion 2007; 75: 181.

Question 51 급성 간염 환자에게 침상 안정이 필요한가?

필자는 의사가 되고 20년이 되었는데 의대 졸업 후 전공의로 병동 환자를 담당하던시절에 급성 간염 환자가 입원하면, 선배 의사가 "침상에서 안정해야 합니다. 일어나면 안 됩니다"라고 말하는 모습을 보았다. 이러한 조치가 정말로 옳은 것인지 문헌을 찾아 다시 고찰해 보도록 필자에게 의뢰되었다. 결론부터 말하면, 급성 간염 환자에서 굳이 침상 안정을 지시할 필요는 없다고 생각한다.

침상 안정은 간 혈류량은 증가시킬까?

급성 간염 환자에게 안정을 지시하는 이유는, 누운 자세 유지가 간 혈류량과 간세포에 산소와 영양 공급을 증가시켜, 간세포의 재생과 증식을 촉진한다는 것이 그 이유라고 생각된다.

그러나 실제로 「급성 간염 환자의 간 혈류량이 누운자세에 의해 증가하는가」에 대해 일치된 견해가 없다. 복잡하여 여기에 인용하지 않지만, 간 혈류량과 체위의 관계에 대해 다양한 연구가 있다. 간 혈류량을 동맥혈과 문맥혈 모두를 평가하는지, 또 간혈류량을 어떻게 측정하는지(과거에는 방사성 동위원소나 인도시아닌그린 최근에는 doppler 초음파검사) 등의 방법론적 문제에 의해 그 결론에 차이가 있다고 생각된다.

더욱이 측정 대상이 정상인인가 급성 간염 환자인가 또는 만성 간염 환자인가 간경변 환자인가에 따라 결론이 다를 것이다. 급성 간염 환자를 대상으로 체위에 따라 두 군으로 나누어 각각의 간 혈류량을 비교한 이 주제에 가장 적합한 디자인으로 시행된 연구는 필자가 아는 한 존재하지 않는다.

>> 급성 간염에서 침상 안정에 대한 RCT

간 혈류량 증가 여부와 관계없이, 적절히 디자인 된 무작위 비교시험 randomized controlled trial (RCT)에 의해 급성 간염의 침상 안정 유용성이 검증되었으면 그것으로 문제가 없을 것이다. 그러나 이렇게 침상 안정의 치료 효과를 지지하는 연구 결과 역시 존재하지 않는다.

급성 간염 치료에 침상 안정의 유용성을 검토한 RCT로는, 1955년 보고된 논문이유일한 것이다. 1950년 한국 전쟁에서 「급성 감염성 간염」 환자 빈발에 놀란 미군은 당시 후방 병참 기지인 일본에 치료소 "Hepatitis Center"를 설치하여 4,000명에 달하는 간염 환자를 치료했다. 한때 한 번에 1,000명이

수용된 적도 있었다고 한다. 이런 환자를 대상으로, 안정 여부, 식사 내용, 군무에 돌아갈 때까지 기간 등에 대해 무작위 비교시험이 시행되었다.

이 연구의 결론은, 침상 안정을 엄격하게 지키도록 지시 받은 환자와 기본적으로 안정하지만 침상에서 일어나 병동 내에서 활동한 환자 사이에 회복까지의 기간에 차이가 없었다는 것이다.

덧붙여 이 연구는 "메타분석의 아버지"라고 부르는 EBM 창시자의 하나인 Thomas Chalmers가 제 1 저자이다. 이 연구를 시행하고 나서 임상의를 그만두고, 풀타임 임상 연구자의 길을 가기로 결심했다고 Chalmers 자신이 밝혔다.

>> 급성 간염의 다양성을 의식한다

1955년 당시에는 전혀 몰랐지만 급성 간염의 원인은 사실 매우 다양하다[표 51-1]. 오늘날 임상에서 급성 바이러스성 간염의 원인으로 만나는 것은, 주로 A형 간염 바이러스(HAV)와 B형 간염 바이러스(HBV)이지만, 그밖에도 C형 간염 바이러스(HCV), E형 간염 바이러스(HEV)가 있고, 또 다른 간염 바이러스(G형 간염 바이러스, TT 바이러스, SEN 바이러스 등), Epstein-Barr 바이러스(EBV), 사이토메가로 바이러스, 콕사키 바이러스 등도 원인이 될 수 있다.

또 바이러스 감염 이외에 자가면역, 알코올, 대사질환, 약물도 급성 간염을 일으킨다. 이런 간염의 병태 및 예후에는 크게 차이가 있으며, 치료 방침이 다른 것은 말할 필요도 없다.

급성 간염 환자를 보았을 때 먼저 의식해야할 것은 「급성 간염」이라는 진단이 결코

표 51-1 급성 간염의 주요 원인과 진단 요점

원인	진단 요점
간염 바이러스	
A형 간염바이러스	IgM-HA 항체 양성, 만성화되지 않는다
B형 간염바이러스	HBs 항원, IgM-HBc 항체 양성, A/D 유전자형에서 만성화
C형 간염바이러스	HCV 항체, HCV-RNA양성, 만성화되기 쉽다
E형 간염바이러스	IgM-HEV 항체, HEV-RNA 양성, 만성화는 드물다
기타 바이러스	
EB 바이러스	일시적 감염
사이토메가로 바이러스	
콕사키 바이러스	
바이러스 이외의 원인	
자가면역성	IgG 증가, 핵항체나 항평활근항체 양성, 만성 경과
알코올	음주력
약제	약제 복용력

확정 진단이 아니며, 하나의 「증후」에 지나지 않고, 간장애를 일으킨 원인의 확정이 치료 방침 결정에 불가결하다는 것이다.

더욱이 병인에 관계없이 급성 간염에서는 항상 전격성 간염으로 진행될 가능성을 경계할 필요가 있으며, HBV 및 HCV에 의한 급성 바이러스성 간염은 만성 간염으로 이행 방지가 중요하다는 두가지 점을 염두에 두고 진료할 필요가 있다.

▶▶ 침상 안정 위치 설정 : 필자의 경우

앞의 RCT는 급성 간염의 다양한 병인을 전혀 고려하지 않은 많은 문제점이 있어, 이 결과를 오늘날 임상에 적용하기에는 적합하지 않다. 따라서 현재의 교과서는 급성 간염 환자에서 병인에 따른 치료가 강조되고 있으며, 침상 안정 필요성에 대해서는 거의 기록하지 않고 있다. 급성 간염뿐 아니라 다른 많은 질환에서도 안정의 필요성에 대해 의문이 제기되고 있다.

필자는 급성 간염으로 진단된 환자를 입원시켜 병동 내에서 자유 활동 정도로 안정시키며, 혈액 검사와 영상 검사에 의해 병인 및 전격성 간염으로 진행될 위험성을 평가한다. 젊고 건강하며 활동적인 환자를 무리하게 안정시킬 필요는 없으며, 자각 증상이 심한 환자는 병원에서 지시하지 않더라도 안정하고 있다. 요점은 대부분 환자에게 맡겨도 좋다는 것이다.

전격성 간염의 위험을 피할 수 있다고 판단되면, 간기능 이상이 지속되어도 계속 입원시킬 필요가 없는 경우가 있다. 전격성 간염 위험이 높음에도 불구하고 자각 증상이 없는 환자를 때로 볼 수 있는데 입원을 거부하고 일상 활동을 유지하고 싶어하는 경우라면 예외겠지만, 전격성 간염의 진행을 방지하는 것은 항바이러스제 등의 치료방법 그 자체로 입원 중 엄격한 안정과는 관계가 없을 것으로 판단된다.

환자를 강제로 침대에 묶어두어 의료인과 환자의 관계를 해칠 필요는 없을 것이다.

● 문헌

1. Chalmers TC, Eckhardt RD, Reynolds WE, et al. The treatment of acute infectious hepatitis. Controlled studies of the effects of diet, rest, and physical reconditioning on the acute course of the disease and on the incidence of relapses and residual abnormalities. J Clin Invest 1955; 34: 1163-235.

2. Daly J. The Cochrane Collaboration. In: Evidence-Based Medicine and the Search for a Science of Clinical Care. Berkeley: University of California Press, 2005: 155.

3. Allen C, Glasziou P, Del Mar C. Bed rest: a potentially harmful treatment needing more careful evaluation. Lancet 1999; 354: 1229-33.

PART 09

신장, 전해질

Question 52~57

Question 52 모든 만성 신장병 환자에게 단백 제한식이 필요한가?

만성 신장병이란?

만성 신장병 chronic kidney disease (CKD)은 신장 장애(단백뇨 등의 소변 검사 이상) 또는 신기능 저하가 3개월 이상 지속하는 것으로 정의되며[표 52-1], 진료상 대책이 필요한 상태이다. 임상적으로 만성 신장병은 진행되어 말기 신부전에 이를 가능성이 있으며 심혈관 질환의 중요한 위험인자라는 중요한 의의를 가진다.

최근 일본 신장학회는 CKD 진료 지침을 발간하였으며, 여기서는 신기능 평가에 계산 사구체 여과량(eGFR)을 이용한다. eGFR는 이눌린 여과율을 기초로 계산식을 만들어, 성별, 연령, 효소법으로 측정한 혈청 크레아티닌 치에 의해 계산할 수 있다. 이런 공통된 척도를 이용하여 신기능 평가를 쉽게 시행할 수 있게 되었다[표 52-2, 그림 52-1].

이 수치를 기준으로 추산된 일본의 만성 신장병 환자 수는, eGFR 60 mL/min 미만이 약 1,300만명, 50 mL/min 미만이 590만 명이다.

저단백식의 의의

만성 신장병 환자의 치료에서 생활습관 개선은 큰 의의가 있다. 그 중에서도 저단백식은 중요한 역할을 담당하고 있다.

신기능 장애에서 저단백식의 의의는, 단백질에서 기원한 질소대사 산물이 만든 요독증 물질에 의해 사구체가 받을 수 있는 장애를 감소시키고, 손상이 가벼운 사구체에서 과잉으로 일어나는 단백부하를 감소시키는 것(아미노산 등의 용질에 의한 hyperfiltration theory)에 있다[칼럼 1].

저단백식의 근거는 어느 정도?

그렇지만 그 유효성이 RCT로 확립된 것은 아니다. 특히 미국의 MDRD 연구 같은 대규모 임상시험에서 그 유효성이 확립되지 않았다. 그러나 저단백식의 효과는 일반 약

표 52-1 CKD 정의

1. 소변 이상, 영상진단, 혈뇨, 병리 소견에서 신장애 명확(특히 단백뇨가 중요)
2. 사구체 여과량(GFR) < 60 mL/min/1.73 m²

1, 2 중의 하나 또는 양쪽이 3개월 이상 지속된다.

표 52-2 GFR 계산식

eGFR(mL/min/1.73m²)
=194 × Cr$^{-1.094}$×연령$^{-0.287}$(여성은 ×0.739)

그림 52-1 일본에서 사용하는 eGFR 간편 계산기

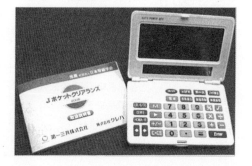

column1

경구 흡착 탄소제제

경구 흡착 탄소제제는 요독증 물질을 흡착하여 요독증 증상 개선이나 투석 도입 지연 효과가 기대되고 있으며, 진행성 CKD 환자(혈청 크레아티닌 5 mg/dL 이하)에서 진행 억제 효과도 보고된 바 있다. 주의점은 다른 약제를 흡착할 가능성이 있어 동시에 복용하지 말아야하고, 위장관 통과 장애가 있는 환자는 금기이며, 정맥류, 궤양 및 변비의 악화, 암모니아 상승을 일으킬 가능성이 있어 투여에 주의가 필요하다. 하루 30 캡슐 이상의 캡슐제 복용이 필요하여 순응도 유지가 어려운 경우에는 분말 제형을 이용한다.

column2

식사요법 교육

보통 섭취 단백량, 총 칼로리량, 소금, 칼륨, 음수량 등을 교육한다. 일률적으로 지시하면 적절히 시행하지 못한다. 생활습관, 외식 빈도 등 환자의 배경 파악이 중요하다. 칼륨 제한은 단계 3 이후에 2,000 mg/일로 지시하며, 생채소나 과일 제한은 식사의 질을 현저히 해치므로, 혈청 칼륨치나 RAS(레닌-안지오텐신계) 억제제 복용 등을 생각하여 지시한다. 혈청 크레아틴 1.4 mg/dL, 칼륨 3.8 mEq/L인데도 1년 이상 과일을 먹은 적이 없었다는 환자가 있었다. 안타까운 일이다.

제에 대한 평가에 비해, 식사 섭취의 객관화와 실제 도달 정도에 상당한 차이가 있을 가능성이 높기 때문에 연구 자체의 설계에 문제가 있을 가능성이 높다고 생각되고 있다.

하지만 지금까지의 메타분석 결과를 종합하면 저단백식의 효과를 어느 정도 파악 할 수 있으며, 신부전 진행 억제에도 유용한 것으로 알려져있다.

▷▷ 저단백식의 실제

● 병기에 따라 시작한다

신기능 장애 환자의 임상에서 식사를 어떻게 대처하면 좋을까? 먼저 CKD 단계를 신장학회의 「CKD 진료 지침」에 따라 분류한다[표 52-3].

일반적으로 단백질 섭취 권고량은 0.93 g/kg/일이며, 단백 제한은 0.6~0.8 g/kg/일로 시행된다[표 52-4]. CKD 단계 분류에서 단계 3 이후에 도입되는 경우가 많다.

단계 1 및 단계 2에는 단백 제한이 설정되지 않았다. 그러나 단백뇨 정도에 따라 단백 섭취량을 결정하여, 단백뇨가 0.5 g/일 이상인 환자는 0.8~1 g/kg/일로 제한한다. 단계 3에서 단백뇨가 0.5 g/일 미만은 0.8~1.0 g/kg/일, 그 이상에서는 0.6~0.8 g/kg/일로 한다.

표 52-3 CKD 단계

단계	중증도	진행도(GFR: mL/min/1.73 m²)
	고위험군	≥ 90(CKD 위험인자 존재)
1	신장애 존재하나 GFR 정상이나 항진	≥ 90
2	신장애 존재, GFR 경도 저하	60~89
3	GFR 중등도 저하	30~59
4	GFR 고도 저하	15~29
5	신부전	< 15

● **구체적인 방법과 관리**

권고 되는 저단백식의 요건은 표 52-4와 같다. 실제 단백 섭취량은 표 52-5의 공식으로 계산할 수 있다. 단백질을 제한하여 총 칼로리가 부족하면 저단백 특수 식품을 병용하는 경우가 있다[칼럼 2]. 때로 0.5 g/kg/일 미만으로 매우 엄격하게 단백질을 제한하기도 한다.

장기간에 걸쳐 저단백식을 효과적으로 유지하기 위해서는 의사, 영양사 등의 팀 의료 관리가 필요하다.

● **문헌**

1. 日本腎臓学会編. CKD 診療ガイド. 東京: 東京医学社, 2007.
2. 日本腎臓学会・日本高血圧学会編. CKD(慢性腎臓病)診療ガイド高血圧編. 東京: 東京医学社, 2008.
3. Hostetter TH, Olson JL, Rennke HG, et al. Hyperfiltration in remnant nephrons: a potentially adverse response to renal ablation. Am J Physiol 1981; 241: F85-93.
4. Klahr S, Levey AS, Beck GJ, et al. The effects of dietary protein restriction and blood-pressure control on the progression of chronic renal disease. Modification of Diet in Renal Disease Study Group. N Engl J Med 1994; 330: 877-84.
5. Pedrini MT, Levey AS, Lau J, et al. The effect of dietary protein restriction on the progression of diabetic and nondiabetic renal diseases: a meta-analysis. Ann Intern Med 1996; 124: 627-32.
6. Kasiske BL, Lakatua JD, Ma JZ, et al. A meta-analysis of the effects of dietary protein restriction on the rate of decline in renal function. Am J Kidney Dis 1998; 31: 954-61.
7. Fouque D, Laville M, Boissel JP. Low protein diets for chronic kidney disease in non diabetic adults. Cochrane Database Syst Rev 2006; 2: CD001892.
8. 中尾俊之, 岡田知也: 腎不全に対する低蛋白食事療法の意義と問題点. 日内会誌 2006; 95: 368-73.

표 52-4 CKD에서 저단백 식사요법의 요건

단백질 섭취량을 0.6~0.8 g/kg/일로 감소
당질, 지질에서 충분한 칼로리 섭취(지질 비율 20~25%)
아미노산 스코아를 100으로

표 52-5 단백질 섭취량

섭취 단백질량(g/일)
= [소변 요소질소(mg/dL) × 1일 소변량(dL) + 31 mg/kg × 체중(kg) × 0.00625

Question 53

ARB나 ACE 억제제를 시작하면 왜 신기능이나 전해질 검사를 해야하는가?

혈압 강하제로 칼슘 길항제와 레닌-안지오텐신-알도스테론(RAA)계 억제제인 안지오텐신 II 수용체 길항제(ARB)나 안지오텐신 전환효소 억제제(ACEi)가 치료 선택에 중요한 비중을 차지하고 있다. 특히 RAS 억제제는 혈압 조절뿐 아니라, 혈압 저하에 의존하지 않는 조직·장기에 대한 부가적인 보호 작용이 기대되어 널리 사용하게 되었다(실제 투여에서 주의 사항은 표 53-1과 같다).

신기능에 대한 혈압 강하제의 영향

칼슘 길항제와 RAS 억제제의 기전

칼슘 길항제는 전신 혈압 저하와 동시에 신장 사구체의 수입 세동맥을 확장한다. 한편 RAS 억제제는 신체 혈압 저하와 더불어 신장에 작용하여 사구체의 수출 세동맥도 확장시킨다[그림 53-1]. 이 때문에 사구체 고혈압이 해소되지만, 반대로 여과압이 저하되어 신체 혈압 저하와 함께 사구체 여과율이 저하되어 혈청 크레아티닌 상승을 일으킬 가능성이 있다.

특히 신장애에서 남아있는 네프론이 적으면 보상 기전으로 사구체 내압을 높여 용질의 여과율이 유지되는 경우에 일시적으로 신기능이 저하될 가능성이 있다.

표 53-1 RAS 억제제 투여에 주의해야할 환자

· 양쪽 신동맥 협착이나 한쪽 신동맥 협착이 있는 환자
· 고칼륨혈증(신기능 장애, 조절 불량 당뇨병)
· 중증 신기능 장애(혈청 크레아티닌 3 mg/dL 이상)

그림 53-1 칼슘 길항제 및 RAS억제제의 사구체 혈관에 대한 작용

RAS억제제는 수출세동맥을 확장시켜 사구체 내압을 저하시킨다.

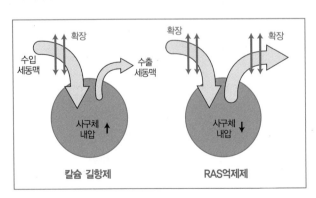

ACEi가 처음 등장할 당시, 양쪽 신동맥 협착이나 한쪽 신장 동맥 협착이 있는 증례에서 신혈류량 감소와 사구체 여과압 저하에 의한 신기능 악화가 보고되었다.

원인과 관계없이 레닌 의존성이 강한 병태에서 RAS 억제제는 당연히 강력한 혈압 강하 효과를 나타내지만, 크레아티닌 상승이나 극단적인 경우에는 급성 신부전을 일으키기도 한다.

증례 [그림 53-2]

69세 남성. 1년 전 검강 검진에서 처음으로 고혈압(160/100 mmHg)과 신장애(혈청 크레아티닌 1.6 mg/dL)가 발견되었다. 금년 인근 병원에서 진료 후 ARB를 처방 받았는데 크레아티닌이 3.2 mg/dL으로 상승되어 필자의 병원으로 의뢰 되었다.

복부 초음파 검사에서 신장 크기의 좌우 차이가 있어 MRA를 시행하여 양측 신동맥 기시부 협착(그림의 화살표)과 좌신 위축을 확인하였다. RAS 억제제에 의한 신기능 장애 악화라고 판단하여 약제를 중지하였으며 크레아티닌이 개선되었다.

그림 53-2 양쪽 신동맥 협착, 왼쪽 신장 위축 증례

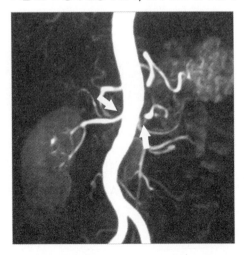

》 전해질 측정 필요

전해질 측정은 고칼륨혈증 진단이 목적이다. RAS 억제제에 의해 안지오텐신 II로의 전환이나 안지오텐신 II 수용체에 대한 작용이 차단되고, 부신 피질에서 알도스테론 분비가 억제된다. 그 결과 신장에서 Na/K-ATPase 기능이 저하되고, Na 재흡수가 감소한다. 이에 의해 공역 이온인 칼륨 배설이 저하되어 고칼륨혈증을 일으킬 가능성이 있어 전해질을 측정한다. 앞에서 설명한 신기능 저하에 의한 칼륨 여과율 저하도 고칼륨혈증의 원인이 된다.

RAS 억제제로 최근 ARB 사용 빈도가 높아지고 있으며, 이 약제에 의한 고칼륨혈증 출현 빈도는 1% 이하이고, 신장애도 불과 몇 %라고 보고되어 있다.

》 만성 신장병에서 혈압 강하 목표

최근 신장 장애(단백뇨 등) 또는 신기능 저하가 3개월 이상 지속된 경우 만성 신장병 chronic kidney disease (CKD)으로 통칭하고 있다. 이에 대한 약물요법으로 RAS 억제제의 사용은 혈압 강하뿐 아니라 신기능 보호 목적으로도 1차 선택제가 된다[칼럼 1, 2].

일본 신장학회의 「CKD 진료 지침」에서는, 혈압 관리 목표를 130/80 mmHg 미만으로(단백뇨가 1 g/일 이상에서는 더 낮은 125/75 mmHg 미만) ACEi나 ARB를 1차 선택하지만, 혈청 크레아티닌의 상승이나 고칼륨혈증에 주의해야 한다고, 되어 있다.

● 문헌

1. Hricik DE, Browning PJ, Kopelman R, et al. Captopril-induced functional renal insuffi-

 column1 •

RAS 억제제와 CKD

만성 신장병(CKD)에서 원칙적으로 RAS 억제제 사용이 권고된다. 사용에 따라 혈청 크레아티닌이 기저치의 30% 이상 상승하거나 1 mg/dL 이상 상승될 수 있다. 혈청 칼륨이 5.5 mEq/L 이상이 되면 감량하거나 중지하고 신장내과에 협진을 의뢰한다.

그렇다면 신장 전문의는 어떻게 하고 있을까. 상승이 계속되면 물론 약제 사용을 중단하지만 사용을 고수하는 전문의도 많다. 크레아티닌 3 mg/dL 이상에서는 신중히 투여하며, 어느 수준(CKD 단계 분류의 단계 5)까지는 투여를 시작하거나 계속하는 증례도 많다.

RAS 억제제는 단백뇨 감소 효과가 우수하여 효과가 불충분한 경우에는 혈압이나 부작용에 주의하면서, RAS 억제제를 최대 투여량까지 증량하는 것이 권고 되고 있다.

 column2 •

칼슘 길항제와 CKD

칼슘 길항제 최대의 매력은 강력한 혈압강하 작용에 있다. 「CKD 진료 지침」에서도 엄격한 혈압 조절이 가능하며 진행을 억제한다고 하고 있다. 또 심혈관 질환 위험이 높은 환자에서 2차 선택 약제로 유용하다. 그러나 종래의 L형 칼슘 채널(수입 세동맥에 존재하며 수출 세동맥에는 거의 없다) 길항제는 수입 세동맥의 확장 작용으로 사구체 내압 상승을 일으킬 것으로 생각되고 있다[그림 54-1].

이에 비해 수출 세동맥에 존재하는 N형, T형 칼슘 채널을 차단하는 칼슘 길항제(에포니디핀, 실니디핀 등)이 최근 주목받고 있다. 수출 세동맥 확장으로 사구체 내압을 저하시켜 신장애에도 유용하다는 보고가 있다.

ciency in patients with bilateral renal-artery stenoses or renal-artery stenosis in a solitary kidney. N Engl J Med 1983; 308: 373-6.

2. Weir MR. Are drugs that block the renin-angiotensin system effective and safe in patients with renal insufficiency? Am J Hypertens 1999; 12: 195S-203S.

3. 降圧療法. In: 日本腎臓学会編. CKD 診療ガイド. 東京: 東京医学社, 2007; 62-4.

168

Question 54
혈청 크레아티닌의 어느 정도까지 조영제를 사용할 수 있을까?

조영제를 사용한 검사나 처치 후에 혈청 크레아티닌이 상승되어 조영제 신증(contrast-induced nephropathy, contrast induced AKI)이라는 급성 신장애(급성 신부전)를 일으키는 경우가 있다. 입원 환자에서 볼 수 있는 급성 신장애의 중요한 원인이며, 원래 신기능이 저하된 환자에서 발생 위험이 높아 혈청 크레아티닌이 상승된 환자에서는 조영제 사용을 주저하는 경우가 많다.

「혈청 크레아티닌의 얼마까지 조영제를 사용할 수 있을까?」라는 질문에 대한 대답은 「검사·처치에 의해 얻을 수 있는 이익이 조영제 신증을 동반할 위험을 웃돌면 크레아티닌이 얼마라도 사용할 수 있다」이다.

혈청 크레아티닌 8 mg/dL로 고도로 진행된 만성 신장병 환자에서 흉통을 주소로 응급 후송되었는데 진찰 결과 대동맥박리나 급성 관상동맥 증후군이 강하게 의심되었다면 조영제를 사용하지 않는 치료 방법을 선택할 수 없을 것이다. 따라서 질문의 본래 의의는, 조영제 신증 발생 위험을 어떻게 평가하고, 예방은 어떻게 해야 하는지가 될 것이다. 조영제 신증의 위험평가, 예방에 대해서는 다음의 질문 55「만성 신부전 환자에서 조영제를 사용하면 투석이 필요할까?」를 참조하기 바란다.

Question 55
만성 신부전 환자에서 조영제를 사용하면 투석이 필요할까?

신부전 환자에서 조영제를 사용할 경우 주의점은?

신부전 환자에서는 조영제 신증의 발생 위험이 높고, 일단 조영제 신증이 발병하면 그 후 심혈관질환 발생률이 높고, 장기적 생명 예후도 불량한 것으로 알려져 있다.

그 때문에 조영제를 사용하는 검사·처치를 시행하는 모든 환자를 대상으로, ① 조영제 신증의 위험 평가, ② 조영제 신증의 예방 조치, ③ 조영제 사용 후 신기능 모니터 시행이 필요하다.

조영제 신증이 발생되면, 그 후의 입원과 외래 경과 관찰을 엄격하게 시행하는 동시에, 심혈관질환 예방을 목적으로 적절한 치료를 계속한다. 신장애가 있는 환자에서 조영제 사용시 기본적인 대책은 그림 55-1과 같다.

조영제 신증의 위험 평가

조영제를 사용하기 전에 원칙적으로 모든 환자에서 신기능 평가와 동시에 조영제 신증 위험인자의 유무와 정도를 평가한다.

유럽 및 미국의 순환기 내과 · 신장 내과 · 영상의학과 전문가에 의한 「조영제 신증에 대한 의견 일치 패널」의 제언에서 사구체 여과량(GFR)＜60/mL/min/1.73 m²에서 조영제 신증 발생 위험이 높아지며, 혈청 크레아티닌 측정치가 높지 않으면 병력이나 복용약에 의해 신장애 유무를 추정하도록 권고하고 있다.

그 밖에 조영제 신증의 위험인자로 당뇨병, 탈수, 신독성 약제 복용(NSAID, 시클로스포린, 타크로리무스, 아미노글리코시드 항생제), 빈혈, 울혈성 심부전, 저알부민혈증 등이 알려져 있다.

조영제 신증 발생 예측을 위한 지표가 몇 가지 개발되어 있으며 그림 55-2에 대표적인 Mehran 등의 위험 지표를 나타냈다. 점수제를 이용한 이러한 예측 지표의 타당성에 대해 아직 충분히 검증되어 있지 않으나 대강의 예측에 참고가 될 것이다.

조영제 신증을 예방하려면

조영제 신증을 예방하는 원칙은 신독성 약제를 중지하며, 조영제 사용량을 최소화하고, 충분한 수액을 보충하는 것이다. 활성산소가 조영제 신증 발생 기전에 관계하는 것으로 알려져, 항산화 작용이 있는 약제인 N-아세틸시스테인, 아스코르빈산 등을 예방적으로 투여하는 방법도 시도되고 있다.

그림 55-1 조영제 신증 예방 알고리즘

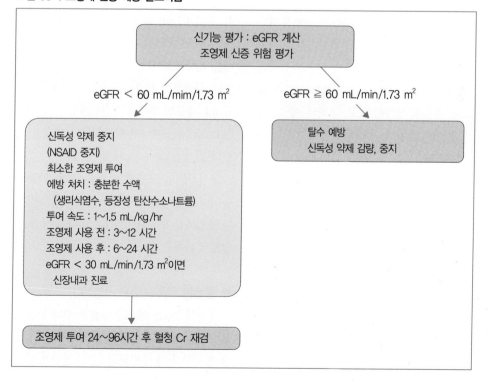

신기능 평가 : eGFR 계산
조영제 신증 위험 평가

eGFR ＜ 60 mL/mim/1.73 m²　　　eGFR ≧ 60 mL/min/1.73 m²

신독성 약제 중지
(NSAID 중지)
최소한 조영제 투여
에방 처치 : 충분한 수액
　(생리식염수, 등장성 탄산수소나트륨)
투여 속도 : 1~1.5 mL/kg/hr
조영제 사용 전 : 3~12 시간
조영제 사용 후 : 6~24 시간
eGFR ＜ 30 mL/min/1.73 m²이면
　신장내과 진료

탈수 예방
신독성 약제 감량, 중지

조영제 투여 24~96시간 후 혈청 Cr 재검

그림 55-2 조영제 신증 예측 점수표

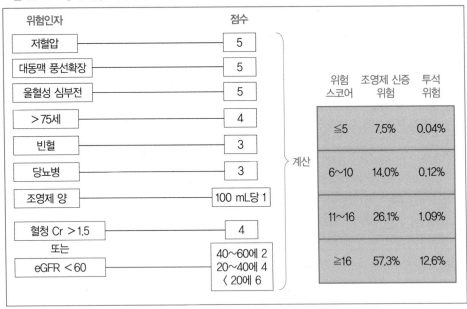

위험인자	점수
저혈압	5
대동맥 풍선확장	5
울혈성 심부전	5
>75세	4
빈혈	3
당뇨병	3
조영제 양	100 mL당 1
혈청 Cr >1.5	4
또는 eGFR <60	40~60에 2 / 20~40에 4 / <20에 6

위험 스코어	조영제 신증 위험	투석 위험
≦5	7.5%	0.04%
6~10	14.0%	0.12%
11~16	26.1%	1.09%
≧16	57.3%	12.6%

● 신독성 약제 중지

NSAID, 칼시뉴린 억제제(시클로스포린, 타크로리무스)는 신혈관 수축 작용이 있으므로 조영제 사용시에 가능하면 중지한다. 그 외에 대량의 루프 이뇨제, 아미노글리코시드도 신독성을 증가시키므로 가능하면 중지한다. ACE 억제제, 안지오텐신 수용체 길항제가 조영제 신증 발생을 높인다는 보고가 있으나, 반대로 영향이 없고, 오히려 예방한다는 보고도 있다. 현시점에서 심보호 등의 목적으로 처방되는 경우에는 굳이 중지할 필요는 없을 것이다.

● 필요한 최소량의 조영제를 사용한다

조영제 다량 투여는 신증의 위험인자이므로 필요한 최소량을 사용한다. 신기능이 저하된 환자에게 사용하는 조영제의 기준으로, Cigarroa 등이 제창한 조영제 최대 투여량 maximum radiographic contrast dose (MRCD)이 도움이 된다.

$$MRCD(mL) = 5 \times 체중(kg) / 혈청\ 크레아티닌(mg/dL)$$

이 공식으로 계산된 조영제 양으로 제한하면 조영제 신증 발생률은 낮다고 알려져있다. 원래 Cigarroa 등이 1989년 발표하였으며, 2002년 PCI를 시행한 약 9,000건의 증례를 대상으로 재평가하여 유용성이 확인되었다. 무엇보다 신기능이 저하된 증례에서는 30 mL 정도의 양에서도 신장애가 발생할 수 있으므로 소량이니까 안전하다고 단정할 수 없다.

고삼투압성 조영제는 신증 발생 위험을 높이며 현재 많은 병원에서 혈관내에 투여하는 조영제를 모두 저삼투압성이나 등장성 조영제로 바꾸고 있다.

● 충분한 수액 보충을 시행한다

생리식염수를 이용한 충분한 수액 보충으로 조영제 신증 발생을 예방할 수 있음이 많은 연구를 통해 증명되고 있다. 탈수가 있으면 레닌-안지오텐신계가 자극되어 신장 혈관이 수축하여 신혈류가 감소하는데, 수액 보충은 신혈관을 확장하여 신혈류 유지 효과를 나타낸다고 생각할 수 있다. 또 조영제가 신장에서 농축되므로 신수질은 고농도의 조영제에 노출 되는데 수액 보충으로 충분한 소변양이 확보되면 소변 중 조영제 농도를 감소시키는 효과도 기대된다.

구체적인 수액 보충량에 대해서는 정해져 있지 않다. 1994년 New England Journal of Medicine에 보고된 1/2 생리식염수 투여 프로토콜에 의하면 검사 전후 각 12시간에 1 mL/kg/hr의 수액을 투여한다. 유럽·미국의 「조영제 신증 의견 일치 패널」은 등장성 수액을 검사 전 3~12시간, 검사 후 6~12시간에 걸쳐 1.0~1.5 mL/kg/hr 투여하는 것을 권고한다.

생리식염수 대신 등장성 탄산수소나트륨이 효과적이라는 보고도 있다. 등장성 탄산수소나트륨은 생리식염수와 Na 농도가 같고, Cl 대신 HCO_3가 154 mEqL 들어있다.

세포외액 보충의 측면에서 생리식염수와 같지만 소변 알칼리화에 의한 자유라디칼 (free radical) 감소를 통해 조영제 신증을 예방한다는 가설이 있다. 등장성 탄산수소나트륨에 의한 조영제 신증 예방 프로토콜은, 검사 1시간 전부터 3 mL/kg/hr, 검사 후 6시간 동안 1 mL/kg/hr 투여하는 것이다. 비교적 단시간에 대처하는 이점은 있지만, 종래의 생리식염수에 비해 우수한지 여부는 확실하지 않으며 앞으로 연구가 기대된다.

● **약제에 의한 예방법**

혈관 확장, 신혈류 보호 작용이 있는 약제로 도파민, fenoldopam(선택적 DA1 수용체 자극제), 칼슘 길항제, 심방성 나트륨 이뇨펩

column

그러면 가돌리늄 조영제 사용에서도 투석이 필요한가?

MRI에 사용하는 가돌리늄은 만성 신장병 환자에게 금기이다. 만성 신장병 환자, 특히 투석 환자에서 가돌리늄을 투여한 후에 신성 전신성 섬유증 nephrogenic systemic fibrosis (NSF)라고 부르는 중증 질환이 발생하기 때문이다. 의학적으로 가돌리늄 조영제를 사용하지 않을 수 없을 때 조영제 투여 후 즉시 혈액 투석 시행을 권고하고 있으나, 투석으로 확실히 예방할 수 있다는 보장은 없다.

티드(ANP), L-아르기닌, 테오필린, 프로스타글란딘 E2 등이 시도되었으나 모두 효과가 증명되지 않았다.

항산화 작용이 있는 약제인 N-아세틸시스테인(NAC)이 최근 주목을 받고있으나, 무작위 비교시험이나 이들을 종합한 메타분석 결과를 보면 현시점에서 유효하다고 말할 수 없다. NAC는 안전하고, 염가이므로 조영제 신증 발생 위험이 높은 증례에서 주치의 재량으로 사용되기도 한다. 그러나 적응외 사용이므로 주의가 필요하다.

● **조영제 사용후 예방적 투석**

조영제 투여 후 혈액 투석을 시행해도 조영제 신증을 예방할 수 없다. 일본에서는 조영제 신증 예방 조치로 혈액 투석을 시행하고 있으나 의료비, 환자나 의료진의 부담, 투석 카테터 유치나 항응고제 등에 의한 합병증을 고려하면 표준적인 처치는아니다.

일본 신장학회 「CKD 진료 지침」에서도 「투석에 의한 조영제 제거는(조영제 신증) 예방 효과가 없다. 오히려 조영 검사 직후 혈액 투석은 혈압 저하를 일으키기 쉽고, 남아있

는 신기능 저하를 일으킬 가능성이 있다」라고 기술되어 있다[칼럼].

조영제 투여 후 예방적 투석에 대한 3개의 비교 연구에서 모두 예방적 투석의 효과에 대해 부정적이며, Vogt 등의 보고는 예방적 투석을 시행한 군에서 오히려 신기능 회복이 지연되었다.

한편 Marenzi 등은 관상동맥 조영술을 시행한 환자를 대상으로 지속 혈액여과(CHF)의 조영제 신증 예방 효과를 조사한 결과 CHF군에서 유의하게 조영제 신증 발생률이 낮고 장기 생명 예후가 양호하다고 보고하였다.

그러나 관상동맥 조영(CAG) 시행 전 6시간부터, 시행 후 최대 24시간 사이의 혈액 여과량 1,000 mL/hr라는 여과 조건은, 일반적으로 시행되는 지속 혈액여과 투석(CHDF) 조건을 넘는다(일반적으로 투석량 500/mL/hr, 여과량 300/mL/hr).

Marenzi 등의 연구에서, 신기능 평가는 24시간 소변에 의한 GFR 실제 측정이 아니며, CHF군이 집중 치료실에서 관리되어 생명 예후에 차이가 있었을 가능성이 있다. 어쨌든 CAG 전후에 30시간 연속 혈액여과법 시행은 표준 치료가 될 수 없다.

투석 도입 직전 상태에 있는 말기 신부전 환자를 대상으로 예방적 투석 효과를 검토한 무작위 비교시험에서는 예방적 투석의 효과가 있었다. 그러나 대상 예의 크레아티닌 여과율이 약 12 mL/min/1.73 m^{2}였으며, 이것은 추정 GFR 6~8 mL/min/1.73 m^{2}에 해당되므로 혈액여과는 투석 도입 직전에 있는 일부 환자들로 한정하여 적용해야 될 것이다.

투석 환자에서 조영제 사용의 주의점은?

투석 환자에게 조영제를 사용한 직후 투석으로 조영제를 제거할 필요는 없으며, 예정된 다음 혈액 투석일까지 경과를 관찰하는 것으로 충분하다.

일부 병원에서는 투석 환자에게 조영제를 사용할 때 투석 일시를 늦추어 조영제사용 직후에 투석을 시행하는 경우도 있으나, 이것은 고삼투압성 조영제를 주로 사용하던 시대에 조영제 투여 후 울혈성 심부전 등의 증상을 경험한 의사의 습관이 남아있기 때문으로 생각된다.

플로리다 대학 영상의학과에서는 투석 환자에서 조영제 투여 후, 혈압, 맥박, 호흡 상태, 임상 검사 소견을 검토하여 「조영제 투여 직후 응급 투석은 불필요하다」고 보고하였다.

한편 Takebayashi 등은 18년간 혈액 투석을 시행한 환자에서 2,956건의 조영 CT를 시행했으며 응급 투석을 하지 않아도 임상적으로 아무런 문제가 없었다고 보고하였다.

저삼투압성 조영제라고해도 생리식염수보다 2배 이상의 삼투압 효과를 가지고 있으므로 단시간에 급속히 투여하면 울혈성 심부전을 일으키거나, 세포 내에서 칼륨이 이동하여 고칼륨혈증을 일으키는 경우가 드물게 있다. 이런 경우 신속히 투석 요법을 시행할 필요가 있다.

● 문헌

1. McCullough PA. Contrast-induced acute kidney injury. J Am Coll Cardiol 2008; 51: 1419-28.
2. Solomon R, Barrett B. Follow-up of patients with contrast-Induced nephropathy. Kidney Int

2006; 69(Suppl): S46-50.

3. Lameire N, Adam A, Becker CR, et al. Baseline renal function screening. Am J Cardiol 2006; 98: 21K-6K.

4. Mehran R, Aymong ED, Nikolsky E, et al. A simple risk score for prediction of contrast-induced nephropathy after percutaneous coronary intervention: development and initial validation. J Am Coll Cardiol 2004; 44: 1393-9.

5. Cigarroa RG, Lange RA, Williams RH, et al. Dosing of contrast material to prevent contrast nephropathy in patients with renal disease. Am J Med 1989; 86: 649-52.

6. Freeman RV, O'Donnell M, Share D, et al. Nephropathy requiring dialysis after percutaneous coronary intervention and the critical role of an adjusted contrast dose. Am J Cardiol 2002; 90: 1068-73.

7. Weisbord SD, Palevsky PM. Prevention of contrast-induced nephropathy with volume expansion. Clin J Am Soc Nephrol 2008; 3: 273-80.

8. Solomon R, Werner C, Mann D, et al. Effects of saline, mannitol, and furosemide to prevent acute decreases in renal function induced by radiocontrast agents. N Engl J Med 1994; 331: 1416-20.

9. Stacul F, Adam A, Becker CR, et al. Strategies to reduce the risk of contrast-induced nephropathy. Am J Cardiol 2006; 98: 59K-77K.

10. Merten GJ, Burgess WP, Gray LV, et al. Prevention of contrast-induced nephropathy with sodium bicarbonate: a randomized controlled trial. JAMA 2004; 291: 2328-34.

11. Fishbane S. N-acetylcysteine in the prevention of contrast-induced nephropathy. Clin J Am Soc Nephrol 2008; 3: 281-7.

12. Deray G. Dialysis and iodinated contrast media. Kidney Int 2006; 69: S25-9.

13. Vogt B, Ferrari P, Schönholzer C, et al. Prophylactic hemodialysis after radiocontrast media in patients with renal insufficiency is potentially harmful. Am J Med 2001; 111: 692-8.

14. Frank H, Werner D, Lorusso V, et al. Simultaneous hemodialysis during coronary angiography fails to prevent radiocontrast-induced nephropahty in chronic renal failure. Clin Nephrol 2003; 60: 176-82.

15. Lehnert T, Keller E, Gondolf K, et al. Effect of haemodialysis after contrast medium administration in patients with renal insufficiency. Nephrol Dial Transplant 1998; 13: 358-62.

16. 日本腎臓学会編: CKD 診療ガイド. 東京: 東京医学社, 2007.
◎http://www.jsn.or.jp/jsn_new/news/CKD-web.pdf から閲覧可能。

17. Marenzi G, Marana I, Lauri G, et al. The prevention of radiocontrast-agent-induced nephropathy by hemofiltration. N Engl J Med 2003; 349: 1333-40.

18. Lee PT, Chou KJ, Liu CP, et al. Renal protection for coronary angiography in advanced renal failure patients by prophylactic hemodialysis. A randomized controlled trial. J Am Coll Cardiol 2007; 50: 1015-20.

19. Younathan CM, Kaude JV, Cook MD, et al. Dialysis is not indicated immediately after administration of nonionic contrast agents in patients with end-stage renal disease treated by maintenance dialysis. AJR Am J Roentgenol 1994; 163: 969-71.

20. Takebayashi S, Hidai H, Chiba T. No need for immediate dialysis after administration of low-osmolarity contrast medium in patients undergoing hemodialysis. Am J Kidney Dis 2000; 36: 226.

Question 56 고나트륨혈증이나 저나트륨혈증의 급속한 교정은 왜 위험한가?

혈청 나트륨(Na) 이상의 교정에는, 혈청 Na 이상의 정도, 순환 혈액량의 증감, 혈청 Na 이상증에 의한 신경 증상 유무, 혈청 Na 이상증 발생이 급성(48시간 이내)인지 만성(48시간 이상)인지 등의 평가가 수액의 종류와 교정 속도 결정에 중요하다.

「저 Na혈증에는 고장식염수[3% 식염수], 고 Na혈증에는 5% 포도당액」이라고 기계적으로 생각하는 사람은 없을까?

혈청 Na 이상증을 체내 삼투압 균형 측면에서 생각한다

● 순환 혈액량 증감과 혈청 Na 이상증의 관계

세포내 구획과 세포외 구획(혈장 및 간질액)의 삼투압은 체내 수분이 각 구간을 자유롭게 이동하여 균형이 유지된다. 세포내 구획에서는 주로 칼륨이온(K^+), 세포외 구획에서는 주로 나트륨이온(Na^+)이 유효 삼투압을 담당하며, 이들은 세포 내외를 자유롭게 이동할 수 없는 삼투압 조절 물질이다.

Edelman 등은 체내의 교환성 나트륨(Na_e), 교환성 칼륨(K_e), 체내 총 수분량(TBW) 값을 측정하여 혈청 Na농도($[Na^+]_s$)와의 관계식을 작성하였다[표 56-1].

Edelman 공식의 기울기 1.11과 절편 −25.6을 무시하면, 혈장과 세포 내외를 더한 구획 전체의 유효 삼투압[전기적 중성 원리에 의해 등가의 음이온을 동반하므로 $2[Na^+]_s$와 $2(Na_e + K_e) \div TBW]$은 같은 것을 이해할 수 있다.

이 식을 체내 Na^+, K^+, 물의 관점에서 생각하면, 혈청 Na 이상은 순환 혈액량의 증감에 따라 크게 3개로 나눌 수 있다. 이 관계는 다음에 설명할 수액 선택을 위해 참고가 된다[표 56-2].

● 뇌세포 용량 변화와 신경 증상과의 관계

한편 뇌세포는 세포내 구획이기 때문에 저 Na혈증에서는 세포 내로 물이 유입되어 세포가 팽창되고, 고 Na혈증에서는 세포 내에서 물이 유출되어 세포가 수축된다. 뇌세포는 이에 반응하며, 저 Na혈증에서는 뇌부종을 방지하기 위해 삼투압 조절 물질을 세포 밖으로 밀어내고, 고 Na혈증에서는 탈수·혈관 파열·뇌출혈을 방지하기 위해 삼투압 조절 물질을 세포내에 축적시키는 과정으로 세포 용량을 제어하고 있다.

저 Na혈증에서 혈청 Na치를 과도하게 교정하면 삼투압 조절 물질 재획득이 일어나지 않아 뇌세포 수축을 일으킬 수 있다. 혈액 뇌관문 기능이 상실되면 특히 뇌교에서 탈수 병변이 생겨 삼투압성 탈수증후군(osmotic demyelination syndrome, ODS)이 일어난다.

반대로 고 Na혈증에서 혈청 Na치를 과잉으로 교정하면 삼투압 조절 물질의 밀어내기가 늦어져 뇌부종이 나타난다. 이것이 혈청 Na 이상증 자체나 과잉 교정에 의해 신경 증상이 나타나서 신경학적 후유증이나 사망에 이르는 이유이다.

덧붙여 저 Na혈증의 과잉 교정에 동반된

표 56-1 혈청 Na 이상증의 교정 예측식

$[Na^+]_s$와 체내 Na_e, K_e, TBW의 관계식

Edelman식 : $[Na^+]_s = \{1.11 \times (Na_e + K_e)\} \div TBW - 25.6$

(기울기 1.11, 절편 −25.6을 무시하면 $[Na^+]_s = (Na_e + K_e) \div TBW$가 된다)

저 Na 혈증에서 Na 결핍이 원인인 경우 적용 가능한 예측식

Na 결핍 식 : 결핍된 Na 양(mEq) = $TBW \times \{(목표\ [Na^+]_s) - (투여 전\ [Na^+]_s)\}$

고 Na 혈증에서 자유수 결핍이 원인인 경우 적용 가능한 예측식

수분 결핍 식 : 결핍된 수분 양(L) = $TBW \times \{투여 전\ [Na^+]_s \div 140 - 1\}$

저 Na 혈증, 고 Na 혈증에 모두 적용 가능한 예측식

Adrogue − Madias식 : $\Delta[Na^+]_s = \{1 \times [E]_{IVF} - 1 \times (투여전\ [Na^+]_s)\} \div (TBW + 1)$

(1L의 수액을 투여하여 변화된 $[Na^+]_s$치($\Delta[Na^+]_s$)를 예측한다. 12시간에 6 mEq/L 증가한 경우, 6 ÷ Δ $[Na^+]_s$(L)의 수액이 12시간에 필요)

Barsoum − Levine식 : $\Delta[Na^+]_s = \{(Vol_{IVF} \times [E]_{IVF}) - (Vol_{urine} \times [E]_{urine}) - (\Delta Vol \times [Na^+]_s)\} \div$ $\{TBW + (\Delta Vol)\}$

Nguyen−Kurtz식 : $(투여후\ [Na^+]_p) = \{((투여전\ [Na^+]_p + 23.8) \times TBW) + 1.03 \times ([E]_{IVF} \times$ $Vol_{IVF} + [E]_{input} \times Vol_{input} - [E]_{output} \times Vol_{output})\} \div \{TBW + (Vol_{IVF} + Vol_{input} - Vol_{output})\} - 23.8$

$[Na^+]_s$: 혈청 Na 농도(mEq/L), $[Na^+]_p$: 혈장 Na 농도(mEq/L), Na_e : 교환성 나트륨(mEq/L)
K_e : 교환성 칼륨(mEq/L)
TBW : 체내 총수분량(L) 남성은 체중×0.6, 여성은 체중×0.5로 계산
$\Delta[Na^+]_s$: (투여후 $[Na^+]_s$) − (투여전 $[Na^+]_s$(mEq/L)
$[E]_{IVF}$: 수액의 Na^+와 K^+ 농도의 합
Vol_{IVF} : 수액의 양(L), Vol_{urine} : 소변량, $[E]_{urine}$: 소변의 Na^+와 K^+ 농도의 합(mEq/L)
ΔVol : $Vol_{IVF} - Vol_{urine}$(L)
$[E]_{input} \times Vol_{input}$: 수액 이외(경구, 경관, 완전 정맥영양, 산화 등) 투여 Na^+와 K^+ 합(mEq/L)
$[E]_{output} \times Vol_{output}$: 상실된(소변, 위장관, 땀, 불감 배설) Na^+와 K^+의 합(mEq/L)
Vol_{input} : 수액이외(경구, 경관, 완전 정맥영양, 산화 등) 투여 수분의 합(L)
Vol_{output} : 상실된(소변, 위장관, 땀, 불감배설) 수분의 합(L)

표 56-2 혈청 Na 이상증에서 순환혈장량에 따른 수액 선택 예

	체내 Na^+, K^+, 수분 균형	수액 선택
저 Na 혈증		
순환혈액량 감소	부의 Na^+, K^+ 균형 > 부의 수분 균형	NS(치료 초기)
순환혈액량 정상	약간의 Na^+, K^+ 균형 < 정의 수분 균형	3NS(신경 증상이 있는 SIADH, 원발성 다음증) + 수분제한 ± 프로세미드 정주(SIADH에서)
순환혈액량 과다	정의 Na^+, K^+균형 < 정의 수분 균형	프로세미드 정주, 염분 제한
고 Na 혈증		
순환 혈액량 감소	부의 Na^+, K^+ 균형 < 부의 수분 균형	NS(중등도 순환 혈액량 감소의 초기치료), 1/2 또는 1/4NS(중증이 아닌 경우)
순환 혈액량 정상	약간의 Na^+, K^+균형 < 부의 수분균형	5% 포도당 용액(자유수 상실)
순환 혈액량 과다	정의 Na^+, K^+균형 > 정의 수분균형	5% 포도당 용액 + 프로세미드 정주

신경 증상(ODS를 포함하여)은 교정 2~6일 후에 시작되며, 저 Na혈증 자체의 신경 증상이 개선되었다가 다시 악화되는 형태로 2상성 경과를 보이는 것이 일반적이다.

▶▶ 적절한 교정 속도에 대해

Ayus 등은 ODS를 일으킨 저 Na혈증 환자의 특징으로, $[Na+]_s$가 48시간 이내에 25 mEq/L 이상 교정된 환자라고 하였다. 후향적 연구에 의하면 저 Na혈증 과잉 교정에 동반된 신경 증상(ODS 포함)은, 만성 경과를 보이는 환자에서 발병하며, $[Na+]_s$ 교정 속도가 0.55 mEq/L/hr 이하, 12 mEq/L/24 hr 이하, 18 mEq/L/48 hr 이하에서는 발생하지 않았다.

한편 9~10 mEq/L/일의 교정 속도에서도 ODS를 일으켰다는 보고가 있어, 8 mEq/L/24 hr 이하의 교정 속도를 권하는 연구자도 많다. 특히 ODS의 위험인자로 알려진 저칼륨(K)혈증, 간질환, 알코올 남용, 저영양 등의 환자에서는 주의가 필요하다. 또 신경 증상이 있는 저 Na혈증 교정에 1~2 mEq/L/hr로 신경증상이 개선될때까지 수시간 지속을 권고하는 경우가 많다.

필자는 신경 증상 개선을 위해 급속한 교정이 필요한 경우를 제외하고, 교정 한도를 24시간에 8 mEq/L로하며, ODS 위험이 있는 환자에서는교정 속도를 보다 줄이고 있다.

고 Na혈증이 급성으로 발생한 경우 교정 속도는 1 mEq/L/hr가 적절하다. 만성 증례나 기간이 불명한 증례에서 교정 속도는 0.5 mEq/L/hr 이하가 적당한 경우가 많다. 이것은 Kahn 등의 소아 고장성 탈수 치료에 대한 연구 결과를 근거로 하고 있다.

고 Na혈증 교정에 대한 전향적 연구에서

급성 증례의 교정을 1~2 mEq/L/hr, 만성증례의 교정을 0.5 mEq/L/hr 미만, 24시간에 12 mEq/L 상승을 한도로 했을 때 뇌부종 발생이 없었다고 보고하였다.

▶▶ 수액 선택과 교정 예측에 대한 의문

● 어떤 경우에 어느 계산식을 사용할까?

일반적으로 경련이나 혼수 등 중증 신경 증상이 동반된 중증 저 Na혈증에는 3% 식염수가 사용된다[표 56-2]. 한편 순환 혈액량 감소가 심한 혈청 Na 이상에는 순환 동태를 먼저 안정시키기 위해 처음에 생리식염수를 사용하기도 한다. 이때 고 Na혈증이 있다고 5% 포도당 용액을 투여하면 순환 부전 개선이 늦어진다.

교정 속도를 결정한 후에 실제로 수액의 투여 속도를 설정하기 위한 예측식이 고안되어 있다[표 56-1]. Adrogué-Madias식, Barsoum-Levine식, Nguyen-Kurtz식은 모두 Edelman식에서 유래 하였다. 간략화 정도에 차이가 있지만, 모두 체내 Na^+, K^+, 물의 균형을 고려하여 유도한 식이며, 저 Na혈증과 고 Na혈증 양쪽에서 순환 혈액량을 증감시키지 않고 적용할 수 있다[표 56-2].

그러나 Na와 수분 결핍에 대한 공식은 혈청 Na이상에 저 K혈증이 동반된 경우나 순환 혈액량 감소가 동반된 경우 K^+ 보충이나 Na^+과 수분 보충이 동시에 이루어지므로 부정확하게 될 수 있다.

● 예측식의 신뢰성은 어느 정도?

예측식의 정확도를 검증한 연구가 있다. 저 Na혈증 및 고 Na혈증 교정에 대한 전향적 연구에서, Adrogué-Madias식은 많은 환자에서 비교적 정확하게 교정 후 실측

[Na+]$_s$치를 예측할 수 있었다.

그러나 ADH 분비 자극이 작동하지 않는 병태(순환 혈장량 감소가 교정된 후 또는 수분 제한된 원발성 다갈증)에서는 교정 후 실측 [Na+]$_s$치가 예측 [Na+]$_s$치보다 평균 4~5 mEq/L 높았다.

이것은 ADH의 작용이 없어 Na+와 K+가 부족한 저장성 소변이 배설되었기 때문이라고 생각할 수 있다. 실제로 Adrogué-Madias식은 소변에 의한 Na+, K+, 물의 소실을 고려하고 있지 않다. 3% 식염수로 교정한 중증 저 Na혈증의 후향적 연구에서, 74.2%의 환자는 Adrogué-Madias식의 예측 [Na+]$_s$치보다 실측 [Na+]$_s$치가 높았다.

Barsoum-Levine식과 Nguyen-Kurtz식은 Adrogué-Madias식 보다 생리적으로 정확하지만 고 Na혈증의 연구에서 3개 식은 모두 실측 [Na+]$_s$치 보다 예측 [Na+]$_s$치가 5.0~6.7 mEq/L 낮았다.

▷▷ 필자는 이렇게 하고 있다!

필자는 혈청 Na이상의 교정에 실용적인 Adrogué-Madias식으로 예측하고 있다.

교정 중에 체내 Na+, K+, 물의 균형과 [Na+]$_s$를 자세히 평가하여 수액 투여 속도를 수정하고 있다. 특히 중증 신경 증상이 있거나 다량의 저장성 소변이 나오는 환자[순환 혈장량 감소가 교정된 후나, 원발성 다갈증에서 수분 제한 후, 약제성 항이뇨 호르몬 분비이상 증후군(SIADH)에서 원인 약제 중지 후 등]에서는 특히 주의가 필요하다.

과잉 교정된 저 Na혈증에는 초산 데스모프레신(DDAVP) 사용과 5% 포도당 용액을 투여하여 [Na+]$_s$를 다시 저하시키는 대처법이 있다.

● 문헌

1. Edelman IS, Leibman J, O'meara MP, et al. Interrelations between serum sodium concentration, serum osmolarity and total exchangeable sodium, total exchangeable potassium and total body water. J Clin Invest 1958; 37: 1236-56.
2. Adrogué HJ, Madias NE. Hypernatremia. N Engl J Med 2000; 342: 1493-9.
3. Adrogué HJ, Madias NE. Hyponatremia. N Engl J Med 2000; 342: 1581-9.
4. Ayus JC, Krothapalli RK, Arieff AI. Treatment of symptomatic hyponatremia and its relation to brain damage. A prospective study. N Engl J Med 1987; 317: 1190-5.
5. Sterns RH, Cappuccio JD, Silver SM, et al. Neurologic sequelae after treatment of severe hyponatremia: a multicenter perspective. J Am Soc Nephrol 1994; 4: 1522-30.
6. Liamis G, Kalogirou M, Saugos V, et al. Therapeutic approach in patients with dysnatraemias. Nephrol Dial Transplant 2006; 21: 1564-9.
7. Kahn A, Brachet E, Blum D. Controlled fall in natremia and risk of seizures in hypertonic dehydration. Intensive Care Med 1979; 5: 27-31.
8. Liamis G, Tsimihodimos V, Doumas M, et al. Clinical and laboratory characteristics of hypernatraemia in an internal medicine clinic. Nephrol Dial Transplant 2008; 23: 136-43.
9. Barsoum NR, Levine BS. Current prescriptions for the correction of hyponatraemia and hypernatraemia: are they too simple? Nephrol Dial Transplant 2002; 17: 1176-80.
10. Nguyen MK, Kurtz I. New insights into the pathophysiology of the dysnatremias: a quantitative analysis. Am J Physiol Renal Physiol 2004; 287: F172-80.
11. Lindner G, Schwarz C, Kneidinger N, et al. Can we really predict the change in serum sodium levels? An analysis of currently proposed formulae in hypernatraemic patients. Nephrol Dial Transplant 2008; 23: 3501-8.
12. Mohmand HK, Issa D, Ahmad Z, et al. Hypertonic saline for hyponatremia: risk of inadvertent overcorrection. Clin J Am Soc Nephrol 2007; 2: 1110-7.
13. Perianayagam A, Sterns RH, Silver SM, et al. DDAVP is effective in preventing and reversing inadvertent overcorrection of hyponatremia. Clin J Am Soc Nephrol 2008; 3: 331-6.

라식스는 정맥내 지속 주사와
급속 주사 사이에 효과에 차이가 있을까?

루프 이뇨제인 프로세미드(라식스)는 가장 많이 사용 되는 이뇨제이다. 그런데 그 사용법에 오해가 있기도 하며, 경구 투여법뿐 아니라, 주사제와의 차이나, 주사제의 볼루스 투여(급속 주사)와 정맥주입(지속 주사)의 차이도 충분히 이해하지 못하고 있다고 생각 된다. 올바르게 사용하기 위해서는 이뇨제의 약리작용을 재확인할 필요가 있다.

▶▶ 이뇨제의 약리작용과 내성 기전

● 약의 종류에 따른 작용 부위 차이

그림 57-1와 같이 각종 이뇨제는 네프론의 각각 다른 부위에 작용하여 이뇨 작용을 나타낸다. 일반적으로 나트륨(Na) 재흡수 비율이 많은 부위에 작용하는 이뇨제가 효과가 높으며, 가장 작용이 강한 것은 루프 이뇨제 그 다음이 티아자이드계이다.

이뇨제는 혈중에 단백에 결합된 상태로 존재한다. 단백에 결합된 이뇨제는 크기가 크기 때문에 사구체에서 여과되지 않고 근위세뇨관 세포에 유입되고 세뇨관강으로 분비된다. 분비된 이뇨제는 관강쪽에서 각종 Na 전달체(transporter)에 작용한다.

스피로노락톤은 이뇨제 중에서 유일하게 세뇨관에서 분비되지 않고 작용을 나타낸다.

● 증량하면 효과가 증가할까?

이뇨제 양과 효과의 관계는 그림 57-2과 같은 S자 커브로 나타낼 수 있다.

정상적으로 투여량에 비례하며, 소변 중으로 이뇨제 배설, 그리고 소변 중으로 Na 배설이 증가하는 과정이 있어, S자 커브의 처음 시작 부분이 여기에 해당된다. 정상에

그림 57-1 이뇨제 작용부위 및 Na 재흡수 비율

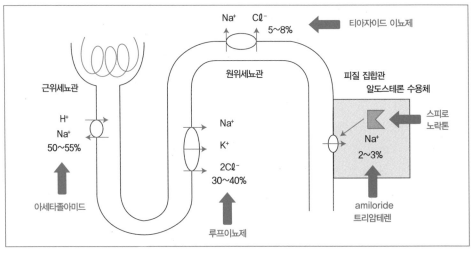

서 소변 중 이뇨제 배설량과 투여량이 비례하므로 투여량을 이 범위로 늘리면 소변 Na량도 증가하지만, 커브가 정점에 이르면 소변 Na 배설은 더 이상 증가하지 않는다.

이에 비해 신부전이나 심부전 등의 상황에서는, 소변 중으로 이뇨제 배설량(소변 중의 이뇨제 농도)이 일정 한도 이상으로 상승하지 않으며, 소변 중 이뇨제 배설량에 대한 소변 Na 배설 반응이 저하되는 2가지 이상이 있고, S자 커브는 오른쪽 아래로 이동한다[그림 57-2]. 따라서 최대 효과를 나타내기 위한 최소 투여량이 증가한다.

앞의 2가지 이상 중에서 전자는 세뇨관강으로 이뇨제 분비 저하가 일어나는 것이 원인이며, 이것은 이뇨제를 증량하여 대처한다. 후자는 보다 원위부에서 Na 재흡수항진이 원인인 경우가 많으며, 보다 원위부에 작용하는 이뇨제(특히 티아지드계)를 병용하여 대처한다.

● 투여량의 "천정 효과"는?

정상에서 소변 중 이뇨제 농도가 어느 점 이상으로 높아지면 소변 중 Na 배설능이 포화된다. Na 배설이 포화되는 최저 이뇨제 농도에 도달하도록 만든 최소의 이뇨제투여량을 "천정 효과량(maximal effective dose)"라고 부른다. 표 57-1은 이뇨제의 천정 효과량 기준이다.

🏁 루프 이뇨제 내성시 투여법

● 루프 이뇨제와 티아지드계 이뇨제의 특성

루프 이뇨제에 대한 내성은 다양한 원인으로 나타나며, 내성의 기전과 그에 대한 대책의 고려에서 특히 중요한 것은 루프 이뇨제의 특성을 이해하는 것이다.

루프 이뇨제는 작용 발현이 빠르지만 효과 지속 시간이 짧기 때문에 급속 주사로 투여하면 이뇨제 농도가 일과성으로 상승한 후 급속히 저하된다. 그리고 순환 혈장량이 저하되면 레닌-안지오텐신-알도스테론계나 교감신경계 항진에 의한 Na 재흡수 증가가 일어나 프로세미드 투여 전보다 소변 Na 배설이 저하되어 내성이 나타난다.

또 프로세미드 급속 주사 투여는 빠른 내성 (tachyphylaxis, 수용체 하향 조절에 의한 효과 감소)을 일으키기 쉬워 2번째 이후 투여 효과가 처음 보다 적다고 알려져 있다. 따라서 내성을 일으킨 상황에서 루프 이뇨

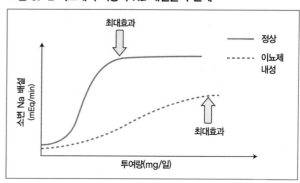

그림 57-2 **이뇨제 투여량과 Na 배설률의 관계**

표 57-1 **각종 병태에서 프로세미드 1회 투여량과** maximal effective dose(mg)

	정상		신부전(IV/PO)		신증후군	간경변	심부전
	IV	PO	20<GFR<50	GFR<20	IV	IV	IV
프로세미드	40	80	120/200	200/400	120	40	80

제는 급속 주사로 충분한 Na 배설을 기대하지 못하여 하루 여러 번 분할 투여하는 것이 좋다.

티아자이드계 이뇨제는 작용 발현에 시간이 걸리지만, 지속 시간이 길고, 1일 1회 투여로 충분한 것과 대조적이다. 루프 이뇨제 분할 투여의 마지막 형태가 지속 투여이다. 그렇다면 지속 투여와 분할 투여(여러 번의 볼루스 투여)중 어느 쪽이 더효과적일까?

● 지속 투여와 볼루스 투여에서 어느 쪽이 더 효과적일까?

이 의문에 먼저 대답한 것은 Brater 등이다. Brater 등은 사구체 여과량(GFR)이 평균 약 20 mL/min인 만성 신장병 환자를 대상으로 부메타니드 급속 주사와 지속 투여시 효과를 비교하여, 지속 투여가 볼루스 투여에 비해 약 20% Na 배설량이 증가한다고 하였다.

이 연구는 같은 양의 부메타니드를 2회 급속 주사한 군과 12시간 지속 투여한 군으로 나누어 비교하였다[그림 57-3]. 급속 주사군에서 명확한 부메타니드의 혈중및 소변 농도 일시적 증가가 있었으나, 한편으로 농도 저하가 일어나서 부메타니드의 혈중 농도×지

속 시간은 볼루스와 지속 투여군 간에 차이가 있는 것이 확인되었다. 그러나 볼루스 투여에서는 2번째 투여 후 소변 Na 배설 반응 저하(빠른 내성)가 있어 이것이 소변 Na 배설 저하를 일으킨 것으로 생각되었다.

같은 결과는 신부전을 대상으로 한 무작위 비교시험이나, 건강인, 심부전 환자 등을 대상으로 한 비교시험에서도 확인되었다.

● 부하량 투여가 요령!

구체적인 지속 투여 방법은, 프로세미드의 경우 40 mg의 급속 주사 후, GFR 정도에 따라 10~40 mg/hr로 지속 투여하는 것이다. 지속 투여 전에 급속 주사하는 것은 혈중 농도를 빨리 유효 범위에 도달시키기 위함이며, 이것을 시행하지 않으면 효과가 충분하지 않다.

● 문헌

1. Brater DC. Diuretic therapy. N Engl J Med 1998; 339: 387 – 95.
2. Rudy DW, Voelker JR, Greene PK, et al. Loop diuretics for chronic renal insufficiency: a continuous infusion is more efficacious than bolus therapy. Ann Intern Med 1991; 115: 360-6.
3. Sanjay S, Annigeri RA, Seshadri R, et al. The comparison of the diuretic and natriuretic efficacy of continuous and bolus intravenous furosemide in patients with chronic kidney disease. Nephrology 2008; 13: 247-50.
4. van Meyel JJ, Smits P, Russel FG, et al. Diuretic efficiency of furosemide during continuous administration versus bolus injection in healthy volunteers. Clin Pharmacol Ther 1992; 51: 440-4.
5. Dormans TP, van Meyel JJ, Gerlag PG, et al. Diuretic efficacy of high dose furosemide in severe heart failure: bolus injection versus continuous infusion. J Am Coll Cardiol 1996; 28: 376-82.

그림 57-3 **부메타니드의 볼루스 투여와 지속 투여에서 효과의 차이**

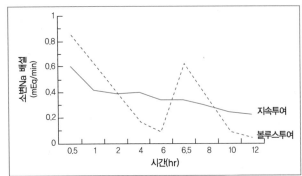

PART 10
신경계
Question 58~61

Question 58 귀가시키면 안 되는 두통 환자는?

>> 두통의 빈도

두통의 생애 이환율은 90% 이상이라고 하며, 12~29세 여성의 95%, 같은 연령의 남성 91%가 1년 이내에 두통을 경험했다는 보고가 있다. 그 중 여성의 18%, 남성의 15%가 외래 진료를 받았으며, 두통은 일반 외래나 응급 외래를 불문하고 가장 많이 만나는 증상의 하나이다.

두통이 1차성(편두통, 긴장성 두통, 군발두통)[칼럼]인지, 아니면 2차성(지주막하출혈, 뇌종양, 수막염 등 중증 기질적 질환에 의한 두통)인지 구별하는 것은 치료 결정을 위해 매우 중요하다.

일반 외래의 두통 환자 중 중증 기질 질환에 의한 2차성 두통은 2% 미만으로 알려져 있으며, 응급 외래에서는 4%라는 보고가 있어 일반 외래의 2배 빈도가 된다. 또 응급실로 후송된 두통 환자의 15%는 뇌혈관장애라는 연구도 있어, 외래 진료 형태에 따라 질환 빈도의 차이도 고려해야 한다.

>> 위험한 두통을 어떻게 구별할까?

신경학적 이상, 외상, 유두 부종 등이 명확하면 영상 검사를 시행하지 않을 이유가 없다. 그 외에도 위험한 두통의 가능성이 높다고 생각되는 환자에서는 영상 검사의 추가가 합당하다.

머리 CT를 고려해야 하는 두통의 red flag sign으로 표 58-1과 같은 항목을 들 수

column

편두통을 어떻게 구별할까?

두통을 주소로 일반 외래에서 진료받는 환자의 대부분은 1차성 두통이라 생각된다. 그 중에서 편두통은 외래 진료 두통 환자의 45% 이상이라는 보고가 있으며, 편두통을 정확하게 진단하는 것은 위험한 두통을 감별하기 위해서 필요하다.

편두통에 대한 국제 두통학회의 진단 기준이 있으나 일상 진료에서 이런 항목을 모두 조사하기는 어렵다. 따라서 간편하게 진단하는 문진법으로 구역질이 있는가, 광과민이 있는가, 일상생활에 장애가 될 정도의(disabling) 두통인가 등 3가지 질문 중 2개에 해당되면 민감도 81%, 특이도 75%, 양성 적중율 93%의 스크리닝법이 제시되어 있다. 그 밖에 박동성, 지속시간 4~72시간, 편측성, 구역질, disabling의 5개 항목 중 4항목에 해당하면 양성 우도 비 2.4, 해당 항목이 2개 이하이면 음성 우도 비 0.41이라는 연구도 있다.

있다. 그밖에 어느 두통에도 해당되지 않는 병력을 보이는 환자에게도 CT 시행 검토가 필요하다고 생각한다.

응급 외래에서, 갑자기 시작되어 단시간에 정점에 달한 이른바 천둥소리 두통 thunder-clap headache 중에는 응급 치료가 필요한 위험한 두통은 27%에 달한다고 알려져 있다. Baski 등은 일반 외래에서 진료한 두통 환자에 대해, ① 돌발 ② 최악 ③ 악화 등 3개 요소 유무를 질문하여 그 유용성을 조사했다. 그 결과 3개의 질문 중에서 악화에 해당되는 두통은 위험한 두통일 가능성이 높았다(오즈 비 16.3).

또 3개 중 어느 것에도 해당되지 않는 두

표 58-1 **두통의 red flag sign**

갑자기 발생한 두통
과거보다 심한 두통
서서히 악화되는 두통
잠을 깨게 하는 두통
5세 이하 또는 50세 이상에 처음 나타난 두통
전신 증상이 동반된 두통
암, 면역부전, 임신 중에 발생한 두통
1시간 이상 신경 증상의 지속하거나 의식 소실을 동
 반한 두통
운동, 성행위 중 일어난 두통(습관성 제외)
유두 부종을 동반하거나 두부 외상과 관련된 두통

통 중에서 위험한 두통은 1례도 없었다.

따라서 일반 외래에서, 돌발, 최악, 악화의 어느 것에도 해당하지 않는 두통은 위험한 두통일 가능성이 매우 낮다고 생각해도 좋을 것이다.

지주막하 출혈

위험한 2차성 두통 중에서 진단이 어렵고, 한편으로 응급성이 높은 대표 질환은 지주막하 출혈이다. 신경학 검사상 목의 경직, Kernig 징후 등 수막 자극 증상이 존재할 민감도는 높지 않은 것으로 알려져 있다.

1초에 2~3회 머리를 좌우로 돌려 두통이 심해지는지 평가하는 jolt accentuation의 민감도가 97%라는 보고가 있으나, 특이도는 60%에 머물러(양성 우도 비 2.4, 음성 우도 비 0.05), 감별 진단에 유용하지만 확진을 위해 사용하기는 어렵다.

● CT의 민감도와 특이도
의식 장애나 신경장애가 나타나면 CT를 이용하여 진단할 수 있다고 생각할 수 있으

나, 가벼운 지주막하 출혈의 경우에는 CT로 감별하는 것이 어려울 때도 있다. 발생 후 24시간 이내 CT의 민감도는 92%라고 하나, 2일 후에는 76%, 5일 후에는 58%로 저하된다. 더욱이 이것은 영상의학과나 신경외과 의사가 최적의 조건에서 판독했을 때 결과이며, 헤모글로빈 10 g/dL 미만인 빈혈 환자의 두개내 출혈은 CT를 찍어도 뇌실질보다 고농도가 되지 않고 같은 농도로 보이는 등의 환자 쪽 요인, 또는 영상의학과나 신경외과 이외의 의사가 판독하는 의료인 쪽 요인에 의해 민감도가 더욱 저하될 것으로 생각된다.

지주막하 출혈이 의심되나 CT가 음성인 경우 다른 검사로 척수액 검사나 MRI를 유용하게 사용할 수 있음이 알려져 있다. CT와 척수액 검사를 병용하여 지주막하 출혈의 민감도 98%, 특이도 67%, 음성 적중율 99.7%라는 보고가 있다. CT와 척수액 검사가 모두 음성이면 지주막하 출혈의 감별에 유효하다고 한다.

한편 척수액 검사에서 10% 정도는 trau-matic tap(외상성 천자)이 되어 혈액의 혼입으로 정확한 판단을 할 수 없는 경우가 있거나, 황색 변조(xanthochromia)는 출혈 발생 12시간 후가 아니면 양성이 되지 않는 등의 문제점도 지적되고 있다.

● MRI의 민감도와 특이도
MRI의 확산영상이나 T2 영상의 급성기 지주막하 출혈 진단에 대한 민감도는 90% 전후로 CT와 거의 같다.

그러나 CT는 시간 경과에 따라 민감도가 저하되는데 비해 MRI는 발생 4일 이후 민감도가 확산 영상 87%, T2 영상 100%이며, 급성기뿐 아니라 아급성기 지주막하출혈 진단에도 유용하다고 보고되어 있다.

MRI는 검사에 시간이 걸리며, 환자의 안정 유지에 문제가 있으나, 비침습적이고, MRA를 동시에 시행하여 동맥류를 검출할 수 있는 이점도 있어 앞으로 더욱 활용될 가능성이 있다.

● ● ●

지주막하 출혈의 진단이 앞에서 설명한 red flag sign 항목에 따른 문진으로 검사전 확률을 얼마나 높일 수 있는지가 요점이며, 의심스럽다면 앞의 설명과 같은 추가 검사가 필요하다. 가벼운 지주막하 출혈은 진단하기 어렵지만 적극적인 치료가 가능하므로 경증인 경우를 확실히 진단하는 것이 중요하다.

● 문헌

1. Linet MS, Stewart WF, Celentano DD, et al. An epidemiologic study of headache among adolescents and young adults. JAMA 1989; 261: 2211-6.
2. Kaniecki R. Headache assessment and management. JAMA 2003; 289: 1430-3.
3. 横山雅子, 堀 進悟, 青木克憲ほか: 救急搬送患者における頭痛. 日頭痛会誌 2001; 28: 4-5.
4. Clinch CR. Evaluation of acute headaches in adults. Am Fam physician 2001; 63: 685-92.
5. 輿水健治, 堤 晴彦, 杉山 聡: 救急外来での頭痛診療. 綜合臨 2007; 56: 764-8.
6. Basugi A, Ikusaka M, Mikasa G, et al. Usefulness of Three Simple Questions to Detect Red Flag Headaches. Japanese Journal of Headache 2006; 33: 30-3.
7. Uchihara T, Tsukagoshi H. Jolt accentuation of headache: the most sensitive sign of CSF pleocytosis. Headache 1991; 31: 167-71.
8. Edlow JA, Caplan LR. Avoiding pitfalls in the diagnosis of subarachnoid hemorrhage. N Engl J Med 2000; 342: 29-36.
9. Smith WP Jr, Batnitzky S, Rengachary SS. Acute isodense subdural hematomas: a problem in anemic patients. AJR Am J Roentgenol 1981; 136: 543-6.
10. Perry JJ, Spacek A, Forbes M, et al. Is the combination of negative computed tomography result and negative lumbar puncture result sufficient to rule out subarachnoid hemorrhage? Ann Emerg Med 2008; 51: 707-13.
11. Mark DG, Pines JM. The detection of nontraumatic subarachnoid hemorrhage: still diagnostic challenge. Am J Emerg Med 2006; 24: 859-63.
12. Mitchell P, Wilkinson ID, Hoggard N, et al. Detection of subarachnoid haemorrhage with magnetic resonance imaging. J Neurol Neurosurg Psychiatry 2001; 70: 205-11.

Question 59   귀가시키면 안 되는 실신 환자는?

▶▶ 역시 진단의 기본은 문진과 신체 검사!

실신의 원인은 다양하므로[표 59-1] 잘못 진단되지 않도록 구체적 알고리즘이 제시되어 있다[그림 59-1].

이런 알고리즘은 실신의 감별 질환을 기억하는데 크게 도움이 된다. 그러나 최종적으로 실신을 주소로 내원한 외래 환자에게 "괜찮다라고 안심시킬" 단계에서 무엇보다

표 59-1 실신의 원인

1. 기립성 저혈압
   ① 자율신경 장애
      a. 원발성 : 자율신경 실조증
                  다발성 자율신경 위축증
                  자율신경 장애 동반 파킨슨병
      b. 속발성 : 당뇨병성 신경병증
                  아밀로이드 신경병증
      c. 운동 후
      d. 식후
   ② 약제, 알코올
   ③ 순환 혈약량 저하, 출혈, 설사, 애디슨병

2. 신경조절성 실신 및 관련 질환
   ① 신경조절성 실신
   ② 혈관미주신경 반사
   ③ 경맥동 과민증후군
   ④ 상황 실신
      a. 급성 출혈
      b. 기침, 재채기
      c. 위장관 자극(삼킴, 배변, 내장 통증)
      d. 배뇨 후
      e. 운동 후
      f. 식후
      g. 기타(금관악기 연주, 무거운 것 들기)

3. 심장성
   ① 부정맥
      a. 서맥성 부정맥
      b. 빈맥성 부정맥
   ② 기질성 심질환, 심폐질환
      a. 협착성 판막증
      b. 급성 심근경색/허혈
      c. 폐색성 비대형 심근증
      d. 심방 점액수종
      e. 대동맥 박리
      f. 심낭막 질환/탐포나데
      g. 폐색전증/폐고혈압증

4. 뇌혈관
   ① 뇌허혈 증후군
   ② 과환기

중요한 것은, 역시 기본으로 돌아와 요령있는 자세한 문진과 그것을 보완하는 신체 검사, 검사실 검사 결과(심전도 등)으로 개개 환자에서 「놓쳐서는 안되는」 원인이 숨겨져 있는지 집중하는 것이다.

▶▶ 귀가시키면 안 되는 실신

실신의 원인 중 치명적이 될 수 있는 것에는 심혈관계에서 부정맥, 대동맥판 협착, 폐색성 비대형 심근증, 관상동맥 질환, 폐혈전색전증, 대동맥 박리 등이 있으며, 심혈관계 이외의 질환으로 위장관 출혈, 저혈당 등을 들 수 있다.

● 부정맥

부정맥은 심장이 원인인 질환으로 빈도가 가장 높다. "전구 증상이 전혀 없는" 경우나 "자다가(비노작 시) 실신한" 경우에 의심된다. 심전도에서 동서맥, 동방블록이나 방블록, 상실성 및 심실성 빈맥증 등의 평가가 필요하다.

심근경색 병력이 있으면 심실빈맥에 대한 고려가 필요하다. Holter 심전도에서도 부정맥이 확실하지 않은 경우에 실신이 발생할 때 휴대용 심전계(포켓사이즈의 작은 심전계이며 왼쪽 가슴에 대고 측정하면 화면에 심전도가 표시된다)를 사용하면 진단에 도움이 된다.

● 대동맥판 협착, 폐색성 비대형 심근증

"노작성" 실신에서 반드시 고려해야 할 질환이다. 흉부 청진에서 수축기 잡음을 확인한다. 특이도가 높은 검사가 아니기 때문에 의심되면 심초음파 검사로 확정 진단이 필요하다.

그림 59-1 실신 진단 알고리즘

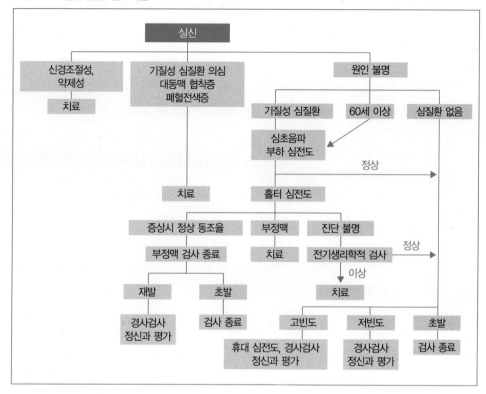

● 관상동맥 질환

급성 관상동맥 증후군 증상의 하나로 실신이 나타날 수 있으며, 명확한 협심증 통증이 없어도 왼쪽 관상동맥 주간부 질환이나 여러 혈관이 침범된 질환은 노작시 실신을 일으킬 수 있다. 동맥경화 위험이 높은 환자나 심전도에서 ST-T 변화가 있으면 고려해야 한다.

표 59-2 실신과 경련의 감별
종합 점수 1 이상이면 경련으로 진단한다.

	회귀 계수(표준오차)	p치	점수
의식 회복 후 혀의 손상 발견	6.85(2.03)	0.001	2
이상 행동이 있다	3.82(1.37)	0.005	1
정서적 스트레스에 의한 의식 소실	3.97(1.30)	0.002	1
발작 후 착란	3.52(1.33)	0.008	1
의식 소실시 한 방향으로의 머리 회전	3.67(1.43)	0.01	1
전구 증상으로 기시감(déjà vu)	2.75(1.43)	0.055	1
실신 전 증상	−4.70(1.34)	< 0.001	−2
장시간 서 있거나 앉은 후 의식 소실	−5.37(1.71)	0.002	−2
발작시 발한	−5.73(1.80)	0.001	−2

● 폐혈전 색전증

호흡 곤란, 빠른 호흡, 흡기성 흉통 중에서 하나가 있으면 민감도가 98%라는 보고가 있어 감별 진단에 도움이 될 수 있다. 제외 진단에 D-다이머 측정이, 확정 진단에 멀티슬라이스 조영 CT가 유용하다.

심한 폐고혈압증도 실신을 일으킬 수 있으며, 저산소혈증에서 심초음파 검사에 의한 폐동맥 수축기압 추정이 진단에 도움이 된다.

● 급성 출혈

위장관 출혈, 복강내 출혈, 대동맥류 파열 등을 들 수 있다. 고령자에서는 복통과 같은 전형적인 증상이 없을 수 있어, 실신에서 깨어난 후 혈압과 평상시 혈압과의 차이, 빈맥 유무, 사지의 식은 땀 유무 등을 파악할 필요가 있으며, 경우에 따라서는 직장 진찰을 시행할 필요도 있다.

● 대동맥 박리

대동맥 박리에서 실신은 흔한 증상은 아니지만, 실신 후 지속되는 등의 통증이 있으면 고려할 필요가 있다.

● 저혈당

의식 장애를 일으키거나 드물게 실신의 원인이 될 수 있어 당뇨병 치료 중인 환자에서 고려해야 한다.

▶▶ 경련과의 감별에 대해

실신 후 경련과 비슷한 징후를 나타내 감별이 어려운 경우가 있으나 병력 정보[표 59-2]에 의해 경련과 감별할 때 민감도 94%, 특이도 96.3%라는 보고가 있다.

▶▶ 머리 CT나 MRI가 항상 필요한가?

뇌혈관 장애에 의한 실신은 경동맥과 추골동맥 양쪽에서 여러 분지에 고도의 협착이 있으면 나타날 가능성이 있으나 비교적 드물다. 또 다른 신경학적 증상이 동반되는 경우가 많으며, 실신만 단독으로 나타나는 것은 오히려 비전형적이다. 따라서실신 환자에게 CT, MRI를 무조건 시행하는 것은 피하고, 필요성을 충분히 검토하여 시행한다.

● 문헌

1. Linzer M, Yang EH, Estes NA 3rd, et al. Diagnosing syncope. Part 2: Unexplained syncope. Clinical Efficacy Assessment Project of the American College of Physicians. Ann Intern Med 1997; 127: 76-86.
2. Stein PD, Terrin ML, Hales CA, et al. Clinical, laboratory, roentgenographic, and electrocardiographic findings in patients with acute pulmonary embolism and no pre-existing cardiac or pulmonary disease. Chest 1991; 100: 598-603.
3. van Belle A, Büller HR, Huisman MV, et al. Effectiveness of managing suspected pulmonary embolism using an algorithm combining clinical probability, D-dimer testing, and computed tomography. JAMA 2006; 295: 172-9.
4. Sheldon R, Rose S, Ritchie D, et al. Historical criteria that distinguish syncope from seizures. J Am Coll Cardiol 2002; 40: 142-8.

60 귀가시키면 안 되는 현기증 환자는?

▶▶ 현기증 진료의 요점

현기증을 일으키는 질환은 다양하며, 증상의 중증도와 질환의 중증도간 상관관계가 높지 않다. 또 신체 진찰이나 검사에서 이상이 없는 경우도 많아, 병력에 근거한 진단이 중요하다.

현기증의 병태생리에는, ① 말초성, ② 뇌허혈성, ③ 복합감각장애성, ④ 심인성 등이 있으며 그 이외에도 ⑤ 뇌간이나 소뇌의 뇌혈관 장애 및 변성 질환, ⑥ 청신경 종양 등의 감별을 고려해야 한다.

이 중에서 특히 심혈관 질환(Adams-Stokes 증후군, 심근경색, 대동맥판 협착증 등), 기립성 저혈압(위장관 출혈이나 탈수), 사망 우려가 있는 우울증, 중추성 현기증 등은 귀가시키면 안 되는 질환이라 할 수 있다.

일반 외래와 응급 외래에서 질환의 빈도에 차이가 있으나, 대체적으로 말초성 질환이나 우울증 등의 정신 질환이 현기증 원인의 대부분을 차지하고 있다. 따라서 이런 빈도가 높은 질환을 적절히 진단 또는 제외하는 것이 중증 질환을 놓치지 않기 위해 중요하다.

병력에서 현기증의 1회 지속 시간과 유발 상황에 의해 대략의 감별이 가능해진다[그림 60-1].

▶▶ 간과하기 쉬운 중증 질환을 찾아내는 방법

● 급성 출혈에 동반된 현기증

기립성 저혈압을 의심하게 하는 병력이 있으면 급성 출혈을 감별한다. 이때 위장관 출혈 이외에 대동맥류 파열의 가능성도 잊어서는 안된다. 복부 대동맥류 파열에의한 현기증은 급성 복통 또는 허리 통증을 동반한다.

신체 검사에서 활력징후가 중요하며, 처혈압과 shock index를 확인한다. 이런 결과

그림 60-1 문진에 의한 현기증 감별 알고리즘
현기증은 지속시간과 유발요인에 의해 감별이 가능하다(난청이 없는 경우).

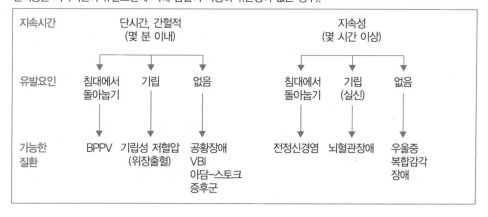

가 정상이어도 기립성 저혈압이 의심되면 기립 검사를 시행한다.

Shock index는 맥박수/수축기 혈압으로 급성 출혈성 쇼크의 중증도를 나타낸다. 정상에서는 0.5~0.7이며 이보다 높은 경우 중증이다. 기립 검사에서 누웠다가 일어서서 수축기 혈압 20~30 mmHg 이상 저하, 맥박 20/min 이상 증가되면 순환 혈장량 감소를 의심한다.

● 신경학적 이상이 없는 뇌간과 소뇌 경색

뇌혈관 장애 위험이 높은 환자(고혈압, 당뇨병, 이상지질증, 고요산혈증, 허혈성 심질환, 심방세동 병력 등)에서 경미한 이상 소견을 놓치지 않아야 한다. 가벼운 이상 소견이 있어도 뇌혈관 장애를 의심해야 한다. 특히 걸어서 외래로 내원한 환자에서 이상 소견이 가벼워 신체 진찰에서 발견하지 못하는 경우가 많기 때문에 복시, 연하 장애, 구음 장애, 마비, 한쪽의 저림 같은 병력 청취를 빠뜨려서는 안된다.

신체 진찰에서 일반적인 신경학적 진찰 이외에 특히 다음 소견에 주의한다.

활력징후 : 고혈압(뇌혈관 장애의 급성기 가능성을 생각한다)이나 Cushing 현상(급성 두개 내압 항진시 혈압 상승과 서맥을 나타나는 현상)을 확인한다.

그러나 급성 현기증의 스트레스로 혈압이 올라가기 쉽다는 것을 고려해야 한다. 혈압이 정상 이하이면 뇌혈관 장애 가능성은 낮다.

안진 : 수평 회전 혼합성 안진은 말초성인 경우가 많지만, 수평 성분만 있는 안진은 중추성의 가능성이 있다. 주시 안진이나 수직성 안진도 중추성 현기증의 특징이다.

이때 30도 이상 눈동자 위치에서 단시간에 소실되는 생리적인 극위 안진을 병적 안진으로 오인하지 않도록 주의해야 한다.

안진은 중추성 억제를 받고 있으며, 주시에서 안진이 억제 되기 어려운 경우에는 중추성 현기증을 의심한다. 또 Dix-Hallpike 법으로 안진을 유발하여 잠시·감쇠·순응 현상을 만족하지 않거나 수직 안진이 있으면 중추 질환의 가능성에 대해 다시 검토한다.

실조 증상 : 눈 감고 제자리 걷기 검사와 Romberg 징후에 의한 반응을 본다.

눈을 뜨고 설 수 있으면 눈감고 제자리 걷기에서 양팔을 수평으로 앞으로 올리고, 눈을 감고 30보 또는 30초간 그 자리에서 제자리 걸음을 시킨다. 30도 이상 회전하면 편위로 판정한다. 편위가 명확하면 말초성 현기증으로, 편위가 없거나 회전방향이 일정하지 않으면 중추성 현기증을 시사한다.

Romberg 징후는 전정 신경염에서 시각 교정이 있는 상태이기 때문에 눈을 감으면 악화되며 양성이 된다. 소뇌 경색에서는 시각 교정도 장애되어 눈을 뜨거나 감아도 변함없이 음성이 된다.

경증이나 빈도가 높은 질환의 올바른 진단이 중요

중증 질환이지만 신체 소견에서 현저한 이상이 없어 언뜻 보기에 경증인 경우 간과하기 쉽다. 경증이며 빈도가 높은 질환에 정통하여 이들을 정확하게 감별할 수 있다면 결과적으로 중증 질환을 놓치지 않을 수 있다.

경증이며 빈도가 높은 질환들에 대한 진단 능력 향상이 중증 질환을 놓치지 않기 위한 전략인 것을 강조하고 싶다.

● 문헌

1. Kroenke K, Hoffman RM, Einstadter D. How common are various causes of dizziness? A critical review. South Med J 2000; 93: 160‑7.
2. 生坂政臣. めざせ！ 外来診療の達人─外来カンファレンスで学ぶ診断推論. 第 2 版. 東京: 日本医事新報社, 2008; 83‑113.

● 추천문헌

· Labuguen RH. Initial evaluation of vertigo. Am Fam Physician 2006; 73: 244‑51.

· Hoffman RM, Einstadter D, Kroenke K. Evaluating Dizziness. Am J Med 1999; 107: 468‑78.
· 生坂政臣: めまいの鑑別診断（身体診察でわかること）. JIM 1999; 9: 791‑5.
· Whooley MA, Avins AL, Miranda J, et al. Case‑finding instruments for depression. Two questions are as good as many. J Gen Intern Med 1997; 12: 739‑45.
· Arroll B, Khin N, Kerse N. Screening for depression in primary care with two verbally asked questions: cross sectional study. BMJ 2003; 327: 1144‑6.

Question 61 급성기 뇌경색 환자의 재활훈련을 조기에 시작해야 할 것인가?

이런 질문에 대해 "예, 그렇습니다"라고 대답하는 것에 다른 견해는 없을 것으로 생각된다. 여기에 이어서 "어떻게 시작하면 좋습니까?"라고 질문이 계속 되면, 구체적 지시가 필요하므로 필자는 "활력징후가 안정되어 있고, 신경 증상의 악화가 없으며, 전신 상태가 나쁘지 않다면 적극적으로 침상에서 일어나야 한다"고 대답한다.

이에 추가하여 "머리 올리기는 언제부터 좋습니까?"라고 물으면, 입원 오더에서 어떠한 정도로 안정을 취하게 해야 하는지 진지하게 고민하게 된다.

뇌경색 환자의 흔한 합병증으로 「불용 증후군」과 「흡인성 폐렴」이 있다. 급성기에 호흡기 감염증, 요로 감염증 등 감염증이 심해져서 치명적이 되는 경우도 적지 않다. 또 장기적인 안정에 의한 하지 심부정맥 혈전증이나 폐색전증에 대한 예방도 중요하다. 뇌경색 급성기에 조기 재활치료 시작은 이러한 합병증을 감소시켜 회복기에 들어가게 하는 것이 목적이다. 처음 질문에 대답하기 위해 다음 2가지 사항을 생각해 보자.

▶ 급성기 재활치료에서 머리 올리기와 안정도는 무엇을 의미하는가?

● 재검토된 급성기 재활치료

과거의 뇌경색 치료를 생각해보면, 뇌경색 급성기에 침상 안정이 표준이었다. 따라서 재활치료를 시작하면 이미 근육 위축이나 관절 구축이 시작되어 회복이 늦어지는 경우가 많았다.

이런 상황을 개선하기 위해, 미국 신경질환 · 뇌졸중 연구소(NINDS) 분류에 따라 뇌경색의 병형을 진단하고, 진료 지침(clinical pathway)을 도입하여 급성기 진료에서부터 재활 치료를 적극적으로 확대하게 되었다. 입원 당일 또는 다음날부터 환자의 베드사이드에서 적극적인 재활치료를 시행하게 되었으며, 최근 10년간 급속히 발전하게 되었다.

현재 급성기 재활치료는 베드사이드 재활치료(병동 재활치료)이 주류를 이루고 있으며, ① 의식 장애 환자에서도 적극적으로 시행하고, ② 급성기에 전신 상태가 불안정해도 베드사이드에서 위험에 대처하여 시행하고, ③ 마비가 진행하고 있어도 수동 운동 등의 베드사이드 재활치료가 가능하며 필요하다고 생각하고 있다.

예를 들어 의식이 명료하고, 마비가 가볍고 안정되어 있으면, 입원 당일 안정도는 「침상에서 자유」 또는 「휴대용 변기 사용 또는 휠체어 이동 가능」으로 하고 있다. 최근 보급되어 있는 진료 지침은 매우 유용하며, 임상 병형과 중증도에 따라 적용한다. 병동에서는 간호사나 물리치료사의 이해와 협력을 얻어 이들의 신중의 관리에 따라 점차 안

정도를 올려 간다. 물론 혈압 관리, 고차 뇌 기능 장애, 정신 상태의 변화에 대해 제대로 대처하고 있는 것이 전제가 된다.

● **어떤 상태라면 해도 좋은가?**

조기 재활치료의 중지 기준은, ① 의식 수준 저하, 신경 징후 악화, ② 자각 증상이나 전신 상태 악화, ③ 바이탈싸인의 악화 등이다.

그러나 베드사이드에서 시행할 수 있으면 가능한 시행한다. 재활치료의 입장에서 수축기 혈압 200 mmHg 이상 또는 확장기 혈압 120 mmHg 이상에서는 피하는 편이 좋다고 여겨지고 있다. AHA(미국 심장협회)의 지침은 혈압 관리 목표 220/120 mmHg 이하이며, 필자의 병원에서도 같은 지시를 하고 있다.

최근에는 급성기 안정도 지시도 단계적으로 올리기 보다 가능하면 앉는 자세를 취하도록 하고 있다. 그 결과 삼킴 평가를 포함하여 조기에 경구 또는 경관영양을 시작하는데에도 도움이 되고 있다.

● **잊을 수 없는 수련시절 광경**

필자가 15년 전 뇌졸중 진료의 수련를 받았을 때 감동은 일생 잊을 수 없다. 급성 뇌경색 환자를 침상 안정시키지 않고, 조기 재활치료를 시행하여 감염 대책이나 영양 관리를 시행하여 2차 예방 치료를 하고 있었다. 급성기 「불필요한 안정」이 환자의 ADL(일상생활 동작)을 저하시켜 지속적인 와병 상태를 만들 수 있다는 생각이었다.

> **뇌경색 환자에게 조기에 침상에서 나오도록 권하는 이유**

● **장기 침상 생활에 의한 합병증을 줄인다**

조기에 침상에서 일어나면, 기립성 혈압

---

 column ●

뇌경색에서 H₂ 수용체 길항제가 필요한가?

뇌졸중 후 위궤양 등 위장관 출혈이 환자의 3%에서 발생하며, 중증례나 고령 환자에서는 보다 높은 빈도로 나타난다. 뇌졸중 진료 지침에 의하면 중증 뇌출혈 예에 항궤양제의 예방적 투여를 권고하고 있으나, 뇌경색에서는 결론이 없고, 각 병원마다 임의로 판단하고 있다. 소화성 궤양의 가장 많은 원인은 스트레스와 NSAID라고 알려져 있다. 뇌경색 환자에서는 항혈소판제로 아스피린이 사용이 많으며, 중증례에서는 신체적이나 정신적 스트레스에 노출된다.

그러나 아스피린이 뇌경색 급성기에 출혈성 뇌졸중을 증가시키지 않으며, 재발을 유의하게 예방한다고 알려져 있다. 소화성 궤양의 병력이 있는 환자 등 임상적으로 출혈성 궤양 합병이 예상되는 환자에게 H₂ 수용체 길항제를 사용해야 하지만 무분별한 사용에는 주의해야 한다. 프로톤펌프 억제제(PPI)도 같은 판단에서 명확한 상부 위장관 출혈이 합병된 경우에 사용한다. 실제 사용에서 보험 적용에도 주의한다.

장애, 폐렴, 심부정맥 혈전증, 폐색전증, 관절의 굳어짐, 욕창 등의 장기간 침상 생활과 관련된 합병증이 감소하는 것이 알려졌다. 과거, 머리를 올리면 중력의 영향이나, 혈압 변동으로 혈압이 떨어져 뇌관류가 저하되어 의식 장애나 신경 징후가 악화된다고 생각하였다. 출혈성 뇌졸중(뇌동맥류 파열에 의한 지주막하 출혈의 수술 전, 뇌출혈)에서는 안정이 필요하지만, 혈종 증가가 없고, 24시간 이상 경과한 소출혈은 안정이 필요 없다고 생각되고 있다.

● 침상에서 나온다는 개념을 바꾸자

일본에서 사용되고 있는 진료 지침에 의하면 침상 안정에서부터 30°, 60°, 90° 순서로 단계적으로 머리를 올리도록 하고 있다. 그러나 침대에서 '일어난다'의 진정한 의미는 것은 적어도 휠체어 또는 의자에 앉게 하는 것이다. 의료인부터 이에 대한 개념을 바꾸지 않으면 안 된다. 앞으로는 이것을 모르는 의사나 일반 병동 간호사에도 협력을 요구할 필요가 있다.

더욱이 환자 본인이나 가족에게 급성기 안정이 불필요하고, 진료 지침에 따라서 침대에서 나오는 것이 가능하다고 판단되면 적극적으로 움직이도록 지도하는 것도 중요하다. 예를 들어 심인성 뇌색전증으로 심장내 혈전이 동반된 환자도 조기에 침상에서 나오고 조기에 재활치료를 시행해도, 조기 재활치료 시작에 의한 악화율에 차이가 없고, 입원 기간이 짧고, 퇴원시 장애도(mRS)가 낮아지는 경향이 있다고 보고되었다.

일본에서 「뇌졸중 진료 지침 2004」이 발간되어 기본적 치료 방침 결정에 도움이되고 있다. 또 AHA가 2005년 발표한 급성기 재활치료 진료 지침에도, 뇌졸중 환자의 급성기 재활치료에 대해 잘 정리되어 있어 참고가 된다.

● 보다 좋은 뇌졸중 진료를 위해

뇌졸중 진료처럼 많은 스탭이 관여하는 질환에서는 팀 의료가 중요하다. 전문성을 추구하는 stroke unit (SU)에 뇌졸중 전문 지식을 가진 팀 멤버들이 모여, 뇌졸중 환자 관리와 치료를 시행하면 가장 좋을 것으로 생각된다.

하드웨어면에서 보다 인적자원의 결집이라고도 할 수 있는 소프트웨어면의 집합이보다 좋은 뇌졸중 진료를 제공하기 위해 필수적 여건이 될 것이다.

● 문헌

1. 篠原幸人, 吉本高志, 福内靖男ほか. 脳卒中治療ガイドライン 2004. 第 2 版. 東京: 協和企画, 2004; 170-82.
2. Duncan PW, Zorowitz R, Bates B, et al. Management of Adult Stroke Rehabilitation Care: a clinical practice guideline. Stroke 2005; 36: e100-43.
3. 橋本洋一郎, 山本文夫, 伊藤康幸: 脳卒中患者の急性期マネージメント. 救急集中治療 2008; 2: 964-9.
4. 山田浩二, 河波恭弘, 稲富雄一郎ほか: 心内血栓が残存した急性期心原性脳塞栓症患者の早期離床. 総合リハ 2003; 31: 275-80.
5. 本田省二, 稲富雄一郎, 米原敏郎ほか: 急性期脳梗塞における安静度拡大. 臨神経 2005; 45; 279-86.
6. 橋本洋一郎, 中山博文: 脳卒中急性期の診療態勢―stroke unit と stroke care unit―. 医事新報 2001; 4005: 23-8.

PART 11

악성질환

Question 62~64

Question 62 대장암 예방에 대변 잠혈 검사나 대장 내시경 검사가 효과적인가?

대장암 검진의 논리적 근거

대장암의 대부분은 전암병변인 선종성 폴립이 점차 커져 암으로 진행한다. 선종이 암으로 진행하기 전에 병변을 절제하면 암을 예방할 수 있다. 또 조기암 단계에서 병변을 발견하여 치료하면 대장암에 의한 사망 감소를 기대할 수 있으며, 항암제 또는 방사선 치료를 피할 수 있을지도 모른다.

이런 생각에서 현재 몇 가지 방법으로 스크리닝을 하고 있다. 앞에서 말한 선종에서 암으로에 진행하는 병변은, 암의 진행까지 적어도 10년이 필요하다고 생각되고 있다. 그러나 선종의 단계를 거치지 않는 *de novo* 암이나 보통보다 빨리 암으로 진행하는 병변이 있는 것에도 유의할 필요가 있다.

현재 대장암 스크리닝으로 시행되고 있는 검사에는 대변 잠혈 검사, 대장 조영검사, 대장 내시경 검사, 그리고 최근 주목받고 있는 CT colonography (CTC), 대변 DNA 검사 등이 있다. 여기서는 대변 잠혈검사와 대장 내시경 검사에 대해 설명한다.

검진 시행의 대전제

일본에서는 집단을 대상으로 하는 대책형 검진과 건강 검진 같은 개별 대응인 임의형 검진이 있다. 어느 경우에도 대상은 무증상이며, 대장 내시경 이외의 방법으로 선별하여 양성이면 정밀 조사로 대장 내시경 검사를 받는 것(병원에 따라 대장 조영검사로 대신하는 경우도 있다)이 전제가 된다.

또 선별 검사가 음성이라고 선종이나 암의 존재를 완전히 부정할 수 있는 것이 아님을 이해하여 일정한 간격으로 계속하여 검사 받도록 하는 것이 중요하다. 또 과거에 대장 폴립의 병력이 있는 사람은 절제 후 감시(surveillance)를 받아야 하며, 대변 잠혈 검사에 의한 추적 관찰은 부적절하다. 이것은 선종성 폴립의 병력이 있는 사람은 대장암 위험이 높고, 감도가 낮은 대변 잠혈 검사로 경과를 보는 것이 불충분하기 때문이다.

대변 잠혈 검사의 종류와 정밀도

● 화학법

화학법은 과산화효소(peroxidase) 활성을 검출하는 방법이다. 헤모글로빈에는 과산화효소 같은 작용이 있어 대변에 들어있는 소량의 혈액도 검출할 수 있다. 동물의 피, 채소(브로콜리, 컬리플라워 등), 철분제 등 과산화효소 또는 과산화효소와 같은 활성이 있는 약제에 위양성이 되므로 채변 3일 전부터 식사나 약제 제한이 필요하다. 검체에 반응액을 넣기 전에 물을 첨가하면 적혈구가 용혈되어 헤모글로빈이 보다 검출되기 쉬워진다(즉 감도가 높아진다). 이것을 물 첨가법이라고 한다. 또 대장보다 앞쪽의 출혈에도 양성이 된다.

식사 제한이 필요 없다는 보고도 있다. 3개의 무작위 비교시험(RCT)의 체계적 리뷰에 의하면, 식사 제한으로 대변 잠혈 검사의

표 62-1 대변 잠혈검사 화학법에 의한 무작위 비교시험

실시 지역	연도	참여인원		대상 연령	검진 간격	물첨가 유무	정밀검사율	대장암 사망 감소율
		증례군	대조군					
Minnesota (미국)	1999	15,570 15,587	15,394	50~80	매년 격년	있음 없음	9.8% 2.4%	33% 21%
Nottingham (영국)	2002	76,244	76,079	45~74	격년	없음	누적 정밀검사율 2.6%	13%
Funen (덴막)	2002	30,967	30,966	45~75	격년	없음	매회 정밀검사율 0.8~3.8% 7회 누적 정밀검사율 5.1%	18%

양성률이 저하되지 않으며, 오히려 식사 제한으로 수검률이 저하되었다고 한다.

대변 잠혈 검사 화학법에 의한 대장암 검진의 사망률 감소 효과는 3건의 RCT에 의해 증명되고 있다[표 62-1].

미국의 Minne-sota 연구는 물 첨가법을 이용하여, 50~80세 남녀를 대상으로, 격년 수진군, 매년 수진군, 대조군의 3군을 18년 간에 걸쳐 추적 했다. 대조군에 비해 격년 수진군에서는 21%(RR=0.79, 95% CI 0.62~0.97), 매년 수진군에서는 33%(RR=0.67, 95% CI 0.51~0.83) 사망률을 감소시켰다. 영국의 Nottingham 연구, 덴마크의 Funen 연구는 물을 첨가하지 않고 검사를 시행하였으며, Minnesota 연구 보다 사망률이 약간 낮았다.

1회의 대변 잠혈 화학법의 감도는 결코 높지 않으며, 앞의 연구에서 사용된 검사시험지 보고에서 대장암의 민감도는 26%, 1 cm를 넘는 선종에 대한 민감도는 12%라고 보고되었다. 그러나 선별검사 프로그램에 따라 매년 검사하면 대장암에 대한 민감도가 80~92%로 개선된다.

따라서 대변 잠혈 검사에 의한 대장암 스크리닝은 계속 시행하는 것이 중요하고, 한 번이라도 양성이라면 정밀 조사(대부분 대장 내시경 검사)를 받을 필요가 있다. 양성에서 대변 검사를 반복하는 것은 전혀 의미가 없다.

대변 잠혈 검사가 대장암에 의한 사망률을 저하시킨 것이, 순수하게 대변 잠혈 검사의 효과일까에 대해 논란이 있다.

Minnesota 연구에서는 물 첨가법으로 위양성률이 높아졌다. 그 결과 매년 수진군의 38%, 격년 수진군의 28%가 정밀 조사를 위해 대장 내시경 검사를 받았다. 큰 선종이나 대장암 때문에 대변 잠혈 양성이 된것이 아니라, 위양성이 많아져서 무작위로 선택된 수진자에서 대장 내시경 검사를 시행한 결과 우연히 병변이 발견된 결과라는 견해도 있다.

● 면역법 fecal immunochemical test (FIT)

대변 중의 사람 헤모글로빈을 측정하는 방법이며, 동물 피나 다른 물질의 영향을 받지 않기 때문에 식사 제한이 불필요하다. 또 상부 위장관 출혈에는 헤모글로빈이 변성되

어 양성 반응을 일으키지 않는 경우가 많다.

4건의 증례 대조 연구에 의해 대장암 사망률 감소 효과가 증명되었다. 그러나 면역법만을 이용한 연구는 한 연구뿐이다. 면역법만을 대상으로 검토한 Saito 등의 보고에서 대장암 검진을 받은 과거 1년 이내 60%, 2년 이내 59%, 3년 이내 52%에서 각각 사망률 감소 효과가 있었다.

화학법과 면역법의 정밀도를 직접 비교한 연구에서, 대장암에 대한 민감도가 면역법에서 뛰어나며(81.9% vs 64.3%), 큰 선종에는 화학법이 우수하다는 보고가 있다(41.3% vs 29.5%). 일반적으로 면역법은 화학법에 비해 동등하거나 우수하다고 생각되고 있다.

● **대변 잠혈 검사의 주의점**

앞에서 설명한대로 대변 잠혈 검사 한번의 민감도는 낮다. 그 때문에 2일법으로 시행하는 방법이 있다. 2번 중 한번이라도 양성이면 대장 내시경 검사가 필요하다. 직장 진찰 시에 장갑에 묻은 대변으로 잠혈 반응을 검사하는 방법은 대장암 검진으로 권고되지 않는다.

대장암에 한정하지 않고, 선별 검사 시행에서 유의해야 할 점은 검사가 양성으로 나왔을 때 어떻게 해야할까에 대한 것이다. 정밀 검사가 필요하다고 판정받은 수진자의 대부분에서 대장 내시경 검사를 시행해도 치료가 필요한 종양 병변을 볼 수 없다.

검사 양성이 수진자에 미치는 정신적 영향(대장암이 아닐까라는 스트레스, 대장 내시경 검사의 위험성이나 불안 등), 정밀 검사 비용 및 일어날 수 있는 합병증을 고려하여 대장암 유병률이 낮은 연령에서는 시행하지 않는다.

▶▶ 대장 내시경 검사와 대장암 스크리닝

● **용종 제거술에 의한 대장암 감소**

대장암 위험이 평균 정도인 대상에서 시행한 대장암 스크리닝으로 대장 내시경 검사의 유효성을 RCT로 검증한 연구는 아직 발표되지 않았다.

Müller 등은 1988~1992년 대장암으로 사망한 퇴역 군인 남성 4,411명의 증례군과 성별, 연령, 인종을 일치시킨 생존 대조군, 그리고 대장암 이외의 질환으로 사망한 사망 대조군에서 S상 결장경 검사, 용종 제거술(폴립 절제)를 포함한 대장 내시경 검사의 병력과 대장암 사망에 대한 증례 대조 연구를 시행했다. 몇번의 내시경 검사를 받은 생존 대조군에서 대장암 사망은 59% 감소했다(OR=0.41, 95% CI 0.33~0.50). 이 효과는 5년간 지속되었다. 사망 대조 예에서도 같은 결과를 얻을 수 있었다. 그러나 이 연구는 진단 목적으로 시행된 검사를 대상으로 하였으며, 엄격하게는 대장암 스크리닝과 다르다.

이 연구에서 사망률 감소에 가장 기여한 요인은 용종 제거술이었다. 용종 제거술에 의한 대장암 이환 감소는 다른 연구에서도 나타나고 있다. 대표적인 연구는 미국 7개 기관에서 공동으로 시행한 National Polyp Study이다. 대장 내시경 검사를받아 당시 하나 이상의 선종을 내시경적으로 절제한 1,418명이 대상이다. 그 후 평균5.9년간 추적하여 5명에서 대장암이 발생되었다. 이 대상군을 Mayo Clinic에서 용종 제거술을 거부하고 평균 9년간 경과를 관찰한 226명과 비교하면 대장암 이환이 90% 감소되었다(RR=0.01, 95% CI 0.03~0.24).

● S상 결장경 검사로 대장암 감소

영국의 St. Marks 병원에서는 경성 S상 결장경 검사에 의한 폴립 절제 예 1,618명을 비교하여 88%(RR=0.12, 95% CI 0.04~0.27), Surveillance, Epidemiology and End Results(SEER)에서 얻은 미국 일반 집단과 비교하여 76%(RR=0.24, 95% CI 0.08~0.56)의 대장암 이환 감소가 있었다. 비교 대상이 역사적 대조(historical control)이며, 환자 배경이 같지 않기 때문에 결과 해석에 주의가 필요하다.

이 연구 결과는 무증상이며 대장 폴립의 병력이 없는 사람을 대상으로 대장 내시경 검사에 의한 선별을 시행하여 대장암에 의한 사망률 감소 효과가 있었다는 직접적인 근거가 되지 않는다. 또한 S상 결장경 검사에 의해 관찰 가능한 범위에서 암 사망률이 저하되었기 때문에 대장 내시경 검사에서도 같은 효과를 기대할 수 있을 것으로 추측되고 있다.

● 대장 내시경 검사를 어느 정도의 간격으로 시행할까?

대장 내시경 검사를 대장암 선별 검사로 시행할 경우 어느 정도 간격으로 시행하면 좋을까? 캐나다에서 시행된 연구에 의하면, 대장암 스크리닝 목적으로 시행한 대장 내시경 검사에서 이상이 없는 경우 6개월 후 대장암 이환율은 예상치 보다 31% 낮았고, 그 경향은 10년 이상 지속되었으며, 10년 후에는 예상치보다 72% 낮았다.

따라서 최초의 스크리닝에서 종양 병변이 없는 경우에는 내시경 스크리닝 간격을 10년 이상으로 해도 좋다고 생각할 수 있다. 2008년 미국의 Preventive Services Task Force의 진료 지침에서도 대장 내시경 스크리닝을 10년에 한번으로 권고하고 있다.

● 문헌

1. Pignone M, Campbell MK, Carr C, et al. Meta-analysis of dietary restriction during fecal occult blood testing. Eff Clin Pract 2001; 4: 150-6.

2. Mandel JS, Church TR, Ederer F, et al. Colorectal cancer mortality: effectiveness of biennial screening for fecal occult blood. J Natl Cancer Inst 1999; 91: 434-7.

3. Scholefield JH, Moss S, Sufi F, et al. Effect of faecal occult blood screening on mortality from colorectal cancer: results from a randomised controlled trial. Gut 2002; 50: 840-4.

4. Jørgensen OD, Kronborg O, Fenger C. A randomised study of screening for colorectal cancer using faecal occult blood testing: results after 13 years and seven biennial screening rounds. Gut 2002; 50: 29-32.

5. Lang CA, Ransohoff DF. Fecal occult blood screening for colorectal cancer. Is mortality reduced by chance selection for screening colonoscopy? JAMA 1994; 271: 1011-3.

6. Saito H, Soma Y, Koeda J, et al. Reduction in risk of mortality from colorectal cancer by fecal occult blood screening with immunochemical hemagglutination test. A case-control study. Int J Cancer 1995; 61: 465-9.

7. Allison JE, Sakoda LC, Levin TR, et al. Screening for colorectal neoplasms with new fecal occult blood tests: update on performance characteristics. J Natl Cancer Inst 2007; 99: 1462-70.

8. Müller AD, Sonnenberg A. Protection by endoscopy against death from colorectal cancer. A case-control study among veterans. Arch Intern Med 1995; 155: 1741-8.

9. Winawer SJ, Zauber AG, Ho MN, et al. Prevention of colorectal cancer by colonoscopic polypectomy. The National Polyp Study Workgroup. N Engl J Med 1993; 329: 1977-81.

10. Singh H, Turner D, Xue L, et al. Risk of developing colorectal cancer following a negative colonoscopy examination: evidence for a 10-year interval between colonoscopies. JAMA 2006; 295: 2366-73.

Question 63 항암제 효과와 부작용을 사전에 예측할 수 있을까?

➤➤ 효과와 부작용에 개인차가 있다

항암제는 일반약에 비해 치료 영역과 독성 영역이 가깝기 때문에[그림 63-1] 일정한 효과를 얻기 위해 어느 정도의 부작용을 피할 수 없다. 효과 발현과 부작용 정도는 개인차가 커서, 항암제를 투여할 때 경과를 신중하게 관찰할 필요가 있다. 항암제 투여 전에 유효성이나 부작용을 예측할 수 있으면 불필요한 투약을 피할 수 있을 것이다.

그런데 항암제뿐 아니라 모든 약의 부작용에 개인차가 있는 이유는 무엇일까? 약물의 대사 효소 활성이 유전자 수준에서 개인차가 있기 때문이라는 것이 최근 밝혀졌다. 이 유전자 염기배열의 차이를 1염기 다형성 single nucleotide polymorphism (SNP)이라고 부르며, 약 100~300염기에 하나의 SNP가 있다고 알려져 있다. 따라서 인간 게놈 전체에서 대략 1,000만~3,000만 개의

SNP가 존재할 것으로 생각된다[칼럼].

항암제 종류에 따라 약물 동태가 다르며, 관여하는 대사 효소도 각각 다르다. 이러한 약물 동태가 SNP 차이에 의해 다를 수 있음이 알려져 있다. 최근에 개발되고있는 분자 표적약은 표적 분자나 그 시그널에 관련하는 분자의 변이에 따라 약의 효과와 부작용이 다르다고 알려졌다.

주된 항암제의 효과와 부작용의 사전 예측에 대해 정리하면 다음과 같다.

➤➤ 현재 어디까지 예측이 가능한가?

● 염산 이리노테칸 : Gilbert 증후군 투여에 주의!

이리노테칸은 폐암이나 대장암, 위암에 대한 효과가 있는 항암제이며, 35%의 빈도로 설사 또는 골수억제 등의 부작용이 있으며, 그 중 5%는 중증이라는 보고가 있어 사

그림 63-1 **용량 반응 곡선과 치료 영역**
항암제는 치료영역과 독성영역이 가까워 부작용을 피하기 어렵다.

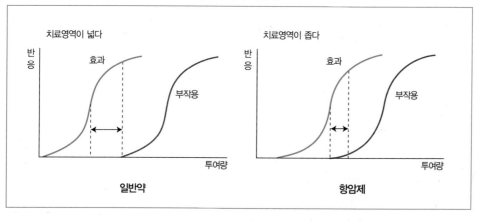

202

 column

ACE 억제제 투여의 맞춤의료

안지오텐신 전환효소 angiotensin converting enzynle (ACE)는 안지오텐신 I을 안지오텐신 II로 전환하는 효소이며, 그 억제제는 혈압 강하제로 임상에서 널리 사용되고 있다. ACE 유전자는 17번 염색체 장완(17q23)에 위치하며 26개의 엑손과 25개의 인트론으로 구성되어 있다. 1990년 인트론 16에 Alu 배열(287bp)의 삽입/결손 insertion/deletio n(I/D) 다형성이 발견되었으며, D형에서 I형 보다 혈청 ACE 농도가 증가하는 것이 알려져 있다.

그 후의 연구에서 DD 호모형은 심근경색이나 좌심비대가 많고, 당뇨병성 신증에서 D형을 가질 확률이 높은 것이 보고되었다. 이런 사실에서 D형은 허혈성 심질환이나 당뇨병성 신증의 위험인자라는 것을 알게되었다. 이러한 고위험군에서 ACE 억제제의 적극적 투여와 같이 맞춤 의료를 고려할 수 있다.

용에 주의가 필요하다.

이리노테칸은 전구 약물이며, 카르복실에 스테르분해효소에 의해 대사되어 활성체 SN-38로 변환된다. SN-38은 UGT1A1이라는 대사 효소에 의해 글루크론산으로 포합되어 비활성화 된다[그림 63-2].

지금까지 UGT1A1 유전자 발현 저하와 중증 부작용 발현의 상관성이 알려졌으며, UGT1A1 유전자의 프로모터 영역(UGT1A1*28)의 유전자 다형성이 UGT1A1 발현에 관련되는 것으로 밝혀졌다. 즉 UGT1A1*28의 유전자 다형성을 가진 환자는 해독되지 않아 심한 부작용이 나타난다.

이 결과에 근거하여 미국 FDA는 염산 이리노테칸 첨부 문서에 UGT1A1 유전자 다형성에서 투여량을 조절하도록 명기하였다. 이 SNP 검출용 키트가 발매되고 있으나, UGT1A1 활성을 추정하는 간편한 방법으로 빌리루빈 분획 측정이 알려져 있다.

Gilbert 증후군은 간접 빌리루빈이 주로 상승되는 체질성 황달이며, UGT1A1 활성 저하가 원인으로 알려졌고, 이리노테칸을 투여하면 심한 부작용이 나타나는 것이 보고되었다. 일본인을 대상으로 임상시험에서도 UGT1A1*28 다형성에서 혈청 총 빌리루빈 상승과 유의한 상관이 알려졌다. 따라서 이리노테칸 투여 전에 빌리루빈 분획을 조사하여 UGT1A1 유전자 다형성을 예측해서 투여량 감량을 통해 어느 정도 대응이 가능하다. 또 일본인에서는 UGT1A1*6의 다형성도 이리노테칸의 글루크론산 포합능에 관여하는 것으로 알려졌으며, UGT1A1*28, *6 유전자 다형성 별로 이리노테칸의 최적 투여량을 결정하기 위한 전향적 시험이 진행중이다.

● 불화 피리미딘 제제

불화 피리미딘 대사에 관여하는 DPD 유전자(DPYD) 다형성으로 독성을 예측할 수 있으며, 표적이 되는 TS를 부호화하는 티미

그림 63-2 이리노테칸 대사효소와 경로
이리노테칸은 카르복실에스테르 분해효소(CES)에 의해 대사되어 활성형 SN-38로 변환된다. SN-38은 대사효소 UGT1A1에 의해 비활성화 된다(SN-38G).

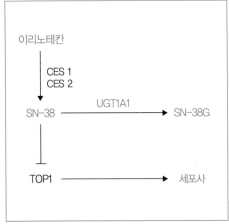

Top: 토포이소메라제

딜산 합성효소 유전자(TYMA) 유전자 다형성으로 효과와 독성을 예측 가능하다는 보고가 있다.

● 분자 표적약(저분자 화합물)

폐암에 사용되는 EGFR 억제제 제피티니브는 선암, 비흡연자, 여성, 아시아인에서효과가 좋다고 알려져 있으며, 또 EGFR 변이가 있는 증례에서 유효하다고 한다. 이와 같이 에를로티니브도 EGFR 변이가 있는 예에서 효과가 높다는 보고가 있다.

부작용에 대해 제피티니브의 독성과 ABC G2 유전자 다형성이 관련된다는 보고가 있다.

● 분자 표적약(항체약)

유방암에 사용하는 트라스투주맵은 Fcγ 수용체 유전자 다형성과 효과의 상관이 보고되었으며, 대장암에 사용되는 항EGFR 항체인 세툭시맵은 K-ras 유전자 변이가 있으면 효과가 없다고 보고되었다. K-ras 유전자는 암유전의 하나이며, 합성되는 단백 RAS는 ERK/MAPK 시그널 전달계의 상류에 위치하여, 암의 분화, 증식에 중요한 역할을 하고 있다. 세툭시맵은 이 시그널의 상류를 억제하며, K-ras 변이가 있으면 RAS가 항상 활성화되어 있어 하류에서 억제되지 못해 효과가 없다고 생각할 수 있다.

● ● ●

이상에서 항암제의 효과와 부작용의 예측에 대한 최근의 지견 일부를 소개했다. 다양한 과제를 시급히 극복하여 임상 현장에 도입되기를 기대한다.

● 문헌

1. 南 博信. 薬物動態学・薬力学. In: 日本臨床腫瘍学会編. 新臨床腫瘍学. 東京: 南江堂, 2006; 241.

2. Marsh S, McLeod HL. Pharmacogenetics of irinotecan toxicity. Pharmacogenomics 2004; 5: 835-43.

3. Sai K, Saeki M, Saito Y, et al. *UGT1A1* haplotypes associated with reduced glucuronidation and increased serum bilirubin in irinotecan-administered Japanese patients with cancer. Clin Pharmacol Ther 2004; 75: 501-15.

4. Araki K, Fujita K, Ando Y, et al. Pharmacogenetic impact of polymorphisms in the coding region of the UGT1A1 gene on SN-38 glucuronidation in Japanese patients with cancer. Cancer Sci 2006; 97: 1255-9.

5. Van Kuilenburg AB, Meinsma R, Zoetekouw L, et al. High prevalence of the IVS14＋1 G＞A mutation in the dihydropyrimidine dehydrogenase gene of patients with severe 5-fluorouracil-associated toxicity. Pharmacogenetics 2002; 12: 555-8.

6. Pullarkat ST, Stoehlmacher J, Ghaderi V, et al. Thymidylate synthase gene polymorphism determines response and toxicity of 5-FU chemotherapy. Pharmacogenomics J 2001; 1: 65-70.

7. Fukuoka M, Yano S, Giaccone G, et al. Multi-institutional randomized phase Ⅱ trial of gefitinib for previously treated patients with advanced non-small-cell lung cancer (The IDEAL 1 Trial) [corrected]. J Clin Oncol 2003; 21: 2237-46.

8. Porta R, Queralt C, Cardenal F, et al. Erlotinib customization based on epidermal growth factor receptor (EGFR) mutations in stage Ⅳ non-small-cell lung cancer (NSCLC) patients (p). J Clin Oncol 2008; 26 (suppl): abstr 8038.

9. Cusatis G, Gregorc V, Li J, et al. Pharmacogenetics of ABCG2 and adverse reactions to gefitinib. J Natl Cancer Inst 2006; 98: 1739-42.

10. Musolino A, Naldi N, Bortesi B, et al. Immunoglobulin G fragment C receptor polymorphisms and clinical efficacy of trastuzumab-based therapy in patients with HER-2/neu-positive metastatic breast cancer. J Clin Oncol 2008; 26: 1789-96.

11. Cutsem EV, Lang I, D'haens G, et al. KRAS status and efficacy in the first-line treatment of patients with metastatic colorectal cancer

(mCRC) treated with FOLFIRI with or without cetuximab: The CRYSTAL experience. J Clin Oncol 2008; 26 (suppl): abstr 2.

12. Bokemeyer C, Bondarenko I, Hartmann JT, et al. KRAS status and efficacy of first-line treat-

ment of patients with metastatic colorectal cancer (mCRC) with FOLFOX with or without cetuximab: The OPUS experience. J Clin Oncol 2008; 26 (suppl): abstr 4000.

Question 64 항암제에 의한 구토에 대해 모든 환자에서 5-HT₃ 수용체 길항제가 필요한가?

항암제에 의한 구토 기전의 3가지

항암제에 의한 구역·구토는, ① 위장 직접 장애, ② 제4뇌실 최후야의 chemoreceptor trigger zone 직접 자극, ③ 정신적 자극 등의 기전으로 발생한다[그림 64-1]. 또 발생 시기에 따라 급성, 지연성, 예측성의 3가지로 분류한다.

급성 구역·구토는 약물 투여 시작 후 24 시간 이내에 발생하며, 세로토닌이 강하게 관여한다. 지연성 구역·구토는 24시간 이후, 4, 5일까지 계속하며, 명확한 기전은 불명하지만 세로토닌의 관여는 작다고 생각되고 있다. 이러한 두가지와 약간 다른 것이 예측성 구역·구토이며, 이것은 과거의 항암제 부작용을 제대로 조절하지 못한 경우에, 정신적 요인에 의해 항암제 투여 전부터 발생한다.

항암제에 의한 구역·구토의 대응

환자에게 항암제에 관련된 부작용 중에서 가장 신경이 쓰이는 것이 구역·구토라고 하며, 이에 대해 많은 연구가 시행되었다.

National Comprehensive Cancer Network (NCCN)나 American Society of Clinical Oncology (ASCO) 등에서 진료 지침이 발간되어 있다. 여기서는 Journal of Clinical Oncology에 게재된 ASCO의 2006년 진료 지침에 의해 설명한다.

● 항암제에 의해 일어나는 구역·구토의 정도

고전적 항암제부터 최근 개발된 항암제까

그림 64-1 **구역·구토의 발생기전**

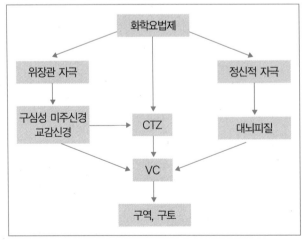

CTZ : chemoreceptor trigger zone, VC : vomting center

지 그 부작용 정도는 다양하며, 특히 새로운 항암제는 구역·구토가 적은 것이 개발되고 있다. 제토제를 사용하지 않고 항암제를 투여하여 구토를 일으키는 비율에 따라 항암제의 최토성 위험이 분류되어 있다[표 64-1]. 보통 각종 진료 지침에서 이 위험 분류에 따라 개별적인 대응이 권고되고 있다[표 64-2].

● 발생 시기에 따른 대응

1. 급성 구역·구토에 대한 대응

세로토닌이 구역·구토 발생에 크게 관여하므로 $5-HT_3$ 수용체 길항제가 중요한 위치를 차지한다. 덱사메타손 등의 스테로이드도 급성 구역·구토에 효과가 있다.

일본에서는 아직 시판되지 않는 aprepitant는 NK1 수용체 길항제이며, 뇌간이나 위장관의 물질 P가 관여하는 구역·구토 경로를 차단하여 급성 구역·구토에 효과적이다.

2. 지연성 구역·구토에 대한 대응

이 시기의 구역·구토에는 세로토닌은 크게 관여하지 않아 덱사메타손 등 스테로이드 사용이 중요하다.

앞에서 나온 aprepitant도 효과가 있다. 메토클로프라미드나 $5-HT_3$ 수용체 길항제도 후보가 될 수 있다.

3. 예측성 구역·구토에 대한 대응

앞의 2가지와 기전이 전혀 다르며, 기본적으로는 처음 치료시 충분한 지지요법, 특히 제토제 치료를 시행하며, 로라제팜 등 항불안제 사용이 권고된다.

● ● ●

마지막으로 주제의 질문에 대답하면, 항암제에 의한 구역·구토가 있는 모든 환자와 모든 시기에 $5-HT_3$ 수용체 길항제가 유효하다고 할 수는 없다.

표 64-1 항암제의 최토성 위험 분류

고위험(90% 이상 환자에서 구토)
시스플라틴, mechlorethamine, streptozotocin, 시크로포스파미드($1,500 \ mg/m^2$ 이상), carmustine, 다카르파진, dactinomycin

중등도 위험(30~90%의 환자에서 구토)
옥사리프라틴, 시타라빈($1 \ g/m^2$이상), 카르보프라틴, 이포스포노파미드, 시크로포스파미드($1,500 \ mg/m^2$ 이하), 독소루비신, 다우노루비신, 에피르피신, 이다르비신, 이리노테칸

저위험(10~30%의 환자에서 구토)
파크리탁셀, 드세탁셀, 미토카산트론, topotecan, 니트포시드, 페메트레키세드, 메토트렉세이트, 마이토마이신 C, 겜시타빈, 시타라빈($1 \ g/m^2$ 이하), 프르오로우라실, 보르테조밉, 세툭시맙, 트라스투주맙

최소 위험(10% 이하)
베바시주맙, bleomycin, 브설판, 쿠라드리빈, 프르다라빈, 리툭시맙, 빈브라스틴, 빈크리스틴, 비노레르빈

표 64-2 최토성 위험별 권고 치료

고위험 항암제
$5-HT_3$ 수용체 길항제 : 1일
덱사메타손 : 1일부터 최대 4일간
aprepitant : 1일부터 최대 3일간

중등도 위험 항암제
$5-HT_3$ 수용체 길항제 : 1일,
덱사메타손 : 기본적으로 1일만
aprepitant : 필요에 따라서 1일부터 최대 3일간

저위험 항암제
덱사메타손 : 1일만

최소 위험 항암제
필요에 따라서 대응(기본적으로는 예방 투약 불요)

● 문헌

1. 岡本 涉, 福岡正博: 抗がん剤の副作用対策. 臨牀と研究 2008; 85: 384-94.
2. Kris MG, Hesketh PJ, Somerfield MR, et al. American Society of Clinical Oncology guideline for antiemetics in oncology: update 2006. J Clin Oncol 2006; 24: 2932-47.

PART 12

응급 · 집중 치료

Question 65~68

Question 65 심폐 소생에서 흉골 압박과 인공 호흡 중 어느 쪽이 중요한가?

≫ 흉골 압박 : 인공 호흡＝30 : 2

● 왜 흉골 압박이 중요한가?

심폐소생술에 대한 국제 진료 지침이 2005년 개정되었다. 흉골 압박 : 인공 호흡의 비율에서 과거에 비해 흉골 압박에 중점을 두어 30 : 2로 조정되었다(과거에는 15 : 2였다). 구명 처치의 초기에 호흡보다 순환 관리가 중요하다는 개념이다.

심폐 소생술의 의의는, ① 비록 소량이라도 혈액을 심장과 뇌에 공급한다, ② 심실세동 지속 시간을 연장시켜, 전기적 제세동에 의한 심실세동의 정지, 즉 제세동 가능성을 높이는 것에 있다.

심장 정지 직후 몇 분간은 혈중 산소 농도가 높은 채로 유지되어 있으며, 심실세동에 의한 갑작스런 심장 정지 직후 몇 분간에 인공 호흡은 흉골 압박만큼 중요하지 않다고 여겨진다.

게다가 심장 정지 초기에 심근 및 뇌의 산소 공급은 혈중 산소 결핍보다 심박출량 저하에 의존하고 있다. 이것이 구명 처치 초기에 인공 호흡보다 흉골 압박이 중요시되는 이유이다.

● 흉골 압박 단독이 더 좋은 결과!?

그렇다면 실제 구명 현장에서 정말로 인공 호흡보다 흉골 압박이 중요할까? 이에 대해 최근 중요한 연구가 보고되었다. 즉 흉골 압박 단독에 의한 심폐 소생법이 종래의 인공 호흡과 흉골 압박을 조합한 소생법과 비교하여 동등하며, 또 신경학적결과가 오히려 양호하였다.

≫ 인공 호흡은 어렵다

2008년 10월 개최된 「제 3회 심장병 환자 가족을 위한 AED 심폐 소생법 강습회」에 필자도 지도자로 참석했다.

이 강습회에서 시민이 시행하는 소생법으로 호흡에 대해 인공 호흡법은 가르치지 않고 기도만 확보하여 흉골 압박만 시행하는 소생법을 교육 커리큘럼으로 채용했다. 흉골 압박만으로도 충분히 효과적이며, 인공 호흡 수기 습득은 난이도가 높고 곤란하지만 흉골 압박법만이면 간단하고 쉬우며, 인공 호흡에 동반하는 감염 또는 위생문제를 방지하여 안전성이 높다고 설명했다. 유용성, 간편성, 안전성의 면에 대한 수강자의 감상은 앞의 강습회에 비해 좋았다고 하였다.

≫ 그리고 「chest compression only」!

소생에 대한 국제 진료 지침이 2010년 개정되어 흉골 압박의 중요성과 흉골 압박만의 심폐 소생법이 적응 되었다. AHA에서는 흉골 압박만의 심폐 소생법의 명칭으로 chest compression only, cardiac-only, hand-only CPR을 제안하였다.

● 문헌

1. 日本蘇生協議会. AHA 心肺蘇生と救急心血管治療のためのガイドライン 2005 日本語版. 東京: 中山書店, 2006; 23-42.
   ◎AHA のオリジナル版は, http://circ.ahajournals.org/content/vol112/24_suppl/ から閲覧可能。

2. Kern KB, Hilwig RW, Berg RA, et al. Importance of continuous chest compressions during cardiopulmonary resuscitation: improved outcome during a simulated single lay-rescuer scenario. Circulation 2002; 105: 645-9.

3. SOS-KANTO study group. Cardiopulmonary resuscitation by bystanders with chest compression only (SOS-KANTO): an observational study. Lancet 2007; 369: 920-6.

4. Iwami T, Kawamura T, Hiraide A, et al. Effectiveness of bystander-initiated cardiac-only resuscitation for patients with out-of-hospital cardiac arrest. Circulation 2007; 116: 2900-7.

Question 66 심장정지 소생에 아드레날린 투여가 효과적인가?

▶▶ 아드레날린 투여의 유효성

심폐 소생(cardiopulmonary resuscitation, CPR)에서 아드레날린 투여의 유효성은 역사적으로 동물 실험에서 효과가 있어 심장정지 환자에게 투여되기 시작했다. 그 유효성은 α 아드레날린 수용체 자극 작용에 근거하며, CPR 중 관상동맥압, 뇌관류압 증가를 일으키는 것이 보고되었다.

▶▶ 투여 경로

말초정맥 투여 또는 골수내 투여가 좋다고 한다. 중심정맥 투여는 카테터 삽입에 시간이 걸리고, 경로 확보 중 CPR을 중지할 수 없으며, 말초정맥 투여와 중심정맥 투여 효과가 같아 중심정맥 투여는 권고하지 않는다.

골수내 투여는 수액라인 확보가 어려운 소아에서 효과적이나 성인에서도 유효하다는 보고가 있다. 구체적으로, 경골의 골수내에 18 G의 척추 천자용 바늘 또는 전용 천자침을 사용하여 성장판을 피해 천자침을 좌우로 회전시켜 루트를 확보한다.

▶▶ 일반 용량과 그 보다 고용량

CPR 중 아드레날린 투여 방법은, 아드레날린 1 mg를 3~5분마다 정맥내 투여하는 것이 표준이다. 그런데 처음에 과감하게 투여하였던 아드레날린을 CPR 중에 「어느 정도 투여하면 좋은가」 또는 「어느 정도나 효과가 있는가」라는 의문이 서서히 머리에 떠오른 경험이 누구에게나 있을 것이다.

실제로 고용량 아드레날린이 CPR 중 심박 재개나 장기 예후에 대해 양호할 것이라고는 가설에 따라 지금까지 연구가 시행되고 있다.

한 보고는 3,327명의 심정지 환자에서 평균 아드레날린 투여량 6.1 mg 군과 29.0 mg 군을 비교하여, 자기 심박 재개율, 생존

표 66-1 **고용량과 일반 용량 아드레날린의 소생률, 입원율, 퇴원율**

결과	일반 용량군 n=1,650	고용량군 n=1,677	양군 간 차이 (95% CI)	p
자신의 심장박동 재개	601(36.4%)	678(40.4%)	4.0%(0.7~7.3%)	0.02
생존하 병원 입원율	389(23.6%)	444(26.5%)	2.9%(0~5.8%)	0.05
1회 투여 후 입원율	76(4.6%)	84(5.0%)	0.4%(-1~1.8%)	0.59
병원 퇴원율(장기 생존율)	46(2.8%)	38(2.3%)	-0.5%(-1.6~0.6%)	0.34

하 병원의 입원율에 대해 고용량군이 유의하게 높았으나, 병원에서 퇴원 비율(장기간 생존율)에는 유의한 차이가 없었다[표 66-1].

다른 보고에서도 장기 예후를 개선시켰다는 보고는 적고, 현 단계에서 고용량의 아드레날린이 유효하다고 말할 수 있지만, 실제로 어느 정도가 고용량인지에 대해 명확한 정의는 없다.

현행 2차 구명 처치(ACLS)에서 아드레날린 투여 위치 설정

2005년 AHA 진료 지침은, 아드레날린을 포함한 약물요법이 심정지 후 장기 예후를 개선시킨다는 연구가 충분하지 않기 때문에, CPR 중 약물 투여는 중요시하지 않으며, 그 이상으로 1차 구명 처치(BLS)의 중요성을 강조하고 있다.

이상과 같이 심정지 환자에서 아드레날린 투여가 역사적으로 행해져 왔지만, 충분한 근거는 없다. 그러나 무작위 시험에의한 연구는 윤리적으로 어렵기 때문에 앞으로도 관습적으로 사용할 것으로 생각된다(다만 고용량을 사용해도 생존율이 개선되지 않는다).

● 문헌

1. Yakaitis RW, Otto CW, Blitt CD. Relative importance of alpha and beta adrenergic receptors during resuscitation. Crit Care Med 1979; 7: 293-6.
2. Brown CG, Werman HA, Davis EA, et al. The effects of graded doses of epinephrine on regional myocardial blood flow during cardiopulmonary resuscitation in swine. Circulation 1987; 75: 491-7.
3. Brown CG, Werman HA, Davis EA, et al. Comparative effect of graded doses of epinephrine on regional brain blood flow during CPR in a swine model. Ann Emerg Med 1986; 15: 1138-44.
4. Glaeser PW, Hellmich TR, Szewczuga D, et al. Five-year experience in prehospital intraosseous infusions in children and adults. Ann Emerg Med 1993; 22: 1119-24.
5. Brown CG, Martin DR, Pepe PE, et al. A comparison of standard-dose and high-dose epinephrine in cardiac arrest outside the hospital. N Engl J Med 1992; 327: 1051-5.
6. Gueugniaud PY, Mols P, Goldstein P, et al. A comparison of repeated high doses and repeated standard doses of epinephrine for cardiac arrest outside the hospital. European Epinephrine Study Group. N Engl J Med 1998; 339: 1595-601.

Question 67 대사성 산혈증에 탄산수소 나트륨이 효과적인가?

▶▶ 대답은 YES이기도 하고 NO이기도 하다

이 의문에 대한 대답은 YES이기도 하고 NO이기도 하다. 보다 정확히 말해서, 대사성 산혈증 정도에 따라 또 그 종류에 따라 다르고, 급성이나 만성 등에 의해서도 대답이 바뀌게 된다.

급성 대사성 산혈증에서 알칼리 보충요법의 필요성은 pH 7.2를 기준으로 검토된다. 특히 허혈과 쇼크에 동반된 젖산 산혈증에서는 알칼리 보충이 정당화되지만, 케토산혈증 등에서 순환 동태가 안정되어 있으면 알칼리 보충이 필요 없는 경우가 대부분이다.

한편 만성 대사성 산혈증에서 알칼리 보충요법의 필요성은 그 정도뿐 아니라, 그지속성에 의해서도 바뀐다. 대사성 산혈증이 지속되는 이유로, 알칼리 상실의 지속적 이상으로 내인성 알칼리 생산능이 저하된 것이 중요하다.

▶▶ 치료 시작 전 생각해야 할 것

대사성 산혈증 치료를 시작하기 전 그 치료가 합리적인지 검토해야 한다. 다음과 같은 질문들에 대답할 수 있어야 한다.
1. 대사성 산혈증에서 무엇이 문제인가?
2. 어떤(성질의) 대사성 산혈증이 문제인가?
   주제에서 제시한 의문에 대한 대답과 약간 벗어나지만 매우 중요한 점이므로 먼저 앞의 2가지를 설명한다.

▶▶ 대사성 산혈증에서 무엇이 문제인가?

대사성 산혈증이 나쁘다는 것을 당연하게 생각할 수 있으나 그 이유를 정확하게 대답할 수 있는 사람이 얼마나 될까?

대사성 산혈증의 문제는 산으로 작용하는 프로톤(H^+)이 단백에 결합하기 쉽기때문에 일어난다. 우유에 레몬을 넣으면 덩어리가 생기듯 각종 효소나 수용체 등 일상 대사 활동에 필수적인 단백질에 프로톤이 결합하면, 단백질의 삼차원 구조가 변화되고 물리화학적 성질이 변하여 기능이 없어진다. 이에 따라 대사 활동이 저하되며, 에너지인 아데노신 3인산(ATP) 생산도 저하된다. 이렇게 되면 조직의 저산소에 의해 ATP의 기저 생산이 저하되어 치명적 결과를 가져올 수 있다.

같은 이유에서 고도의 대사성 산혈증은 심장 수축력을 저하시켜 심박출량이 저하되고, 카테콜아민 수용체 변성에 의해 혈관 수축 반응이 저하된다. 이것은 고도의 대사성 산혈증에서 순환 동태를 불안정하게 만드는 요인이 되는 것을 나타내고 있다.

한편, 심하지 않더라도 만성적으로 지속되는 대사성 산혈증에 문제가 있다. 장기간에 걸친 산혈증은 단백 이화항진에 의한 근육 위축이나 저영양을 가져와 일상생활 동작(ADL)이나 QOL를 저하시키고, 뼈흡수 촉진은 골감소증이나 골다공증, 요로결석을 일으킨다. 따라서 만성 산혈증도 치료 대상이 된다.

1. 고도의 급성 대사성 산혈증에서는,
   ① 필수적인 일상 대사 활동이 저하되고
   ② 에너지(ATP) 생산이 저하되어
   ③ 순환 동태가 불안정하게 된다.
2. 만성 대사성 산혈증에서는,
   ① 근육 위축이나 저영양이 생기고
   ② 골감소증이나 요로 결석이 동반된다.

▶▶ 어떤 대사성 산혈증이 문제인가?

대사성 산혈증에 알칼리 투여에 의한 치료를 검토하기 전에, 알칼리 투여가 효과적이라는 전제에 대해 생각해 보아야 한다.

알칼리 투여는 소실된 중탄산이온(탄산수소이온)을 보충하여, 중탄산이온이 프로톤의 완충 작용을 하는 것이 목적이다. 즉 투여한 중탄산 이온(HCO_3^-)이 프로톤과 결합하여 탄산(H_2CO_3)을 거쳐 이산화탄소(CO_2)와 물(H_2O)이 된다. CO_2는 혈류를 따라 폐로 옮겨져 호기로 체외에 배설된다[그림 67-1].

여기서 중요한 것은, 생성된 CO_2가 말초 조직에서 폐로 옮겨지기 위해 말초 조직에 유입되는 혈액(동맥혈)의 이산화탄소 분압($PaCO_2$)이 낮아야 하며, 말초순환이 양호하여 CO_2 배출이 효율적으로 일어나면 정맥혈 이산화 탄소 분압($PvCO_2$)이 낮게 유지될 수 있다[그림 67-1A].

즉 중탄산이온 완충계가 효과적으로 기능하기 위해서는, ① 폐의 환기능 양호, ② 조직 관류 양호(순환 혈액량이 충분하고 심기능 양호)의 2가지가 중요하다. 만약 이 2가지 점이 불완전한 상태에 중탄산이온을 투여하면, 생성된 CO_2가 조직에 축적되어, 세포내로 확산하여 프로톤(과 중탄산이온)으로 되돌아가서 세포내 산혈증을 악화시킬 가능성이 있다[그림 67-1B].

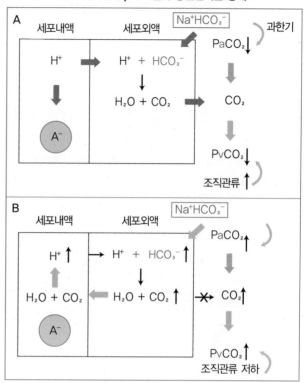

그림 67-1 **세포 내외에서 pH 조절과 중탄산이온 동태**

$PaCO_2$: 이산화탄소 분압(동맥혈)
$PvCO_2$: 이산화탄소 분압(정맥혈)

바꾸어 말하자면, 대사성 산혈증 치료의 기본은 환기, 순환 혈액량, 심기능을 유지하는 것이며, 이것이 달성되고 나서 알칼리 투여를 검토해야 하는 것이다[그림 67-2]. 환기와 조직 관류가 유지된 후 알칼리 치료를 검토할 때 다음 3가지를 생각할 필요가 있다.

▶▶ 어느 정도의 산혈증이 문제인가?

우리가 취급하는 pH는 세포외액의 pH이며 그 기준치는 7.4이다. 그러나 실제 대사 활동이 일어나는 세포내 pH는 대략 중성(7.0~7.1)이다. 세포내 pH를 직접 측정할 수 없기 때문에 세포외 pH로 대용하는 것이다. 따라서 세포외 pH가 낮아도 세포내 pH가

그림 67-2 알카리 투여가 필요한 상황

중증(pH < 7.2, 특히 순환동태 불안정에서)
급속 진행형
만성 또는 지속성
내인성 알카리 재생이 안되는 경우(신부전, 세뇨관 산혈증, 무기
산 산혈증)

1. 급성 진행형 허혈성 젖산 산혈증(pH < 7.2, 특히 순환동태 불
   안정에서)
2. 신부전, 세뇨관 산혈증에 의한 만성 대사성 산혈증(중탄산이온
   농도 < 20 mEq/L)

표 67-1 대사성 산혈증의 심혈관계에 대한 작용

결과	pH 7.20~7.40	pH <7.20
심장에 대한 작용		
음성 변시작용(심 수축력, 심 박출량 저하)	++	++++
혈관계에 대한 작용		
동맥계 : 혈관 화장 작용(혈압 저하)	+	+++
정맥계 : 혈관 수축 작용(전부하 증가)	+	+++

우(카테콜아민에 대한 반응 저하)에 투여
역치의 pH는 7.2 이상이라고 생각하기도
한다.

이상은 급성 대사성 산혈증에 대한 설명
이며, 만성 대사성 산혈증에서는 보상 반응
이 일어나 pH가 저하되지 않은 경우도 있어
pH 수준보다 중탄산이온 농도가 중요하다.
구체적으로 중탄산이온 농도 20~22
mEq/L 정도를 유지하는 것이 중요하다. 대
부분의 경우 이러한 치료는 경구 약제로 가
능하다.

▶▶ 신속한 치료가 필요한 것은 어떤 형태인가?

pH가 7.2보다 매우 낮아도 그것이 일시
적이며 가역적 질환에 의한 경우에는 중대
한 문제가 되지 않는 것도 있다. 즉 산혈증
이 어느 정도 지속되는지가 중요하다. 이 점
에서 만성 대사성 산혈증이 알칼리 투여 대
상이 된다(신속하게 대량 투여할 필요가 없
어 경구 투여로 충분).

한편 일반적인 급성 대사성 산혈증에서
신속한 대응(특히 알칼리의 정맥내 투여)이
필요한 경우는, 체내에서 대사되는 속도 이
상으로 급속하고 지속적으로 산이 생산되는
경우이다. 이에 해당하는 것은, 허혈·쇼크
등에 의한 젖산 산혈증이다.

반대로 다른 급성 대사성 산혈증에서, 환
자 상태가 안정되어 있으면 기저 질환의 치
료만으로 조절이 가능하고 알칼리 투여가
필요 없는 경우가 대부분이다. 예를 들어,
케토산혈증에서 알칼리 투여는 순환 동태를
개선하지 않는 한 케톤체를 증가시키는 것
이 알려졌다.

저하되어 있다고 할 수 없다. 실제로 필수
대사 활동을 저하 시키는 pH는 7.0~7.1 수
준이다.

그러나 표 67-1처럼 pH 7.2 미만으로 산
혈증이 악화되면, 심박출량이나 혈압 저하
에 의해 순환 동태가 불안정하게 되기 쉽다.
따라서 pH 7.2 미만이 알칼리 투여의 기준
이 된다. 반대로 pH 7.15 이상에서 탄산수
소나트륨 투여는 순환 동태 개선을 일으키
지 않는다.

전문가에 따라 순환 동태가 안정되어 있
으면 pH 7.0~7.1 수준이 되어야 알칼리 투
여가 정당화되며, 순환 동태가 불안정한 경

표 67-2 대사성 산혈증에서 중탄산이온의 재생과 보충

| 대사성 산혈증의 형태 | 중탄산이온 재생 수단 | | 외부 투여의 필요성 |
| | 유기산 대사 | 신장 재생 | |
	재생 속도 신속(분~시)	재생 속도 지연(시~일)	
유기산 산혈증(AG 증가)	○	○	×
무기산 산혈증(AG 정상)	×	○	×
무기산 산혈증과 신부전 동반	×	×	○

▶▶ 중탄산이온의 내인성 생산(재생)이 있을까?

대사성 산혈증(산의 부하)에서 일어나는 긴급한 대응은 중탄산이온에 의한 완충 작용이다. 이 작용에 의해 pH 저하가 방지되지만 소실된 중탄산이온을 재생(내인성 생산) 또는 보충할 필요가 있다.

중탄산이온이 재생 또는 보충되는 상황은, ① 신장에서 재생, ② 젖산이나 케톤 등의 유기산 대사, ③ 외인성 투여(치료)의 3가지가 있다.

반대로 말하자면, 신장의 재생이나 유기산 대사에 의한 생산을 기대할 수 없는 상황에서 외인성 알칼리 투여가 유일한 대사성 산혈증 치료 수단이 된다.

고도 신기능 저하가 있으면 중탄산 이온 재생을 기대할 수 없다. 젖산 산혈증이나 케토산혈증으로 대표되는 유기산 산혈증에서는 신기능 저하가 없으면, 기저 질환의 치료에 의한 유기산염 대사나 신장에서 탄산수소 재생이 일어나므로, 허혈 · 쇼크 등에 의한 고도의 진행성 젖산 산혈증 이외에 외인성 알카리 투여가 필요한 상황은 드물다.

무기산 산혈증에서는 신장에서 재생될 수 있으므로 외인성 알칼리 투여가 필요한 상황이 드물지만, 신부전이 동반된 경우나 고도 산혈증이 있는 경우 신장에서 재생이 어렵거나 시간이 걸리므로 외인성 알칼리 투여가 고려된다[표 67-2].

▶▶ 증례를 엄선하여 신중한 알칼리 투여에 주의한다

중탄산 나트륨 주사제와 같은 알칼리 제제가 필요한 상황은 결국 허혈(쇼크, 패혈증 등)에 동반된 젖산 산혈증으로 제한되며, 패혈증 진료 지침인 Surviving Sepsis Campaign 2008년판에는 허혈성 젖산 산혈증에도 pH 7.15 이상에서는 중탄산 나트륨을 사용하지 않는다고 하고 있다.

이것은 나트륨 부하에 의한 세포외액량 과잉이나 부정맥을 일으키는 저칼륨혈증, 환기부전 동반 예에서 특히 문제가 되는 고이산화탄소혈증, 또 역설적 세포내 산혈증이나, 병태 개선 후 알칼리혈증 등 많은 문제를 일으킬 수 있기 때문이다.

알칼리 투여는 증례를 엄선하여 신중하게 시행해야 한다.

● 문헌

1. Cooper DJ, Walley KR, Wiggs BR, et al. Bicarbonate does not improve hemodynamics in critically ill patients who have lactic acidosis. A prospective, controlled clinical study. Ann

Intern Med 1990; 112: 492-8.

2. National Kidney Foundation: K/DOQI Clinical practice guidelines for Nutrition in chronic renal failure. Am J Kidney Dis 2000; 35 (Suppl 2): S1-S140.

3. Maury E, Vassal T, Offenstadt G. Cardiac contractility during severe ketoacidosis. N Engl J Med 1999; 341: 1938.

4. Okuda Y, Adrogue HJ, Field JB, et al. Counterproductive effects of sodium bicarbonate in diabetic ketoacidosis. J Clin Endocrinol Metab 1996; 81: 314-20.

5. Dellinger RP, Levy MM, Carlet JM, et al. Surviving Sepsis Campaign: international guidelines for management of severe sepsis and septic shock: 2008. Crit Care Med 2008; 36: 296-327.

● 추천문헌

· Sabatini S, Kurtzman NA. Bicarbonate therapy in severe metabolic acidosis. J Am Soc Nephrol 2008 ; Mar 5.

· Halperin ML, Goldstein MB. Fluid, Electrolyte, and Acid-Base Physiology. A Problem-Based Approach. 3rd ed. Philadelphia: WB Saunders, 1998.

· 柴垣有吾. より理解を深める！ 体液電解質異常と輸液. 改訂 3 版. 東京: 中外医学社, 2007.

Question 68 고혈당 고삼투압 상태와 당뇨병성 케토산혈증의 치료법에 차이가 있을까?

≫ 소박한 의문에서

고혈당으로 상태가 나쁜 환자를 저녁 5시경 응급실에서 진료하고 입원시켜, 정맥 라인을 확보하고, 생리식염수, 칼륨, 인슐린 투여를 시작했다. 비타민 B제를 투여하고, 젖산, 마그네슘, 인을 검사했다. 칼륨 보정도 순조로웠지만 만약을 위해 심전도 모니터도 켜고 있었다. 충분하고 신속한 치료에 의해 치료 시작 4시간 후에 혈당치가 200 mg/dL 대에 도달했다. 환자의 증상도 개선되어 상태가 좋은 것 같았다. 내일이면 식사를 섭취할 수 있을지도 모른다.

그리고 시간은 밤 10시경이 되었고, 전해질에도 문제가 없었다. 지도의가 "이제 생리식염수를 시간당 120 mL만 투여하여 아침까지 유지한다. 물을 마셔도 좋다고 허가한다. 인슐린은 내일 아침부터 혈당치를 보고 피하 주사로 바꾸자. 혈당이 너무 내려가 뇌부종을 일으킬 걱정도 없다"라고 말했다. 과연 그래도 좋은 것일까?

≫ 그 후의 경과

● 증례 1 : 고혈당 고삼투압 상태 hyperglycemic hyperosmolar state(HHS)

환자는 50세 남성. 3년 전 건강 진단에서 공복 혈당 120 mg/dL 정도로 조금 높다고 들었다. 반년 전, 여름철에 목이 말라 청량음료수를 마셨으며, 당시부터 목의 갈증이 심해졌으며 소변 횟수도 많았다. 체중이 10 kg 이상 줄었으나, BMI는 26 이상이었다. 체중 감소는 전보다 나름대로 칼로리에 조심했기 때문이라고 생각했으나, 회사에서

회식을 전혀 줄이지 않았기 때문에 조금 이상하다고 생각했다.

최근 일이 많아져 식생활이 불규칙해졌고 수면 부족도 있었다. 그렇기 때문인지 몸이 불편하고, 오늘은 주의가 산만하여 일이 제대로 되지 않았다. 일어서면 심한 피곤감으로 회사에서 서 있을 수 없어 소파에 누워있자 동료가 안색이 나쁘다고 병원에 가도록 권유하여 내원했다.

내원하여 혈당이 무려 800 mg/dL이라고 들어 매우 놀랐다. HbA$_{1c}$도 14%로 매우 높았다. 그러나 즉시 생리식염수 주사를 맞았고 하룻밤 경과하면서 상태가 많이 좋아졌다. 인슐린 주사를 맞아야 한다는 말을 들었으나 지금까지 조심하지 않은 결과이기 때문에 어쩔 수 없는 것이라 생각하였다.

● 증례 2 : 당뇨병성 케토산혈증 diabetic ketoacidosis(DKA)

환자는 20세 남성으로 대학생이다. 3일 전부터 갑자기 갈증·다뇨가 나타났으며, 오늘은 속이 메스꺼워 식사를 할 수 없고, 서있을 수 없어 가족과 함께 내원했다. 채혈하여 검사한 결과, 혈당 600 mg/dL, 동맥혈 pH 7.1로 혈액이 산성으로 기울어져 있었다. 입원하여 수액요법을 받으면서 밤에는 상태가 좋아졌다. 혈당도 200 mg/dL정도, 동맥혈 pH도 7.3으로 개선되었다. 그러나 한밤 중부터 다시 상태가 나빠져 이튿날 아침에는 입원 시와 크게 다르지 않게 되었다.

▶▶ HHS와 DKA의 치료 차이

● HHS의 치료

증례 1의 HHS는, 인슐린이 절대적으로 고갈되지 않았기 때문에 케토산혈증은 없었

다. 따라서 충분한 수액과 인슐린을 사용하여 탈수와 고혈당을 교정하면, 하룻밤 동안 생리식염수만 주고 경과를 관찰해도 큰 문제는 없다. 현저한 당독성이 있으므로 이튿날 아침 혈당은 매우 높고, 인슐린 자가 주사를 외래에서 계속해도 당독성의 완전한 해소에 반년 정도가 걸릴 것이다.

● DKA의 치료

한편 증례 2의 DKA는, 혈당이 200 mg/dL 정도로 내려가도 케톤혈증이 지속되기 때문에 인슐린의 지속 점적주입을 중단하면 안 되었다. 급격한 혈당 정상화에 의한 뇌부종 위험을 피하기 위해, 혈당치가 200 mg/dL 대를 유지하도록 포도당용액 주사를 시작하며 인슐린 지속 점적 주입을 계속할 필요가 있다. 인슐린의 피하주사 전환은 소변 케톤이 음성화된 후 시작하는 것이 이상적이다.

▶▶ DKA에서 적절한 인슐린 투여량은?

● 혈당치가 200 mg/dL 대에 이를 때까지

성인에서 시간당 1U(1단위)의 인슐린을 지속 정주하면 혈중 인슐린 농도는 약 20~30 μU/mL이 된다. 인슐린 혈중 농도는 지속 주입량에 비례한다. 간에서 지방 분해와 케톤체 생산 억제나 당신생 억제를 위해서는 문맥 혈중 인슐린 농도 30~40 μU/mL가 필요하다. 즉 말초혈액 인슐린 농도의 2배가 필요하다고 생각하면 DKA 치료에서 인슐린 지속 주입량은 적어도 시간당 4U가 필요하다.

이 속도로 인슐린을 주입하여 혈당이 시간당 100 mg/dL 전후로 떨어지면 순조로

운 상태이다. 처음 2시간에 혈당 저하가 거의 없으면 인슐린 투여량을 2배로 한다. 탈수 교정이 불충분하면 인슐린 치료 효과가 감소되는 것에 주의가 필요하다.

● **혈당이 200 mg/dL 대로 저하된 후**

기초 대사를 유지할 정도의 당질을 투여하지 않으면 지방 분해에 의해 케톤체가 생산된다. 24시간에 포도당을 200 g 투여할 경우, 수액량을 24시간에 2 L로 하면 10% 포도당 용액이 필요하다. 인슐린은 투여하는 포도당에 해당되는 양을 투여한다.

예를 들어 포도당 5 g에 인슐린 1U로 한다.

구체적으로, 생리식염수 500 mL+50% 포도당 200 mL+주사용 증류수 300

mL+칼륨 10 mEq를 80 mL/hr, 인슐린은 시린지펌프로 1.7 U/hr로 시작한다. 10% 포도당 용액 500 mL+염화칼륨 10 mEq를 80 mL/hr로 투여하는 것과 5% 포도당 용액 500 mL+염화칼륨 5 mEq를 160 mL/hr로 투여하는 것의 총 포도당 투여량은 같다. 인슐린 투여량은 혈당이 200 mg/dL대를 유지하도록 증감한다(포도당 7 g당 1U 또는 3 g당 1U 등).

● **추천문헌**

· 三井記念病院內科レジデント. 內科レジデント実践マニュアル. 第 8 版. 東京: 文光堂, 2008.
· 五十川陽洋. 糖尿病性昏睡時の血糖管理. In: 野田光彦編. 糖尿病臨床スキルアップ. 東京: 南江堂, 2007; 218-23.

PART 13

수술 전후 관리

Question 69~71

Question 69 수술 전후 혈당 조절 목표는?

진료 지침에는 어떻게 되어 있는가?

수술 전후 혈당 조절은 어느 정도를 목표로 하면 적당할까? 응급 수술에서는 수액과 충분한 인슐린을 투여하여 혈당 정상화를 목표로 하므로 문제가 되는 것은 대기적 수술의 경우라고 생각할 수 있다. 혈당의 수술 전 조절 목표는, 수술 스트레스에 의한 급성 대사이상의 예방, 창상 치유 촉진, 감염 위험 조절이다.

어떤 경우에 어느 정도를 목표하는가?

일본 당뇨병학회의 「당뇨병 진료 지침」에서 「전문의에게 진료 의뢰」라는 장의 「수술」 항목에 몇 줄의 기록이 있다. 계획된 수술에서는 대사 상태 「양호」이상을 목표로 한다로 되어있다. 여기서의 「양호」는 공복 혈당 110~130 mg/dL, 식후 2시간 혈당 140~180 mg/dL, HbA$_{1c}$ 6.5% 미만에 해당된다 [표 69-1].

일본 당뇨병학회의 「과학적 근거에 의한 당뇨병 진료 지침」에서 「당뇨병 치료의 목표와 지침」에 전신 관리가 필요한 외과 수술 시 인슐린으로 치료한다」 라는 기록이 있다 (권고 강도는 grade A, 근거는 의견 일치). 「인슐린 치료」 항목의 「인슐린 요법의 적응」의 설명에 「전신 관리가 필요한 외과 수술시 인슐린 치료가 권고된다」로 되어있다(grade A, 의견 일치). 이에 대한 해설에는, 인슐린 치료의 절대 적응으로 중등도 이상 외과 수술(전신 마취 시행 예 등)이라고 하였다.

일본 당뇨병학회가 권고하는 수술 전후 혈당 조절 목표는 앞에서와 같으며, 수술 전후 혈당 조절 근거로, in vitro 또는 기초 연구와 임상 보고가 있다.

혈당 조절 목표 또는 수단의 근거가 되는 연구에 대해 정리하여 설명한다.

In vitro 또는 기초 연구에 의한 근거

● 창상 치유

조직 손상이 있으면 인슐린은 조직 이화

표 69-1 혈당 조절 지표와 평가

지표	우수	양호	가		불가
			불충분	충분	
HbA$_{1c}$(%)	5.8 미만	5.8~6.5	6.5~7.0	7.0~8.0	8.0 이상
공복 혈당(mg/dL)	80~110	110~130	130~160		160 이상
식후 혈당(mg/dL)	80~140	140~180	180~220		220 이상

를 억제하고, 생리적 단백 동화 작용을 나타낸다. 당뇨병 동물 모델 실험에서 고혈당과 인슐린 결핍은 창상 치유를 지연시켰다. 화상이나 외상을 입은 비당뇨병 환자에게 인슐린을 투여하면 단백질 분해와 요소 생산이 저하된다. 외상 환자에서 인슐린요법으로 골격근에서 아미노산 유출이 억제되었다.

● 면역 기능

혈당이 12 mmol/L(216 mg/dL)을 넘으면, 호중구 주화성, 탐식능, 살균 활성 등의 기능이 저하된다는 보고가 있다. 당뇨병이 있는 심장 수술 환자에서 인슐린 치료에 의해 호중구 기능이 개선되었다.

>> 임상적 근거

● 감염 위험 억제

예정된 수술을 받은 당뇨병 환자의 연속 100 증례에서 수술 후 감염 발생을 전향적으로 추적한 연구가 있다. 혈당이 한번이라도 220 mg/dL을 넘으면 고혈당이라고 정의했을 때, 수술 후 제 1일 감염률은 고혈당 환자에서 그렇지 않은 경우에 비해 2.7배였고, 요로 감염을 제외하면 5.8배였다.

관상동맥 우회술을 받은 당뇨병 환자의 수술후 감염율을 조사한 코호트 연구에서, 수술 후 혈당을 4분위로 나누어 비교할 때, 동반 질환이나 중증도와 독립적으로 혈당이 가장 낮은 4분위 환자(평균 혈당 121~206 mg/dL)의 감염률이 낮았다.

심장외과 수술 전후의 인슐린 연속 주입 프로토콜에 의해, 흉골 심부 상처 감염이 50% 이상 감소하였다.

● 생명 예후의 개선

당뇨병 환자의 관상동맥 우회술에서, 마취 도입시부터 집중 치료실로 돌아오는 12시간 동안 엄격한 혈당 관리(인슐린 정맥주사로 목표 혈당을 125~200 mg/dL로 관리)에 의해, 고식요법군(혈당 250 mg/dL 이상에서만 인슐린 피하주사)에 비해 입원 일수 단축과 심방세동 발생을 억제하여 2년 생존율이 개선되었다.

● ● ●

이상을 정리하면, 전신 마취가 필요한 수술의 수술 전후에는 혈당 조절에 인슐린을 사용하여 혈당의 하루 중 변동이 200 mg/dL를 넘지 않게 하는 것이 바람직하다.

● 문헌

1. Yue DK, McLennan S, Marsh M, et al. Effects of experimental diabetes, uremia, and malnutrition on wound healing. Diabetes 1987; 36: 295-9.
2. Woolfson AM, Heatley RV, Allison SP. Insulin to inhibit protein catabolism after injury. N Engl J Med 1979; 300: 14-7.
3. Brooks DC, Bessey PQ, Black PR, et al. Insulin stimulates branched chain amino acid uptake and diminishes nitrogen flux from skeletal muscle of injured patients. J Surg Res 1986; 40: 395-405.
4. Robertson HD, Polk HC Jr. The mechanism of infection in patients with diabetes mellitus: a review of leukocyte malfunction. Surgery 1974; 75: 123-8.
5. Rassias AJ, Marrin CA, Arruda J, et al. Insulin infusion improves neutrophil function in diabetic cardiac surgery patients. Anesth Analg 1999; 88: 1011-6.
6. Pomposelli JJ, Baxter JK Ⅲ, Babineau TJ, et al. Early postoperative glucose control predicts nosocomial infection rate in diabetic patients. J Parenter Enteral Nutr 2008; 22: 77-81.
7. Golden SH, Peart-Vigilance C, Kao WH, et al. Perioperative glycemic control and the risk of infectious complications in a cohort of adults with diabetes. Diabetes Care 1999; 22: 1408-14.

8. Furnary AP, Zerr KJ, Grunkemeier GL, et al. Continuous intravenous insulin infusion reduces the incidence of deep sternal wound infection in diabetic patients after cardiac surgical procedures. Ann Thorac Surg 1999; 67: 352-62.

9. Lazar HL, Chipkin SR, Fitzgerald CA, et al. Tight glycemic control in diabetic coronary artery bypass graft patients improves perioperative outcomes and decreases recurrent ischemic events. Circulation 2004; 109: 1497-502.

10. 日本糖尿病学会編. 科学的根拠に基づく糖尿病診療ガイドライン. 改訂第 2 版. 東京:

南江堂, 2007; 19.

● 추천문헌

· 日本糖尿病学会編. 糖尿病治療ガイド（2008-2009）. 東京: 文光堂, 2008.

· 門脇 孝, 石橋 俊, 佐倉 宏ほか編. カラー版 糖尿病学─基礎と臨床. 西村書店, 2007.

· Kahn CR, Weir GC, King GL, et al. Joslin's Diabetes Mellitus, 14th ed. LWW, 2005.（金澤康徳, 春日雅人, 柏木厚典監訳. ジョスリン糖尿病学. 第 2 版. 東京: メディカル・サイエンス・インターナショナル, 2007.）

Question 70 항생제의 수술 전 투여와 검사전 투여의 적응과 시기는?

항생제의 수술 전이나 검사 전 투여는 수술 창상 감염 및 검사 관련 감염 발생의 예방이 목적이다. 여기서는, 창상 감염(surgical site infection, SSI) 예방에 대해 설명하고, 항생제의 수술 전 투여와 검사 전 투여의 적응 및 시기에 대해 생각해 본다.

수술 후 창상 감염의 감염 경로

먼저 SSI의 감염 경로는 표 70-1과 같이 5가지로 분류할 수 있다. 예방을 위해 각 항목에 대한 대책이 필요하다. 이 5가지 항목에서 감염을 막기 위해, 수술 전·검사 전, 수술 중·검사 중, 수술 후·검사 후에 어떤 예방책이 가능한지 생각해보자.

여기서는 SSI 예방에 대해 주로 설명한다[표 70-2]. 항생제의 수술 전 투여·검사 전 투여는 수술 중·검사 중 감염 예방책에 들

어간다. 예방적 항생제 투여는 환자의 세균총에 의한 오염을 예방하기 위해 사용된다.

따라서, ① 어떤 수술·검사에 적응되는가, ② 어떤 항생제가 선택되는가, ③ 투여 경로와 투여 시기, ④ 항생제의 투여 기간, 이상의 4 항목에 대해 항상 검토할 필요가 있다.

어떤 수술·검사가 적응이 될까?

수술 창상의 청결도는 표 70-3과 같이 4종으로 분류된다. Contaminated(오염) 및

표 70-1 창상 감염의 경로

1. 오염된 수술 기구나 검사 기구에서 미생물 침입
2. 수술실·검사실의 공조기나 사람 이동에 의한 부유 미생물에서 오염
3. 의료 종사자의 오염된 손에서 미생물 침입
4. 환자의 세균총에서 오염(주로 피부와 점막에서)
5. 환자 자신의 원격 감염에서 혈행성 전파

표 70-2 **창상 감염 예방**

1. **수술 전 예방책**
· 수술 전 입원 기간을 짧게 한다
· 흡연은 상처의 1차 치유를 늦추므로 수술 30일 전까지 금연한다
· 수술 전에 수술 부위 이외의 감염 병소가 없는지 확인하여 치료한다
· 제모는 수술 직전에 세정 가능한 전기 면도기를 사용한다
· 전신 청결을 유지하도록 포비돈요드 등의 생체 소독약을 사용한 샤워나 목욕은 피부의 세균을 감소시키는 효과가 있다

2. **수술 중 예방책**
· 수술시 세정(위생적 세정 준수)
· 수술실 환경 청정 유지
· 예방적 항생제 투여
· 수술 후 48시간 이내에 200 mg/dL 이상 고혈당 방지
· 창상 체온의 정상 유지, 저체온 방지
· 창상의 산소화 유지

3. **수술 후 예방책**
· 창상 처치 전후에 세정하여 청결 조작
· 창상을 멸균 피복재(드레싱) 또는 거즈로 수술 후 48시간 보호
· 삼출액 유무와 성상, 창상의 발적·종창의 유무 등을 지세히 관찰하여 감염 조기 발견 노력

---

 column

심장 카테터 검사에서 예방적 항생제 투여가 필요한가?

심장 카테터 검사에 예방적 항생제 투여는 불필요하다. 인공물 이식이나 치환을 제외한 일반적인 "청결" 수술·검사에는 항생제 예방 투여가 불필요하기 때문이다.

항생제 예방 투여는 면역 부전 상태나 피부 점막 배리어가 손상된 환자, 조직 중에 명확한 오염이 있는 경우에 고려한다. 만약 예방적 항생제를 투여할 경우에는, 피부 상재균을 커버하는 항생제를 선택할 필요가 있어, 세파졸린이 1차 선택이 된다. 초기 용량 1~2 g을 카테터 검사 시작 전 30분 이내에 투여한다. 또 다른 부위에 명확한 감염 병소가 있으면 그 감염을 조절하고 나서 심장 카테터 검사를 시행해야 한다.

심장 카테터 검사에서 루틴으로 항생제 예방 투여는 불필요하지만 실제로 많은 병원에서 항생제를 투여하고 있다. 그러나 앞의 설명대로 항생제 투여 이상 중요한것은 중심 정맥 카테터 유치와 같은 maximum application에 대한 철저한 청결 조작이다. 이것은 아무리 강조해도 지나치지 않다.

---

dirty contaminated(불결 감염)의 2가지 창상에는 "치료적" 항생제 투여가 필요하다.

항생제 예방 투여는, clean-contaminated(준청결) 수술과 clean(청결) 수술 중에서 감염 위험이 높은 수술 및 감염이 일어나면 예후가 나쁜 수술(심장 수술, 인공물의 유치 등)에 고려한다.

검사에 대해 명확한 근거가 있는 연구가 없으나, 검사에 따라 수술 창상의 분류처럼 생각해보는 것이 중요하다.

≫ 수술 전·검사 전에 투여할 항생제

수술 창상 표면에서 문제가 되는 균종을 최저로 커버하도록 항생제를 선택한다.

예를 들어, 정형외과 수술에서는 피부 표면의 황색 포도상구균을 커버하도록 1세대 세펨(세파졸린)을 고려한다. 외과 수술에서 대장 절제는 피부 표면의 균종, 장관내 그램 음성 간균인 장내 세균과 및 혐기성균을 커버하도록 2세대 세파마이신(세파메타졸)을 고려한다[표 70-4].

≫ 수술 전·검사 전 투여 시기와 투여량·투여 기간

예방적 항생제는 창상 절개를 시작하기 전 1시간 이내 투여할 필요가 있다(β 락탐에 알레르기가 있어 대체약으로 반코마이신이나 퀴놀론제를 사용하면 절개 전 2시간 이내에 투여할 필요가 있다). 이것은 혈중, 그리고 창상 절개부위에 항생제 농도가 유지될 필요가 있기 때문이다. 이 첫 회 투여 시기의 중요성을 강조하고 싶다.

항생제 투여량은 충분한 첫 회량(세파졸

표 70-3 수술 창상의 분류

수술 창상의 분류	수술 내용	수술 예
1. clean(청결) (감염 빈도 2% 이하)	예정 수술이며 한번에 폐쇄 외상 없음 염증 없음 무균조작 유지 호흡기, 위장관, 비뇨생식기 절개 수술 아님	탈장 수술 갑상선 적출술
2. clean-contaminated (준청결) (감염 빈도 10% 이하)	호흡기, 위장관 절개수술에서 명확한 오염 없음 인두, 질 절개술 비뇨생식기 절개에서 감염뇨 없음 담도계 절개에서 감염 담즙 없음 약간의 무균조작 이상	폐절제 담낭절제 결장 절제 위절제
3. contaminated(오염) (감염 빈도 약 20%)	고름이 있는 급성 염증 수술 수술 중 무균 조작 실패 위장관 내용물 다량 누출 신선한 외상 감염뇨, 감염 담즙이 있는 담도계, 비뇨생식기 절개	급성 충수염 급성 담낭염
4. dirty-contaminated (불결 감염) (감염 빈도 약 40%)	세균성 급성 염증의 수술 농양 배액 수술 위장관, 호흡기계, 담도계의 천공 수술 처치가 지연된 외상	위장관 천공 복강내 농양

표 70-4 수술 부위와 수술 방법에 따른 예방적 항생제

수술 부위와 방법	대상 균종	1차 선택제	대체약
인공판막 치환술, 인공관절 치환술	황색 포도구균	세파졸린	반코마이신, 클린다마이신
하부 요로조작	장구균, 장내 그람 음성 간균	겐타마이신	퀴놀론, 아스트레오넘
대장 수술	장내 그람 음성 간균, 혐기성균	세프메타졸	클린다마이신+(겐타마이신, 퀴놀론, 아스트레오넘)
하기도 수술	호기성 연쇄구균, 강내 혐기성균	세파졸린	반코마이신, 클린다마이신

린은 1~2 g)을 투여하며, 항생제 반감기 보다 2배 이상의 수술 시간이 소요될 경우 수술 중에 추가 투여한다(세파졸린은 수술 시간이 3시간을 넘을때 마다 추가 투여).

투여는 원칙적으로 수술 종료 후 24시간 이내에 중지한다.

예방적 항생제를 24시간 이상 계속하면,

① 환자 자신에 대한 부작용(균교대 현상)

② 장래 의료 환경에 미치는 부작용(내성균 발현과 만연)으로 예방 투여의 단점이 장점 이상이라고 생각되기 때문이다.

첫 회 투여가 늦어져 수술 후 24시간이 경과하고 "예방적 항생제"를 무신경하게 사용하는 경우가 아직도 있다고 생각된다.

● 문헌

1. Mangram AJ, Horan TC, Pearson ML, et al. Guidelines for prevention of surgical site infection, 1999. Infect Control Hosp Epidemiol 1999; 20: 250-78; quiz 279-80.
2. Bratzler DW, Houck PM. Antimicrobial prophylaxis for surgery: an advisory statement from the National Surgical Infection Prevention Project. Clin Infect Dis 2004; 38: 1706-15.
   ◎http://www.journals.uchicago.edu/doi/pdf/10.1086/421095 から閲覧可能。

● 추천문헌

· Bratzler DW, Houck PM. Antimicrobial prophylaxis in surgery. Med Lett Drugs Ther 2001; 43: 92-7.
· Weed HG. Antimicrobial prophylaxis in the surgical patient. Med Clin North Am 2003; 87: 59-75.

Question 71 스테로이드 커버는 언제 필요한가?

▶▶ 부신 기능과 스트레스의 관계

부신피질 호르몬은 신체 항상성 유지에 중심적 역할을 하고 있다. 그 중에서도 당질 코르티코이드(코르티솔)의 역할은, 순환계, 근골격계, 신경계, 면역계 등 다양한 기관에서 생체 환경 변화 대응에 불가결하다.

코르티솔의 1일 분비량은 안정시에 8~10 mg이나 대수술 등의 스트레스하에서는 75~100 mg이 되고, 패혈증 쇼크 등에서는 200~500 mg에 이른다고 한다. 코르티솔 수준은 특히 혈압 유지에 직결되기 때문에, 적정 수준의 확보는 수술 전후 의료나 집중 치료 등의 급성기 의료에 기본이 된다고 해도 과언이 아니다.

부신 자체의 장애로 코르티솔 절대량이 부족한 부신 부전(Addison 병) 이외 어떤 상황에서 코르티솔이 부족하게 되는 것일까?

코르티솔의 분비는 시상하부-뇌하수체-부신피질(hypothalamic-pituitary-adrenal, HPA) 축에 의해 조절되고 있다. 어떤 이유에서 스테로이드 제제를 투여하면 HPA 축이 억제되어, 스트레스가 있어도 그에 해당하는 양의 코르티솔이 분비되지 않는다. 그 때문에 코르티솔 부족으로 혈압 유지와 같은 생체 반응이 불충분하게 된다.

스테로이드 보충이 필요한 상황은 이런 「상대적」 또는 「기능적」 부신 부전에서 스트레스에 대응할 수 없는 경우가 대부분이다.

HPA 축의 평가법

HPA 축은 어떤 경우에 억제될까? 외인성 쿠싱증후군에서 억제되며 스테로이드 투여에 의한 영향은 표 71-1과 같다. 스테로이드 투여 형태가 불명확한 경우에는 부신피질자극호르몬(ACTH) 부하 검사에 의해 HPA 축을 평가한다. 흡입이나 경피 스테로이드 투여에서도 때로 HPA축이 억제되므로 의심스러우면 검사한다.

ACTH 부하 검사에 대해 간단히 설명하면, 테트라코사크티드(합성 ACTH, 코트로신)를 투여(정주)하고 30, 60분에 채혈하여 코르티솔을 측정한다. 투여 전에 비해 9 μg/dL 이상 증가하면 HPA축의 반응은 정상으로 평가한다. 테트라코사크티드를 보통 250 μg 투여하지만(고용량 ACTH 부하 검사), 때로 1 μg를 이용하는 경우도 있다(저용량 ACTH 부하 검사).

수술 전후 스테로이드 커버

생체에 큰 스트레스를 주는 원인으로 마취와 수술이 있다. 장기간에 걸친 스테로이드 투여에 의해 HPA축이 억제되어 있으면, 마취와 수술 스트레스에 대한 코르티솔 분비가 불충분한 경우가 있다.

수술에 대한 스테로이드 커버는, 1950년대 증례 보고를 근거로 시작되어 대량의 하이드로코르티손(200~300 mg/일)을 연일 투여하는 관행이 계속되었다.

그러나 대량 투여에 의해, 고혈당, 면역

표 71-1 HPA축의 억제

I. HPA축 억제가 있다고 생각할 수 있는 경우
- 투여량이 프레드니솔론으로 20 mg/일 이상이고, 투여 기간 3주 이상
- Cushing 증후군

II. HPA축 억제가 없다고 생각할 수 있는 경우
- 투여 기간 3주 미만
- 투여량이 프레드니솔론으로 5 mg/일 이하
- 격일 투여

III. HPA축 평가가 필요한 경우(I과 II에 해당하지 않는 경우)
- ACTH 부하 검사를 시행한다

표 71-2 스테로이드 투여 환자에서 수술 전후의 커버

1. 경도 침습(국소 마취에 의한 수술, 내시경 검사 등)
   ① 당일 아침 복용
   ② 당일 하이드로코르티손 25 mg 정주
2. 중등도 침습(개복 담낭 적출술, 결장 절제술 등)
   ① 당일 아침 복용
   ② 당일 하이드로코르티손 50~75 mg 정주
   ③ 수술 후 1~2일 걸쳐 통상량으로 되돌린다
3. 중증 침습(개흉술, 개심술, 간절제술 등)
   ① 당일 아침 복용
   ② 당일 하이드로코르티손 100~150 mg 정주
   ③ 수술 후 1~2일 걸쳐 통상량으로 되돌린다

표 71-3 패혈증에서 스테로이드 투여

1. 쇼크 치료에서 용량 부하와 승압제로 혈압이 개선되지 않는 경우(수축기 혈압 90 mmHg 미만이 1시간 이상 계속) 스테로이드 투여를 고려한다.
2. 치료 적응 결정에 ACTH 부하 검사가 권고되지 않는다.
3. 치료제로 덱사메타손보다 하이드로코르티손이 권고된다. 하이드로코르티손 투여량은 ≤ 300 mg/일로 한다.
4. 승압제를 중지할 수 있으면 스테로이드를 중지해도 좋다.
5. 쇼크가 아니면 스테로이드를 투여하지 않는다(예외 : 내분비 질환이나 스테로이드 투여력이 있어 HPA축이 억제되어 있다고 판단된 경우).

억제, 창상 치유 억제 등이 문제가 되었다. 또 면역 억제에 의해 수술 후 감염이 일어나기 쉬우며, 염증 반응이 억제되어 감염 진단이 어려워지는 문제도 있다. 그 후의 경험에 의해 훨씬 적은 투여량으로도 충분한 것이 알려졌다.

부신 기능은 수술 후 24~48시간에 거의 회복되므로 투여 중지는 빠를수록 좋다.

보충 요법 대상은, 표 71-1에서 I에 해당하는 HPA축 억제가 있다고 생각되는 경우와 III의 ACTH 부하에 음성인 경우이다. Cushing 증후군에서 HPA축이 억제되어 있으면 보충이 필요하다. 투여 방법은 수술 침습에 따라 조절한다[표 71-2].

패혈증에서 스테로이드 보충 요법

생체에서 가장 큰 스트레스 중 하나가 패혈증이며 그 중에서도 패혈증성 쇼크가 가장 심하다. 그런데 ACTH 부하 검사를 시행하여 부신 기능 정도에 따라 층별화하여 스테로이드를 투여한 결과 크게 도움이 되지 않았으며, 스테로이드 투여에 의해 쇼크에서 회복은 빨라졌으나 구명율은 개선되지 않았다. 최근의 진료 지침에서는 표 71-3과 같은 스테로이드 투여를 권고하고 있으나, 논란이 많아 앞으로의 연구에 주목할 필요가 있다.

● 문헌

1. LaRochelle GE Jr, LaRochelle AG, Ratner RE, et al. Recovery of the hypothalamic-pituitary-adrenal (HPA) axis in patients with rheumatic diseases receiving low-dose prednisone. Am J Med 1993; 95: 258-64.
2. Christy NP. Corticosteroid withdrawal. In: Bardin CW. Current Therapy in Endocrinology and Metabolism. 3rd ed. New York: BC Decker, 1988: 113.
3. Lewis L, Robinson RF, Yee J, et al. Fatal adrenal cortical insufficiency precipitated by surgery during prolonged continuous cortisone infusion. Ann Intern Med 1953; 39: 116-25.
4. Salem M, Tainsh RE, Bromberg J, et al. Perioperative glucocorticoid coverage: a reassessment 42 years after the emergence of a problem. Ann Surg 1994; 219: 416-25.
5. Richards ML, Caplan RH, Wickus GG, et al. The rapid low dose (1mcg) cosyntropin test in the immediate postoperative period: results in elderly subjects after major abdominal surgery. Surgery 1999; 125: 431-40.
6. Weatherill D, Spence AA. Anaesthesia and disorders of the adrenal cortex. Br J Anaesth 1984; 56: 741-9.
7. Coursin DB, Wood KE. Corticosteroid supplementation for adrenal insufficiency. JAMA 2002; 287: 236-40.
8. Sprung CL, Annane D, Keh D, et al. Hydrocortisone therapy for patients with septic shock. N Engl J Med 2008; 358: 111-24.
9. Dellinger RP, Levy MM, Carlet JM, et al. Surviving Sepsis Campaign: international guidelines for management of severe sepsis and septic shock: 2008. Crit Care Med 2008; 36: 296-327.

PART 14
교원병과 알레르기
Question 72~75

Question
72

류마티스인자와 항핵항체가 음성이면 교원병을 부정해도 좋을까?

류마티스인자(rheumatoid fator, RF)나 항핵항체(antinuclear antibody, ANA)는 류마티스 관절염이나 교원병을 의심하여 자주 시행하는 검사이다. 그러나 양성 또는 음성에서 어느 정도로 질환을 긍정 또는 부정할 수 있을까? RF나 ANA는 본래 무엇일까?

≫ 류마티스인자(RF)로 무엇을 알 수 있을까?

관절염 환자에서 RF가 양성이면 류마티스 관절염이라고 생각하고 싶지만, 류마티스 관절염의 진단은 어디까지나 표 72-1과 같이 진단 기준에 근거하여 진단하며, RF 단독으로 진단하거나 부정할 수 있는 것은 아니다. 예를 들어, RF가 양성이면 표 72-2과 같은 질환을 감별진단해야 한다.

● RF 양성의 경우

만성 C형 간염 환자에서 RF 양성은 의외로 알려져 있지 않으며, 관절통을 호소하면 류마티스 관절염으로 오진하는 경우가 있다. 또 Sjögren 증후군(SjS)에서 RF는 고율로 양성이지만, SjS의 관절염은 류마티스 관절염처럼 관절 파괴나 변형이 없고 항류마티스제 투여도 필요하지 않다.

RF의 류마티스 관절염에 대한 진단 특이도는 85% 전후이지만, 60세 이상 정상인에서도 약 20~30%가 RF 양성이라고 알려져 있다. 관절염이 없는데 RF가 양성이면 필요 없는 추가 검사를 시행하여 의료비가 들 뿐

아니라, 환자에게 쓸데 없는 걱정을 준다는 점에서 건강 검진에서 시행하는 검사로 권고되지 않는다.

● RF 음성의 경우

한편 RF가 음성이면 어떻게 할까? 전반적으로 RF의 류마티스 관절염에 대한 진단 민감도는 70% 전후(발생 초기에는 더 낮아

 column1 ●

류마티스인자(RF)란 무엇인가?

RF는 면역글로블린 G(IgG)의 Fc 부분과 특이적으로 반응하는 자가항체이며, 일반검사에서는 면역글로블린 M(IgM)을 측정하고 있다. 측정 방법으로, RA 검사나 RAHA, RF 정량 등이 있으며 가능한 시설이면 RF 정량검사를 선택한다. RA 검사는 사람의 IgG를 흡착시킨 라텍스 비드에 혈청 류마티스인자가 반응하면 비드가 응집된다. 이 응집 정도를 음성(-), 양성(1+, 2+, 3+)으로 판정한다. RAHA는 양의 적혈구에 변성된 토끼 IgG를 흡착시킨 젤라틴을 이용하여 적혈구 응집 반응으로 판정한다.

표 IgM-RF

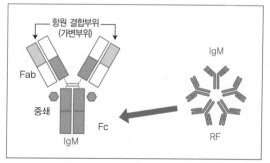

Fab : 항원 결합부위 Fc : 결합부위

232

표 72-1 미국 류마티스학회(ACR)의 분류 기준(1987년)

1. 아침 경직	적어도 1시간 이상 지속
2. 3개 이상의 관절염	연부조직 종창과 관절 저류액 확인
3. 손의 관절염	손관절, MCP, PIP에서 적어도 하나의 종창
4. 좌우 대칭성 관절염	PIP, MCP, MTP 관절에서 완전한 대칭
5. 류마티스양 결절	골돌기부, 신전근 표면, 관절 주위부의 피하결절
6. 류마티스 인자	혈청 류마티스인자 양성, 정상인의 5% 이하에서 양성
7. 방사선 소견	수관절 정면 촬영에서 이환 관절 부근 뼈의 미란, 탈석회화
	변형성 관절증 만으로는 불가

이상 7개 항목중 4개 항목 만족시 RA로 분류
1~4 항목은 6주 이상 지속 필요

50% 이하라고 한다)로 낮고, RF 음성에서도 표 72-1의 진단 기준을 만족시키면 류마티스 관절염 진단에 충분하다.

경과에 따라 RF가 양성으로 바뀌는 수도

표 72-2 RF 양성 질환

류마티스질환	류마티스 관절염, Sjögren증후군, SLE, 공피증, MDCT, PM 또는 DM
감염	바이러스 간염, 매독, 결핵, HIV감염, 감염성 심내막염
악성 종양	악성 림프종
기타	사르코이드증, 간질성 폐렴, 예방 접종 후, 고령*

* 60세 이상 건강인에서 양성률 25%

 column2

전신성 홍반성 낭창증과 CRP

일반적으로 CRP는 전신성 홍반성 낭창증(SLE)의 활동성 지표가 되지 않는다. 그 이유로 CRP를 포함한 면역복합체 형성이나, CRP에 대한 자가 항체 생산을 생각할수 있으며, 일부 보고에서는 SLE 환자의 78%에서 항CRP-IgG가 있었다. 그러나 SLE에서도 장막염이 있으면 CRP가 상승되나 그 원인은 불명하다.

원칙적으로 SLE 환자에서 CRP가 상승되면 감염증 동반을 먼저 의심한다.

있으나, 일반적으로 진단시 RF 음성인 류마티스 관절염은 RF 양성에 비해 관절 예후가 좋다.

또 흔히 오해하고 있으나, RF의 항체가 자체는 류마티스 관절염의 질환 활동성을 반영하지 않는다(예외적으로 일부 류마티스성 혈관염에서는 상관이 있다). 따라서 류마티스 관절염 진단 후 RF를 정기적으로 측정해도 치료 효과 판정에 아무 의미가 없다.

질환 활동성은 관절 소견이나 그 기능, CRP(C 반응 단백), ESR(적혈구 침강 속도) 등의 염증 반응을 통해 종합적으로 판정하는 것이다[칼럼 2].

● 항CCP 항체와 RF의 비교

최근 많이 측정하고 있는 항CCP 항체(항환상 시트룰린화 펩티드 항체)로 RF를 대체할 수 있을까? 결론부터 말하자면 항CCP 항체의 민감도는 70%, 특이도는 95% 전후이며, RF와 민감도는 비슷하지만 특이도가 높은 것이 특징이다.

또 진단시 항CCP 항체 양성 예와 RF 양성 예에서 5년 후 관절 미란 출현에 대한 오즈 비는 각각 10.2(95% CI : 6.2~16.9)와 3.4(95% CI : 2.2~5.2)로, 항CCP 항체는

column3 •

ANA와 특이 항체

ANA가 양성이지만 특이 항체가 모두 음성인 경우가 있다. 이것이 어떻게 된 일까? ANA는 세포핵에 대한 자가 항체군을 형광 항체를 이용한 간접 염색 방법으로 검출하고 있다. 염색 양상에 따라 4가지 패턴(그림)있으나 이것이 질환에 특이적은 아니다. 염색되는 대응 항원 분석의 진행에 따라, 일부에서 질환 특이성이 높은 항체가 있다는 것을 알게되어 현재는 ELISA를 이용하여 검출하게 되었다. 이것이 항ds-dNA 항체나 항Sm항체, Scl70 항체 등이며, 각각 SLE와 공피증에 특이성이 높다. 현재도 다양한 대응 항원 분석을 하고 있다.

그림 자가항체의 종류와 세포내 분포

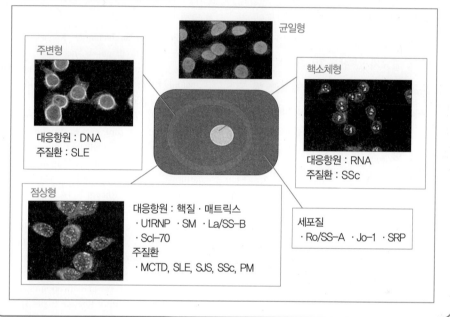

균일형

주변형
대응항원 : DNA
주질환 : SLE

핵소체형
대응항원 : RNA
주질환 : SSc

점상형
대응항원 : 핵질 · 매트릭스
 · U1RNP · SM · La/SS-B
 · Scl-70
주질환
 · MCTD, SLE, SJS, SSc, PM

세포질
 · Ro/SS-A · Jo-1 · SRP

관절 파괴의 예측인자로서 RF보다 우수하다고 말할 수 있다.

앞으로 다양한 자료가 축적되면 류마티스 관절염 진단에 항CCP 항체가 RF를 대신할 가능성이 높다.

이 2가지 검사 이용의 요점을 정리하면 다음과 같다.

1. RF, 항CCP 항체 음성에서도 류마티스 관절염을 완전히 부정할 수 없다.

2. 초진시 RF 음성, 항CCP 항체 음성인 류마티스 관절염은 일반적으로 치료 반응성이 좋고 예후가 좋다.

3. 초진시 RF 양성, 항CCP 항체 양성인 류마티스 관절염에서 그 항체가는 질환 활동성을 반영하지 않으며 따라서 정기적으로 측정할 필요는 없다.

▶▶ 항핵항체(ANA)로 무엇을 알 수 있을까?[칼럼 3]

발열, 피부 발진, 근육통, 관절염 등 교원병에 해당되는 증상이 있을 때 흔히 시행하

표 72-3 ANA가 진단에 도움이 되는 질환

질환	ANA 양성률(%)
SLE	99~100
공피증	97
혼합성 결합조직병	100
다발성 근염 또는 피부 근염	40~80
Sjögren 증후군	48~96

는 검사로, 교원병 전반을 선별할 수 있다고 생각하기 쉽지만, 질환에 따라 민감도에 차이가 있어, 유용한 질환과 그렇지 않은 질환을 알아 둘 필요가 있다[표 72-3].

전신성 홍반성 낭창증(SLE)에서는 병 초기에 드물게 음성이지만, 거의 100%에서 양성이다. 공피증, 혼합성 결합조직병에서도 양성률과 항체가가 높다. 이런 질환에서 ANA의 진단 감도는 매우 높아 선별검사라고 생각해도 문제는 없을 것이다.

한편 피부근염이나 다발근염, Sjögren 증후군에서도 ANA는 비교적 고율로 양성이지만, 음성이라 해도 이러한 질환을 부정할 수 없다. 혈관염 증후군이나 성인 Still병, Behçet병, 항인지질항체 증후군 등의 다른 교원병에서 ANA는 진단에 기여하지 않는다.

ANA는 간접 형광 항체법으로 검사한다. HEp-2 세포를 기질로 이용하며 정상치는

보통 40배 이하이다. ANA는 건강인의 혈청에서도 양성이며, 정상인을 조사한 보고에서 혈청 희석 40배 양성률 32%, 80배 13%, 160배 6%, 320배 3%에서 양성이었다.

RF처럼 건강 검진의 검사로는 적합하지 않고, 증상이 없는 사람에게 우연히 볼 수 있는 160배 이하의 항체가는 무시한다. 또 ANA는 감염증이나 악성 종양에서 양성인 경우가 있으나 어느 경우에나 항체가는 높지 않다.

● 문헌

1. Nishimura K, Sugiyama D, Kogata Y, et al. Meta-analysis: diagnosis. accuracy of anti-cyclic citrullinated peptide antibody and rheumatoid factor for rheumatoid arthritis. Ann Intern Med 2007; 146: 797-808.
2. Bukhari M, Thomson W, Naseem H, et al. The performance of anti-cyclic citrullinated peptide antibodies in predicting the severity of radiologic damage in inflammatory polyarthritis: results from the Norfolk Arthritis Register. Arthritis Rheum 2007; 56: 2929-35.
3. Tan EM, Feltkamp TE, Smolen JS, et al. Range of antinuclear antibodies in "healthy" individuals. Arthritis Rheum 1997; 40: 1601-11.
4. Arnett FC, Edworthy SM, Bloch DA, et al. The American Rheumatism Association 1987 revised criteria for the classification of rheumatoid arthritis. Arthritis Rheum 1988; 31: 315-24.
5. Firestein GS, Budd RC, Harris ED Jr, et al. Kelley's Textbook of Rheumatology. Volume I. 8th ed. Philadelphia: WB Saunders, 2008: 742, 757.

Question 73
페니실린 알레르기 병력이 있다는 환자의 말을 그대로 받아들여도 좋은가?

환자의 이해는 여러가지

항생제 투여 시에 환자가 "페니실린 알레르기가 있다"라는 말을 하는 경우가 있다.

이때 환자 말의 내용에 얼마나 신뢰성이 있는지 문제가 된다.

특히 문제가 되는 것은 아나필락시를 포함한 즉시형 알레르기 반응이나, 환자는 그런 의학적 상황에 대해 사실 잘 알고 있지 못하며, "속이 거북했다" 같은 비특이적 위장 증상까지 알레르기 병력으로 포함하는 경우가 많다.

또 페니실린을 어떤 질환에 투여했는지 알아야하는데, 예를 들어 바이러스 감염에 의한 증상(피부 발진이나 두통 등)이 그때에 투여한 약물에 의해서 일어났다고 생각하는 경우도 있다.

또 급성 질환에서는 다양한 약물을 동시에 투여하는 경우가 많으며, 그 중에서 페니실린이 원인이 되었다고 제대로 밝혀졌는지도 문제가 된다. 또 항생제에는 다양한 종류가 있으나, 일반인은 「항생제=페니실린」이라고 잘못 인식하는 경우가 많다.

페니실린 피부 반응 검사 시행

이렇게 다양한 이유에서 페니실린 알레르기가 있다는 환자의 80~90%는 페니실린 피부 반응 검사에 음성이며, 즉시성 알레르기를 일으키지 않는다고 보고되었다.

즉 페니실린 알레르기가 있다는 정보의 대부분은 신뢰성이 없다. 의심스러운 병력이 있을 때 페니실린 피부 반응 시험이 음성이면 97~99%의 확률로 즉시성 알레르기를 일으키지 않고 페니실린을 투여할 수 있으므로, 피부 반응 검사 시행이 권고된다. 단자검사(prick test)나 피내 검사 양성 반응은 알레르기 특이 IgE 항체에 의해 일어난다. 그러나 페니실린 이외 대부분의 약물들은 알레르기를 나타내는 원인 항원이 뚜렷하지 않다.

또 약제 대사 산물이 항원인 경우에는 위음성이 되어, 피부 반응검사가 도움이되지 않는다. 피부 반응 검사의 음성 결과에 신뢰성이 확인된 것은 페니실린이다.

페니실린의 major determinant와 minor determinant 양쪽을 이용하여 피부 반응 검사를 시행해야 하며, 여기에 음성이면 사실 거의 모든 환자(97~99%)에게 페니실린을 안전하게 투여할 수 있다.

그러나 많은 페니실린 알레르기 논문이 major determinant와 minor determinant 모두를 이용한 피부 반응 검사로 결과가 좋다고 하나 이것은 일본뿐 아니라 구미에서도 입수하기 어려운 문제가 있다.

피부 반응검사 : 모든 환자에서 시행하여 좋은 것은 아니다

페니실린 투여 시 모든 환자에게 피부 반응 검사를 시행하는 것은 유용하지 않다. 그 이유의 하나는, 피부 반응검사의 특성상 민감도는 높고, 특이도는 낮다는 것이다. 즉 검사하

column

일본의 피부 반응 검사 폐지 경향

과거 많은 주사용 항생제를 사용하기 전에 예비적으로 피내 반응 검사를 실시하도록 의무사항이 되어 있었다. 그러나 2004년 후생노동성은 피내 반응 검사를 폐지하도록 첨부 문서를 개정하였다(http://www.info.pmda.go.jp/kaitei/kaitei20040929-2.html#2).

이것은 일본 화학요법학회가 항생제 피내 반응검사 폐지를 제안한 내용에 따른 것이다. 이 개정안에는 모든 환자에서 피부 반응검사가 의무 사항이 아니지만, 아나필락시 발생 예방을 위한 문진이나 응급 처치 준비, 투여 후 관찰을 제시하여 합리적이다.

면 너무 많이 양성으로 볼 수 있다는 것이다.

페니실린 알레르기 유병률은 매우 낮은 것으로 생각되며, 예를 들어 페니실린 투여에 의해 아나필락시 반응이 일어날 확률은 0.002%라는 보고가 있다. 페니실린에 의한 아나필락시 확률이 이렇게 낮지만, 페니실린 피부 반응검사의 민감도는 높으며 특이도가 낮아 위양성의 빈도가 너무나 커진다. 이런 사실에서 알레르기 병력이 없는 일반인에서 페니실린 피부 반응검사 시행이 효과적이라고 말할 수는 없다[칼럼].

▷▷ 알레르기가 밝혀지면…

페니실린 알레르기가 밝혀지면 아목사실린이나 암피실린 같은 페니실린과 유사한 β

락탐계 항생제를 사용하면 안된다.

페니실린 피부 반응검사 양성인 환자가 세파로스포린을 사용하여 알레르기 반응을 일으킬 확률은 44%이며, 2세대 세파로스포린이 3세대보다 알레르기 반응을 일으키기 쉽다고 한다.

세파로스포린의 피부 반응검사 신뢰성은 확립되지 않았기 때문에, 페니실린 알레르기가 있는 환자에서 세파로스포린이 필요한 경우 안전하게 투여하려면 탈감작을 시행하게 된다.

● 문헌

1. Park MA, Li JT. Diagnosis and management of penicillin allergy. Mayo Clin Proc 2005; 80: 405-10.
2. Ryhal BT: Drug Allergy. In: Gershwin ME, Naguwa SM. Allergy & Immunology Secrets. 2nd ed. Elsevier, 2005.(森本佳和監訳. アレルギー・免疫学シークレット. 東京: MEDSi, 2006; 246-62.)
3. Salkind AR, Cuddy PG, Foxworth JW. The rational clinical examination. Is this patient allergic to penicillin? An evidence-based analysis of the likelihood of penicillin allergy. JAMA 2001; 285: 2498-505.
4. Neugut AI, Ghatak AT, Miller RL. Anaphylaxis in the United States: an investigation into its epidemiology. Arch Intern Med 2001; 161: 15-21.
5. Kelkar PS, Li JT. Cephalosporin allergy. N Engl J Med 2001; 345: 804-9.

Question 74 약제 복용 후 아나필락시를 일으킨 환자의 증상이 없어지면 귀가시켜도 좋은가?

지연 발현 반응을 잊어서는 안된다

약제 복용 후 그 약제에 대한 알레르기 반응이 원인이 되어 아나필락시 증상을 일으키는 경우가 있다. 아나필락시 증상에는, 피부 가려움증, 호흡 곤란, 의식 소실, 구토, 복부 산통, 코막힘 등이 있고, 이들이 갑자기 발생하며, 경도이거나 중증이고 때로 치명적인 경우도 있어 임상적으로 중요하다.

이런 아나필락시 반응의 대부분은 원인 물질 노출 후 30분 이내 시작된다. 대부분의 환자에서 아나필락시 반응은 이러한 즉시형이 단일 반응으로 나타나서 초기 단계에서 완전히 개선된다.

그렇지만 환자 중에는 원인 물질에 반복 노출되지 않아도 두번째 증상(지연 발현반응)이 약 2~8시간 후 때로 72시간 후에 나타나는 경우가 있다. 문헌에 따라 다르지만, 아나필락시 환자의 약 7~20%에서 2상성 아나필락시 반응이 나타난다고 한다. 따라서 다음과 같은 주의사항이 필요하다.

아나필락시 반응의 기전

즉시형 반응 아나필락시는, 과거에 항원에 감작 되고, 그 항원에 특이 IgE를 가진 사람이 다시 항원에 노출되어 일어난다. 항원이 비만세포나 호염기구의 IgE에 결합하면 그 자극으로 트립타제, 키마제, 히스타민 등의 전달물질이 방출되어 다양한 임상 증상을 일으킨다.

한편 지연 발현 반응인 전신성 아나필락시 반응의 정확한 기전은 불분명하지만 즉시형 반응에 의해 일어난 면역세포의 활성화나 비만세포 내에서 새롭게 생성된 전달물질의 방출이 한 원인이라고 한다.

 column

에피네프린 자가 투여

외국에는 주사기에 들어있는 에피네프린 제제가 발매되고 있다. 권고량은 0.01 mg/kg이며 환자의 체중을 고려하여 제제를 선택한다. 적응증은 벌독, 음식 및 약제에 의한 아나필락시 반응이다. 이 주사는 아나필락시 반응의 보조적 치료이기 때문에 주사 후 즉시 병원진료를 받을 필요가 있다.

이것은 에피네프린 주사가, ① 효과가 없는 경우가 있으며, ② 효과 지속 시간이 짧고, ③ 지연 발현 반응이 나타날 수 있다, 등에 대한 인식이 중요하다.

에피네프린 주사의 보관에 대해, 그 유효 성분인 에피네프린이 빛에 의해 분해되기쉽기 때문에 휴대용 케이스에 넣은 상태로 보관, 휴대하며 차광에 주의한다. 또 냉장고나 고온(예, 여름철 자동차 안)을 피해 15~30℃에 보관한다. 에피네프린 주사기의 유효기간에도 주의해야 한다.

〈표〉 에피네프린 주사 사용법 : 환자 교육

1. 휴대용 케이스에서 에피네프린 주사기를 꺼낸다.
2. 에피네프린 주사기를 한 손으로 잡는다.
3. 다른 손으로 안전 캡을 벗긴다.
4. 허벅지 앞쪽에 수직이 되도록 주사한다(옷 위에서 주사해도 좋다).
5. 꼭 누른 상태에서 몇 초 동안 기다린다.
6. 주사 부위를 몇 초 동안 문지른다.
7. 에피네프린 주사기 앞쪽 바늘을 확인한다.
8. 사용한 주사기와 안전 캡을 휴대용 케이스에 넣어 의사에게 돌려준다.

▶▶ 증상 개선이 있어도 12시간은 관찰

즉시형 아나필락시 증상이나 혈중 전달물질 측정 등의 방법으로 지연 발현 아나필락시 유무의 예측은 불가능하다. 초기 증상 단계에서 아드레날린(에피네프린) 투여가 늦어지거나 투여량이 부족하면 지연 발현 아나필락시가 나타나기 쉽다고 한다. 따라서 초기에 적절한 아드레날린 투여가 필요하다.

또 2상성 아나필락시 환자는 단상성 환자에 비해 후두부종이나 저혈압이 많으며, 초기 증상 개선을 위해 다량의 아드레날린이 필요한 경향이 있다고 보고되었다.

따라서 중증 아나필락시 환자에서 아드레날린이 필요한 경우에는 초기 증상 개선 후 12기간까지의 환자 관찰이 중요하다. 경증 환자는 집에서 상태를 관찰하여 재발 증상이 보이면 즉시 병원에 오도록 교육하는 것이

현실적이다. 초기 증상 발생 후 24시간 이내에 환자의 상태를 살피는 것도 중요하다.

또 약물 치료에서 아나필락시 치료에 사용되는 항히스타민제나 아드레날린, 부신피질 스테로이드제가 지연 발현 아나필락시 반응을 예방할지 분명하지 않다. 또 다음 발생에 대비해 아드레날린 자가 투여법 교육도 고려한다.

● 문헌

1. Seyal AM. Anaphylaxis. In: Gershwin ME, Naguwa SM. Allergy & Immunology Secrets. 2nd ed. Elsevier, 2005.(森本佳和監訳. アレルギー・免疫学シークレット. 東京: MEDSi, 2006; 182-98.)
2. Lieberman P. Biphasic anaphylactic reactions. Ann Allergy Asthma Immunol 2005; 95: 217-26.
3. Tole JW, Lieberman P. Biphasic anaphylaxis: review of incidence, clinical predictors, and observation recommendations. Immunol Allergy Clin North Am 2007; 27: 309-26.

Question 75 조영제 알레르기 의심 환자에게 조영제 투여가 필요하면 어떻게 할까?

▶▶ 치명적 반응도 일어날 수 있다

조영제 투여는 최신 영상 검사 시행에 빠질 수 없는 중요한 사항이 되었다. 그러나 조영제를 투여하여 두드러기나 메스꺼움 같은 가벼운 반응뿐 아니라, 호흡 곤란, 의식 소실, 심폐 정지 같은 중증 반응이 나타날 수도 있다.

조영제는 대부분 안전하게 투여할 수 있지만, 미국의 사망 진단서를 기준으로 시행된 연구에 의하면, 조영제가 원인이라고 생각할 수 있는 사망이 유통되는 조영제팩 100만 개당 1.1~1.2명에 달한다고 보고되었다.

또 일본의 조사에서 비이온성 혈관내 투여

조영제에 의한 중증 부작용 빈도는 약 25만 명 중 1례, 사망은 약 40만 명 중 1례였다.

조영제에 의한 아나필락시 반응에서 드물지만 치명적인 반응이 일어날 수 있다는 인식이 필요하다.

병력 청취가 중요!

조영제에 의한 이런 반응은 IgE에 의존하는 I형 즉시형 알레르기의 아나필락시와 비슷하지만, 대부분의 경우 조영제에 특이적인 IgE는 관여하지 않는다. 이 때문에 고전적인 아나필락시 반응 anaphylactic reaction과 구별하여 「아나필락시 유사반응 anaphylactoid reaction」이라고 부른다.

조영제에 의한 아나필락시 유사 반응은 미리 예측할 수 없다. 이 반응은 IgE에 의존하는 반응이 아니기 때문에 피내 검사가 진단적 의미가 없다.

과거 조영제를 사용한 검사에 이상 반응이 있었다, 아토피 소인이 있다, 중증 심혈관 질환이 있다 등 위험인자에 대한 병력 청취가 중요하다.

조영제에 의한 아나필락시 유사 반응의 기전

아나필락시 유사 반응이 일어나는 정확한 기전은 불분명하지만, 조영제의 높은 삼투압이나 이온성 같은 물리적 특성이 비만세포나 호염기구에서 전달물질의 직접 방출을 유발하는 것이 원인의 하나로 생각된다.

따라서 조영제에 의한 아나필락시 유사 반응의 가능성은 비이온성이며 저삼투압성 조영제를 사용하여 감소시킬 수 있다.

전처치도 완벽하지 않다…

조영제에 의한 아나필락시 유사 반응 병력이 있는 환자에게 전처치를 시행하여 아나필락시 유사 반응의 출현 빈도를 줄이거나 증상을 감소시킬 수 있다는 보고가 있다. 저삼투압성 조영제 사용과 전처치를 병용하면 아나필락시 유사 반응의 빈도를 1% 미만으로 줄일 수 있다고 한다.

다양한 전처치 프로토콜이 보고되어 있으나 큰 차이는 없고, 한 예시는 표 75-1과 같다.

과거에 가벼운 증상이 있던 환자나 강한 아토피 소인이 있는 환자에서 증상 예방이나 감소 목적으로 이용하는 것은 좋지만, 이런

column

새우나 게 알레르기 환자

환자 : 선생님, 저는 새우에 알레르기가 있는데 조영제를 사용해도 좋습니까?

의사 : 새우 알레르기가 있어요? 그러면 조영검사는 그만둡시다!

…이런 대화가 오늘도 어디선가 일어나고 있을 것이다. 아직 많은 의료인이 이렇게 생각하고 있지만 실제로 새우나 게 알레르기와 조영제 알레르기는 상관이 없다. 따라서 새우나 게에 대한 알레르기 병력이 있다는 이유만으로 조영제 투여를 중단할 필요는 없다.

표 75-1 **조영제 투여시 전처치 프로토콜의 예시**

13시간 전	prednisone 50 mg 경구
7시간 전	prednisone 50 mg 경구
1시간 전	prednisone 50 mg 경구와 디페닐하드라민 50 mg 근주 또는 경구 (에페드린 25 mg 경구 고려)

전처치에 의해서도 반응을 완전히 방지하는 것이 불가능하기 때문에, 중증 반응의 과거력이 있는 환자에게는 이런 처치를 시행해도 조영제 사용이 금기가 된다.

조영제를 투여하여 아나필락시 쇼크가 나타나면, 즉시 투여를 중지하는 것은 물론이지만 기도 확보와 호흡·순환 개선에 노력하고, 에피네프린 등 적절한 약제를 투여하는 등의 대처법은 다른 아나필락시에서와 같다.

● 문헌

1. Wysowski DK, Nourjah P. Deaths attributed to X-ray contrast media on U. S. death certificates. AJR Am J Roentgenol 2006; 186; 613-5.
2. 鳴海善文: 非イオン性ヨード造影剤およびガドリニウム造影剤の重症副作用および死亡例の頻度調査. 日本医放会誌 2005; 65(3); 300-301.
3. Seyal AM. Anaphylaxis. In: Gershwin ME, Naguwa SM. Allergy & Immunology Secrets. 2nd ed. Elsevier, 2005.(森本佳和監訳. アレルギー・免疫学シークレット. 東京: MEDSi, 2006; 182-98.)
4. Enright T, Chua-Lim A, Duda E, et al. The role of a documented allergic profile as a risk factor for radiographic contrast media reaction. Ann Allergy 1989; 62: 302-5.
5. Lieberman PL, Seigle RL. Reactions to radiocontrast material. Anaphylactoid events in radiology. Clin Rev Allergy Immunol 1999; 17: 469-96.
6. Greenberger PA, Patterson R, Radin RC. Two pretreatment regimens for high-risk patients receiving radiographic contrast media. J Allergy Clin Immunol 1984; 74: 540-3.

PART 15

감염, 감염 예방

Question 76~82

Question 76 Foley 카테터 백을 바닥에 두면 안 되는가?

입원 환자에서 Foley 카테터는 여러가지 용도로 사용되고 있으며 중증 환자에서 소변 양 파악, 요로 폐색 환자의 도뇨 등에 널리 이용된다. 최근, Foley 카테터에 의한 감염증, 즉 카테터 관련 요로 감염증 catheter associated urinary tract infection (CAUTI) 이 문제가 되고 있다.

CAUTI가 일어나는 몇가지 이유

1. 카테터 자체가 이물이며 거기에 세균이나 진균이 침착된다.
2. 삽입 시 상처를 통해 침입한다.
3. 외부와 체내를 연결하는 경로가 되므로 역행성 침입이 가능한 경로이다.

감염증 원내 감염을 가능한 한 발생시키지 않기 위해서는 감염증 원인 제거가 원칙이다. 정맥 주사용 루트, 인공 호흡기, 고칼로리 수액 등도 그렇지만 요도 카테터도 마찬가지다. 평소 임상 현장에서 매일 「이 환자에게 필요한지」 판단하여 「불필요하면 즉시 중지한다」는 생각으로 대처해야 한다.

CAUTI는 왜 일어나는가?

● 침상에 두면 안 되는 것

요도 카테터 중지, 제거 이외에 가능하면 CAUTI를 줄이려는 노력도 중요하다. 그렇다면 질문의 주제인 「소변 백을 바닥에 두어서는 안 된다」는 것이 사실일까?

바닥은 항상 오염되어 있는 것으로 생각해야 한다. 청소를 해도 중력의 영향으로 환경 중의 미생물이 마루에 정착한다. 그 미생물이 카테터의 출구 즉 백으로 침입하게 된다.

폐쇄식 카테터라고 흔히 말하지만, 백에 모인 소변은 폐쇄되어 있지 않으며, 폐기구가 있어 이곳으로 침입할 수 있다. 침입한 미생물은 먼저 백 안에서 증식한다[칼럼].

● 세균의 역행성 침입을 막을 수 있을까?

다음에 검토해야 할 문제는 백 안에서 증식한 세균이 카테터를 통해 역행할 수 있는가이다. 실제로 카테터를 통한 세균의 역행은 침입 경로의 하나로 고려해야 한다. 카테터 벽에 바이오필름이나 침전물 등이 들러붙으며, 여기서부터 서서히 카테터 첨단까지 미생물이 도달한다. 유감스럽지만 이것은 막을 수 없다.

카테터에 은이나 어떤 항생제를 배합하여 세균 증식을 억제하려는 시도가 이루어지고 있다. 그러나 완전히 억제에 성공했다는 보고는 없다. 현시점에서 어떤 노력을 해도 반

column

소변 색이 보라색이 되었다

여담이지만 특수한 세균이 증식하여 그 세균이 적자색 색소를 생산하는 경우가 있다. 이런 세균이 증식하면 소변 백에 모인 소변이 보라색이 된다. 이것을 purple urine bag syndrome (PUBS)라고 한다. 이것은 소변 백 내에 세균 침입을 나타내는 명확한 예이다.

드시 증식이 일어난다고 생각하는 편이 좋을 것이다. 이렇게 세균이 침착된 카테터를 일단 통과한 소변 중에는 카테터 내의 미생물이 포함된다고 생각해야 한다.

● 어떤 행위가 위험을 높일까?

또 같은 이유에서 카테터의 일부를 구부려 소변의 흐름을 일시적으로 차단해도 안된다. 흐름이 멈춘 부분보다 하류에서 역행성으로 침입하지는 않겠지만 그보다 상류에 침착된 미생물이 역행성으로 침입할 수 있다. 구부러져 막히면 방광에서 소변 백으로의 흐름이 차단되므로 세균이 외부로 흘러나갈 기회가 줄어 CAUTI 위험이 증가될 가능성이 있다.

마취과나 순환기 내과의 집중 치료에서 시간 단위로 소변량을 측정하는 경우가 있다. 소변량을 측정하려고 소변 백을 들어 올리면 카테터 내에 남아 있던 소변이 역류할 수 있다. 때로 소변 백에서 방광으로 역류하기도 한다. CAUTI를 방지하기 위해 이런 행위에 주의해야 한다.

〉〉 그 외에 CAUTI를 방지하기 위해 할 수 있는 것

· 삽입 시 장갑 착용 : 멸균한 것을 사용한다. 삽입 전 후 손을 잘 씻는다.
· 채뇨는 채뇨 포트에서 멸균 주사기를 사용하여 시행한다. 당연하지만 소변 백에 모인 소변은 백 내 환경의 영향을 받고 있다. 일반 소변 검사도 채뇨 포트에서 채취

해야 한다. 또 이때는 포트를 통한 세균 유입을 막기 위해 무균 조작을 시행해야 한다.
· 카테터 관련 조작 전후 세척 : 당연한 일이지만 접촉 감염 예방을 위해 조작 전후에 손을 잘 씻어야 한다.
· 정기적 교환 불필요 : 소변 통과 불량이나 카테터 내 폐색이 의심되는 경우에만 교환한다. 삽입 자체가 물리적으로 요도나 외부 세균을 방광 내로 밀어넣는 행위가 되고 있다.

〉〉 소변 흐름을 정상적으로 유지한다!

Foley 카테터 삽입 환자에서 CAUTI를 예방하기 위해 방광에서 소변 백으로 정상적으로 소변이 흘러나오는 상태를 유지해야 한다.

① 소변 백을 바닥에 두지 않고, ② 카테터를 구부려 소변의 흐름을 정지시키지 않으며 ③ 카테터 내에 모인 소변을 방광내에 역류시키지 않고, ④ 무균적으로 채뇨 시행 등의 노력이 필요하다.

현장에서 항상 조기에 제거할 수 있는 방안을 찾는 것이 중요하다.

● 추천문헌

· Lo E, Nicolle L, Classen D, et al. Strategies to prevent catheter-associated urinary tract infections in acute care hospitals. Infect Control Hosp Epidemiol 2008; 29(Suppl 1): S41-50.
· 西原美里, 上山崎みちる : 院内指導にそのまま使える感染対策まちがい探し. INFECT CONTROL 2008; 17: 1047-51.

Question 77
세균성 수막염에 스테로이드 투여가 효과적인가?

세균성 수막염에 부신피질 스테로이드 투여는 일본에서 그다지 시행되지 않는다. 폐렴 구균이나 수막염균에 의한 수막염 환자를 대상으로 항생제만 투여한 군과 항생제에 스테로이드를 더한 군의 치료 효과를 비교한 무작위 비교 연구가 있다. 이 연구에 의하면, 스테로이드를 추가하여 사망률 및 후유증이 유의하게 감소했다고 한다.

이런 연구를 근거로 구미에서 세균성 수막염에 스테로이드 투여를 권고하고 있다. 폐렴구균성 수막염을 대상으로 세부 분석한 결과에 의하면, 덱사메타손 투여에 의한 사망률 감소는, 무엇보다 패혈증 쇼크, 폐렴, 급성 호흡부전 증후군 acute respiratory distress syndrome (ARDS) 등의 전신 합병증에 의한 사망이 줄어 들었기 때문이라고 한다. 따라서 세균성으로 확정된 중증 수막염에는 스테로이드 사용이 도움이 될 것이다. 또 이 때문에 척수액의 그램염색을 이용한 신속한 진단이 반드시 필요하다.

스테로이드는 왜 효과가 있을까?

스테로이드에는 염증성 사이토카인 방출을 억제하는 항염증 작용이 있다. 살균성 항생제에 의해 세균이 사멸하면, 종양괴사 인자-α tumor necrosis factor-α (TNF-α), 인터루킨-1 interleukin-1(IL-1), 혈소판 활성화 인자 platelet activating factor (PAF) 등이 방출된다. 스테로이드는 이런 염증 전달물질 생산을 억제하여 혈관성 뇌부종을 감소시키며, 속발성 산화질소 생산을 억제한다.

무엇을 어느 정도, 어느 시기에 투여해야 할까?

미국 감염학회 진료 지침에 의하면, 항생제 첫 투여 10~20분 전에 덱사메타손 0.15 mg/kg를 6시간마다 2~4일간 투여하도록 권고하고 있다. 영국감염학회의 진료 지침에서도 같으며, 덱사메타손 투여는 항생제 투여 직전이나 동시에 투여하고 투여 기간은 원칙적으로 4일간으로 한다. 그러나 이 정도로 대량의 덱사메타손이 정말로 필요한지 명확하지 않다.

스테로이드의 금기는?

일본신경학회의 진료 지침에 의하면, ① 패혈증 동반, ② 이미 항생제를 투여한 증례, ③ 항생제가 효과 없는 증례, 이상의 3 경우에 스테로이드를 권고하지 않는다.

① 패혈증이 존재하는 경우 스테로이드 사용은 앞에서 설명한대로 효과가 있는 경우가 있어 논란이 되고 있다. ②와 ③에 대해서는, 스테로이드 작용 기전이 살균성 항생제에 의한 세균 사멸에서 생성된 염증성 사이토카인 생산을 억제라는 점에서 생각하면, 효과적인 항생제와 병용할 수 없는 경우에 스테로이드 투여가 무의미하다는 것을 이해할 수 있을 것이다.

column

뇌수막염의 두통에 글리세린이 효과적인가?

글리세롤이나 만니톨 등의 삼투성 이뇨제는 삼투압 차이에 의해 뇌조직에서 순환계로 수분을 자유 이동시키며 뇌용적을 감소시키는 작용이 있다.

뇌수막염에서는 수막, 뇌실질 부종(혈액 뇌관문 파탄에 의해 혈관에서 뇌조직 사이로 혈장 성분이 누출되는 혈관성 부종과 각종 독소에 의한 세포 독성 부종이 있다)에 의해 뇌용적이 증가하여 두개내압을 항진시킨다. 이 두개내압 항진에 의한 두통에 대해 글리세롤 투여가 효과적이라고 생각할 수 있다.

다만 뇌수막염의 두통은 뇌부종뿐 아니라, 수막에 분포하는 혈관이나 수막 자체에 존재하는 통증 수용기가, 염증에 의해 증가한 플라스마키닌이나 세로토닌으로 자극되어 일어나는 것도 있다. 이에 의한 두통에는 해열진통제나 항불안제를 사용한다.

한편 구미에서 시행된 것과 같은 무작위 비교 연구를 베트남이나 아프리카에서 시행하였는데 스테로이드 효과가 거의 또는 전혀 없었다는 보고도 있다. 베트남의 보고는 결핵성 수막염 환자가 포함되어 있을 가능성이 지적되었다. 스테로이드는 결핵성 수막염에도 사용하지만, 항결핵제를 투여하지 않으면 의미가 없는 것은 말할 필요가 없다. 또 아프리카 환자의 95%는 HIV 양성이었다. 이 연구는 면역부전 환자의 세균성 수막염에는 덱사메타손을 투여해도 효과가 없다는 점을 나타내고 있다.

문헌

1. de Gans J, van de Beek D. Dexamethasone in adults with bacterial meningitis. N Engl J Med 2002; 347: 1549-56.
2. van de Beek D, de Gans J. Dexamethasone and pneumococcal meningitis. Ann Intern Med 2004; 141: 327.
3. 糸山泰人. 細菌性髄膜炎の診療ガイドライン. 臨床神経 2007; 47: 243-306.
   ◎細菌性髄膜炎の診療ガイドラインについては, http://www.neuroinfection.jp/pdf/guideline101.pdf から閲覧可能。
4. Tunkel AR, Hartman BJ, Kaplan SL, et al. Practice guidelines for the management of bacterial meningitis. Clin Infect Dis 2004; 39: 1267-84.
   ◎http://www.journals.uchicago.edu/doi/pdf/10.1086/425368 から閲覧可能。
5. Begg N, Cartwright KA, Cohen J, et al. Consensus statement on diagnosis, investigation, treatment and prevention of acute bacterial meningitis in immunocompetent adults. British Infection Society Working Party. J Infect 1999; 39: 1-15.
6. Cohen J. Management of bacterial meningitis in adults. BMJ 2003; 326: 996-7.
7. Nguyen TH, Tran TH, Thwaites G, et al. Dexamethasone in Vietnamese adolescents and adults with bacterial meningitis. N Engl J Med 2007; 357: 2431-40.
8. Scarborough M, Gordon SB, Whitty CJ, et al. Corticosteroids for bacterial meningitis in adults in sub-Saharan Africa. N Engl J Med 2007; 357: 2441-50.

Question 78 인두염에서 Epstein-Barr 바이러스와 용혈 연쇄상구균 감염을 어떻게 구별할까?

인두염의 감별질환에는 어떤 것이 있을까?

「급성 인두염」은 외래에서 비교적 흔히 보는 질환이다. 목의 통증은, 감기에서도, 급성 상기도염에서도, 폐렴에서도 나타나지만 한편으로 간과해서는 안 되는 질환이 잠복되어 있을 수 있다.

감별 질환으로 용혈연쇄상구균, Epstein-Barr 바이러스(EBV), 사이토메가로 바이러스, 아데노 바이러스, 급성 HIV 감염증… 등 많은 것을 생각할 수 있다.

그 중에서도 장래 류마티스열 위험을 줄이기 위해 항생제 투여가 필요한 용혈 연쇄상구균과 임상적으로 중요한 합병증을 일으키는 EBV에 의한 인두염은 빈도가 높아[표 78-1], 양자의 감별이 임상적으로 중요하다.

물론, 상기 이외의 원인도 결코 드문 것은 아니다.

급성 인두염의 감별 고려에는, ① 연령, ② 소아와의 접촉력, ③ 이성(경우에 따라서는 동성)과의 교제력, ④ 동물과의 접촉력, ⑤ 주위의 감염자 정보 등을 충분히 알아 보는 것이 중요하다.

진단 소견에 특이적인 것이 있을까?

● EBV의 경우

EBV에 의한 전염성 단핵구증에서는, 발열, 인두통, 림프절 종창의 3가지 증상을 가진 경우가 50% 이상이다. 그러나 이 3가지 증상은 용혈 연쇄상구균 감염에서도 높은 빈도로 나타나므로 이런 증상만으로는 감별하기 어렵다.

그렇지만 EBV에 의한 전염성 단핵구증에서는, 비장 종대, 점상 출혈, 간 종대가 각각 10% 이상에서 나타나며, 용혈성 빈혈, 혈소판 감소증, 재생 불량성 빈혈, 심근염, 간염, 음부 궤양, 비장 파열, 발진, Guillain-Barré 증후군, 수막염, 뇌염의 합병증도 적지 않게 나타난다.

이런 소견이 있으면 EBV에 의한 감염증을 생각하지만, 반대로 다른 질환의 가능성도 충분히 고려하지 않으면 안되기 때문에 임상 소견만으로 판단하기 어렵다. 또실제로 검사를 시행해도, EBV에 의한 감염증은 항체 검사에 의해 확정 진단하므로 당일로는 알 수 없다. 초진 시에 검사 결과를 기다리지 않고 판단할 필요가 있다.

표 78-1 인두염의 감별 진단

원인	빈도(%)
바이러스	50~80
용혈성 연쇄구균	5~36
Epstein-Barr 바이러스	1~10
Chlamydia pneumoniae	2~5
마이코플라스마	2~5
임질균	1~2
인플루엔자 간균	1~2
캔디다	<1
디프테리아	<1

● **용혈 연쇄상구균의 경우**

한편 용혈 연쇄상구균에 의한 감염증에 해당되는 증상이나 소견으로 발열, 인두통, 인두 발적, 경부 림프절 종창, 편도 종대, 편도의 백태 부착 등을 들 수 있지만, 모두 전염성 단핵구증에서도 나타나는 증상이다. 각 항목 단독으로는 감별이 어렵다고 생각되지만, 편도에 삼출물 부착, 인두에 삼출물 부착, 용혈 연쇄상구균 감염자와 2주 이내의 접촉력 등은 양성 우도 비가 각각 3.4, 2.1, 1.9로 알려져 있다. 통증을 동반한 전경부 림프절 종창이 없다, 편도 종대가 없다, 삼출물이 없다 등의 음성 소견에서 음성 우도 비는 각각 0.60, 0.63, 0.74이 된다.

그렇지만 혈액 검사를 포함한 검사를 시행하기 전 단계에서 양자의 감별은 매우 어렵기 때문에 용혈 연쇄상구균에 대한 양성 및 음성 우도 비를 조합한 Center score가 제창되었다[표 78-2]. 초진 단계에서 얻은 임상 정보와 신체 소견으로 판단할 수 있으

며 모든 항목을 만족하면 50% 정도나 이 방법만으로 진단하면 정확성이 낮다. 즉 Center score가 만점이어서 항생제를 투여한 경우에도 50% 미만은 불필요한 항생제 투여가 될 수 있다는 것이다.

검사전 확률과 검사의 민감도 및 특이도

용혈 연쇄상구균에 의한 인두염 검사에는 항체 검사에 의한 신속 검사와 인두 배양의 2 종류가 있다. 그 중 인두 배양이 표준 검사법이며, 인두염 증상이 있는 경우 소아의 24~36%, 성인의 5~24%가 양성이다. 그러나 당일에 진단할 수 없으며, 비용이 많이 든다는 단점이 있다.

한편 신속 진단 키트는 그 자리에서 판단할 수 있으며, 민감도 88.4%, 특이도 94.4%로 매우 유용하다.

검사를 어떻게 구분하여 사용할까?

이상과 같이, EBV에 의한 인두염과 용혈 연쇄상구균에 의한 인두염은 호발 연령, 증상, 소견 등이 매우 비슷하여 감별이 어렵다. 게다가 용혈 연쇄상구균 감염에는 항생제 치료가 필요하나 EBV는 항생제 치료가 필요 없다. 오히려 아미노페니실린계 항생제를 사용하면 발진을 일으키므로 아미노페니실린계 항생제는 피해야하는 등 임상에서 대응하는 방법에 차이가 있다.

언제, 어느 검사를 시행할까?

용혈 연쇄상구균 신속 검사, 인두 배양,

표 78-2 **Center score**

증상 및 소견	점수
문진상 발열 또는 38℃ 이상 발열	1
기침 없음	1
통증을 동반한 경부 림프절 종창	1
편도선 종창과 삼출액	1
15세 이하	1
45세 이상	−1

점수	우도비	용혈성 연쇄구균 감염 비율*
−1 또는 0	0.05	1%(2/179)
1	0.52	10%(13/134)
2	0.95	17%(18/109)
3	2.5	35%(28/81)
4 또는 5	4.9	51%(39/77)

* 3세 이상 소아 167명과 성인 453명 대상

EBV 항체 검사를 모두 시행하는 것은 의료 경제 면에서나, 긴급한 응급 외래의 시간적 제약, 의료 시설의 제약 등에서 현실적이지 않으므로 어느 검사를 먼저 시행할지가 중요하다. EBV 감염에 의한 합병증이나 인두 외증상이 있을 때는 EBV 항체 검사를 먼저 생각해야할 것이다. 한편 Center score가 높으면 신속 검사나 인두 배양 시행을 고려하는 편이 좋다.

특히 인두 배양은 환자의 배경에서 용혈 연쇄상구균이나 EBV 이외의 원인일 가능성을 생각할 수 있고, 신속 검사에 음성인 경우에 항생제 투여 전에 시행을 고려하면 좋다. 다만 이 때 임질균 등 특수한 균을 생각하는 경우에 세균 검사실에 정보를 추가하지 않으면 구강내 상주균 Neisseria로 생각하여 동정되지 않을 수 있다.

● 항생제 투여 시기

실제로 항생제를 투여하는 증례 선택에 진료 환경이 영향을 준다고 생각된다. Center score가 높을때는 가능하면 신속 검사를 시행하여 양성이면 항생제를 투여하고, 명확한 용혈 연쇄상구균 감염으로 생각되면 인두 배양을 시행하고 항생제를 투여한다.

그러나 신속 검사를 할 수 없는 시설에서는 배양 검사를 의뢰하고, Center score가 높으면 항생제를 투여하게 된다. 진단이 확정되지 않은 단계에서는 용혈 연쇄상구균에 유효한 아목사실린 등의 아미노페니실린 보다 페니실린 G나 클린다마이신, 세펨계 항생제, 마크로라이드 등을 선택하는 편이 좋다.

● 문헌

1. Bisno AL. Acute pharyngitis. N Engl J Med 2001; 344: 205-11.
2. Ebell MH, Smith MA, Barry HC, et al. The rational clinical examination. Does this patient have strep throat? JAMA 2000; 284: 2912-8.
3. Cohen JI. Epstein-Barr virus infection. N Engl J Med 2000; 343: 481-92.
4. McIsaac WJ, Goel V, To T, et al. The validity of a sore throat score in family practice. CMAJ 2000; 163: 811-5.
5. Neuner JM, Hamel MB, Phillips RS, et al. Diagnosis and management of adults with pharyngitis. A cost-effectiveness analysis. Ann Intern Med 2003; 139: 113-22.

Question 79　수술실에서 샌들로 바꿔 신을 필요가 있을까?

▶▶ 바꿔 신기는 일본에서만!

수술실에서는, 수술 부위 감염 surgical site infection (SSI)를 예방할 목적으로 다양한 감염 방지 대책이 시행되고 있다. 그 중 하나로 샌들로 바꿔 신기가 과연 필요한 것일까? 이 바꿔 신기는 일본에만 존재하는 독특한 의식이다.

일본에서는 집에 들어갈 때 구두를 벗고 실내화로 바꿔 신는 전통적 습관이 있으며,

이렇게하여 집안을 깨끗하게 유지할 수 있다고 믿어왔다. 일본에서 시행되고 있는 수술실에서 샌들 바꿔 신기는 그 연장으로, 어느새부터인지 「바꿔신기＝청결」이라는 공식이 완성되어 버렸다.

한편 미국을 비롯한 서구 여러나라에서는 집에서 바꿔 신기 습관이 없으며, 따라서 수술실에도 구두(또는 병원 신발) 채 들어가는 것이 정착되어 있다.

실제로 바꿔 신기 유무에 따라 SSI 빈도에 차이가 있는지 조사한 무작위 비교 연구는 눈에 띄지 않는다. 바꾸어 말하자면 SSI 예방에 신발 갈아 신기가 유용한지 아니면 그렇지 않은지 결정할 수 있는 근거가 없다. 그러나 만일 연구가 시행되었다면 아마 바꿔 신기가 불리하다는 결과가 나올 것이다.

바꿔 신기와 관련된 미신 2가지

● 바꿔 신기로 멸균할 수 있을까?

SSI의 위험은 다음 3가지 항목에 의해 결정된다.

SSI 위험＝세균 수×독력÷환자의 저항력
이 식에 의하면 세균 수가 감소(멸균)하면 SSI도 감소하게 된다.

그렇다면 바꿔 신기에 의해 멸균을 기대할 수 있을까? 실제로 보통 신발과 청결한 신발 그리고 신발 커버의 비교에서 바닥 세균 수에 차이가 없었다는 보고가 있다. 즉 바꿔 신기로 멸균할 수 없다는 것이다.

CDC 진료 지침에서 신발 커버가 오히려 의료인을 혈액이나 체액 오염에서 지키는 효과가 있다고 말하고 있다.

● 바꿔 신기로 SSI를 예방할 수 있을까?

SSI 원인균은 대부분 환자가 가진 세균총

(피부, 점막, 관강 장기)에서 유래하므로 바꿔 신기가 SSI를 줄인다고 생각하기 어렵다.

오염된 신발은 SSI의 원인이 될 수 있다. 바꿔 신기 동작에 의해 손에 혈액이나 체액이 묻어 손에 오염될 기회를 늘리며, 결국 hand hygiene(손가락 위생)를 해치게 된다. 따라서 바꿔 신기는 SSI를 예방하기보다 오염의 원인이 된다.

바꿔 신기 주장의 쇠퇴?

● SSI 예방에 더 중요한 일이 있다

SSI 예방 전체에서 보면, 바꿔 신기보다 우선 순위가 높은 항목이 많이 있다. 적절한 예방적 항생제 투여, 저체온 예방, 철저한 hand hygiene, 하부 위장관 수술에서 고농도 산소 투여 등이 알려져 있다.

● 바꿔 신기에 의한 업무 효율 악화

바꿔 신기를 철저히 하려면, 샌들의 세정이나 숫자의 관리, 또 수술실 입구의 환자용 스트렛쳐 캐스터의 분무 소독 등 주변 업무도 필요하게 된다.

과연 그렇게 열심히 할 만한 효과가 있는 것일까? 철저하게 하려면 모든 사람의 발을 소독해야 하는 극단론이 될 것 같다. 이런 의식을 없애면 실제로 편해지는데…

한 걸음 제도의 확대

바꿔 신기를 하지 않고 수술실에 출입하는 「한 걸음 제도」를 이용하는 병원이 조금씩 증가하고 있다. 이것은 바꿔 신기 자체가 SSI 예방에 불리하다고 증명되었기 때문이 아니고, 불필요하다고 생각되는 몇 가지 이유[표 79-1]에 더해, CDC 진료 지침 등에서

표 79-1 바꿔 신기가 불필요한 이유

· 바꿔 신기에 의해 바닥이 멸균되지 않는다.
· 신발에 손을 대므로 hand hygiene 유지가 어렵다.
· 바꿔 신기가 수술실의 업무 효율화에 방해 요인이 된다.
· CDC의 진료 지침은 바꿔 신기에 대한 언급이 없다.

바꿔 신기 이외의 SSI 예방 요점이 강조되고 있기 때문이다.

필자의 병원에서는 1999년부터 한 걸음 제도를 시행하고 있다. 이렇게 바꾼 당시에 감염을 걱정하는 목소리가 높았으며, 슬리퍼 주는 것을 아까워한다는 오해의 소리도 있었으나, 관계자들이 효율성이 좋은 점을 깨달아 비판이 사라져 갔다.

● 문헌

1. Cruse PJ. Surgical wound infection. In: Wonsiewicz MJ. Infectious Diseases. Philadelphia: WB Saunders 1992: 758-64.

2. Humphreys H, Marshall RJ, Ricketts VE, et al. Theatre over-shoes do not reduce operating theatre floor bacterial counts. J Hosp Infect 1991; 17: 117-23.

3. Hambraeus A, Malmborg AS. The influence of different footwear on floor contamination. Scand J Infect Dis 1979; 11: 243-6.

4. Centers for Disease Control and Prevention (CDC). Guidelines for prevention of surgical site infection. ◎http://www.cdc.gov/ncidod/eid/vol7no2/nichols.htm から閲覧可能。

5. Agarwal M, Hamilton-Stewart P, Dixon RA. Contaminated operating room boots: the potential for infection. Am J Infect Control 2002; 30: 179-83.

6. Kurz A, Sessler DI, Lenhardt R. Perioperative normothermia to reduce the incidence of surgical-wound infection and shorten hospitalization. Study of Wound Infection and Temperature Group. N Engl J Med 1996; 334: 1209-15.

7. Greif R, Akça O, Horn EP, et al. Supplemental perioperative oxygen to reduce the incidence of surgical-wound infection. Outcomes Research Group. N Engl J Med 2000; 342: 161-7.

Question 80 호중구 감소 환자에게 식사 제한이 필요한가?

"먹어도 좋습니까?"

내과 수련 중인 의사라면, 간호사나 환자로부터 "치료 중에 ○○을 먹어도 좋습니까?"라는 질문에 대해 대답이 궁한 경험이 한두 번 있을 것이다. 여기서는 항암제 치료 등에서 나타나는 호중구 감소 시 식사를 제한할 필요가 있는가라는 의문에 대한 생각을 정리한다.

그런데 이런 문제에 대해 CDC(미국 질병 예방 관리센터)의 진료 지침은 없다.

The Cochrane Library에도, 이 원고를 집필한 시점에서는 2006년의 프로토콜만 있고 실제 논문은 발표되지 않고 있다.

이것은 이 문제에 대해 충분한 근거를 나타낼 만한 대규모 연구가 시행되지 않았기 때문이다. 매우 소규모 연구가 있을 뿐이라는 상황에서 현시점의 정보를 정리하려고 한다.

호중구 감소와 감염의 위험

항암제 치료에 동반한 면역 억제 상태의 지표로 호중구 절대 수 absolute neutrophil count (ANC)가 널리 이용되고 있다. 1966년 Bodey 등에 의해 호중구 감소 환자에서 사망 위험 증가가 보고된 이후, 호중구 감소와 감염 관련성이 다양한 연구에서 확인되었다.

2002년 IDSA(미국감염학회)의 진료 지침에는, 발열을 동반한 호중구 감소 환자의 적어도 절반은 잠재성 감염증에 이환되어 있으며, ANC $100/\mu$L 이하 환자의 적어도 20%에서는 균혈증이 존재한다고 기록되어 있다. 즉 호중구 감소증에서는 패혈증을 중심으로 한 중증 감염증의 위험이 매우 높다.

면역 억제자에게 위험한 식사는?

세균에 오염된 식사를 섭취하면 정상인도 세균성 장염에 이환될 위험이 높은 것이 당연하다. 그러나 건강한 사람에게는 문제가 없어도, 면역 억제 상태 환자에게 위험한 식사가 있는 것일까.

 column

조혈모세포 이식에서 식사 제한은?

조혈모세포 이식 시 식사 제한은 호중구 감소 이외에 여러가지 면역 시스템 장애(체액성 면역, 세포성 면역 등)가 관여하여 화학요법에 따른 호중구 감소와는 차원이 다르다. CDC의 조혈모세포 이식시의 기회 감염 예방 진료 지침에는 식사 내용에 대해 자세한 기록이 있으므로 참고하기 바란다.

CDC 홈페이지의 Foodborne illness에는, 「Are some people more likely to contact a foodborne illness? If there special precautions they should take?」라는 항목이 있다. 여기에는, 임산부, 고령자, 면역 부전자는 Listeria에 감염되기 쉽기 때문에 식사에 주의가 필요하다고 쓰여 있다.

구체적으로, 「잘 익지 않은 동물 유래 식품(핫도그, 기계로 갈아 고기와 지방이 혼합된 패티, 소세지, 햄 등), 프랑식 소프트 치즈 등은 Listeria 감염의 온상이 될 수 있다. 특히 위험이 있는 사람에게 비저온 살균 주스 등은 주지 않는 것이 좋다」라고 쓰여 있다. 그 외에 유아에게 젖병으로 우유를 줄 때 Salmonella에 주위하고, 젖병에 음료를 장시간 보관하지 않으며, 간기능 장애가있는 사람에서 Vibrio vulnificus 세균에 의한 감염을 예방하기 위해 생굴 등을 피하도록 쓰여 있다.

또 CDC의 조혈모세포 이식 환자에서 기회 감염 예방을 위한 진료 지침에는, 「날것이나 반 날것인 식육류·어패류·계란을 먹으면 안된다. 이것은 Salmonella, Campylobacter, 병원성 대장균, 장염 비브리오에 오염될 가능성이 있기 때문」이라고 기록되어 있다[칼럼].

이와 같이, 대부분의 건강한 사람에게는 문제가 되지 않는 식품도 일부 면역 억제 환자에게는 생명을 위협하는 감염을 일으킬 위험이 있는 것을 알 수 있다.

참기 어려운 안전한 식사!?

최근 악성 종양에 대한 치료 기술 발전에 따라 보다 강력한 항암제 치료를 하게 되었다. 이런 강력한 치료를 안전하게 시행하기

표 80-1 FDA-Approved Food Safety Guidelines

A : 식품 구매

1. 패키지가 파손·누출된 것, 캔이 찌그러진 것, 병에 금이 간 식품을 선택하지 않는다. 금속제 뚜껑으로 되어 있으면 안전판이 제대로 유지되어 눌려져 있으며 열 때 딸깍 소리가 나는 것을 선택한다.
2. 유효 기한이나 소비 기한을 넘긴 식품은 사지 않는다.
3. 우유, 치즈, 주스는 저온 살균된 것을 선택한다.
4. 냉장·냉동식품은 쇼핑 마지막에 구입하고 가능한 한 빨리 냉장고나 냉동고에 넣는다. 더운 계절에 차로 운전하여 이동하면 상하기 쉬운 것은 에어컨이 나오는 차내에 보관하고 트렁크에 넣지 않는다.
5. 생 육류·어패류 등의 국물이 다른 식품에 닿지 않도록 같은 쇼핑 봉투에 넣지 않는다.

B : 식품 보관

1. 포장된 육류·어패류의 국물이 다른 식품에 닿지 않도록 냉장고 가장 아래 전용 보관소에 넣는다.
2. 냉장고는 4.4℃, 냉동고는 -17.8℃ 이하를 유지한다.
3. 신선한 기계로 간 고기, 어패류, 닭고기는 2일 이내 조리하거나 냉동한다. 그밖에 다른 쇠고기, 돼지고기, 송아지 고기, 양고기는 3~5일 이내에 조리하거나 냉동한다.

C : 식사 준비

1. 조리·식사 전에는 따뜻한 비눗물로 손을 잘 씻는다.
2. 날고기, 어패류 취급 전후에 손을 씻는다.
3. 날고기, 어패류 국물이 다른 식품과 닿지 않게한다. 이들을 자른 후 조리 기구, 도마, 부엌칼, 조리대를 세제를 이용하여 뜨거운 물로 씻는다.
4. 도마는 사용 후에 작은 스푼 하나의 염소계 표백제를 약 1L의 물에 혼합하여 소독한다.
5. 키친 타올은 자주 삶고 세탁한다.
6. 신선 과일과 채소는 식전에 흐르는 물로 씻는다.
7. 감자나 당근의 껍질을 사용할 경우 수세미로 확실히 씻는다.
8. 과일이나 채소에서 상처가 나거나 손상된 부분은 제거한다.

D : 안전한 조리

1. 달걀은 반숙하지 않고 충분히 익힌다. 날달걀이나 반숙이 포함된 식품은 먹지 않는다.
2. 닭고기는 내부 온도가 82.2도가 될 때까지 조리한다. 육즙이 투명하게 되고, 속이 희게 될 때까지 확실히 굽는다. 생 닭고기는 절대 먹지 않는다.
3. 생선은 불투명한 흰색이 되어 바삭바삭하게 될 때까지 익힌다.
4. 기계로 갈은 고기는 71.1도가 될 때까지 익힌다. 속이 갈색이 될 때까지 익힌다. 이는 햄버거에 사용되는 쇠고기에 특히 중요하다.

E : 안전한 식사 제공

1. 따뜻한 식품은 따뜻하게, 차가운 식품은 차가운 상태를 유지한다. 음식을 보온기나 냉장고에서 꺼내 2시간 이상 방치하지 않는다.
2. 남은 것은 4일 이내 사용한다.

위해서는 감염증 등의 합병증 위험을 줄일 필요가 있다. 「식사와 함께 체내에 들어간 세균이 항암제 치료 등에 의해 손상 받은 점막에서부터 혈류나 림프절에 침입하여 감염을 일으킬 수 있다」라는 가설 아래 병원성 세균을 체내에 옮기는 벡터가 될 수 있는

「식사」 내용에 눈을 돌리게 되었다.

이전에는 식사에 대해 고압 살균하거나 조리 시간을 길게 하였으며, γ선을 쏘이는 등의 처치를 시행하였으며 그 결과 환자가 먹기 어려운 식사 메뉴가 되었다.

최근까지 많은 연구가 시행되었으나 식사 제한의 명확한 유용성에 대해 지적 되지 않았다. 더욱이 대부분의 연구가 소규모이며, 무작위화된 것이 아니고, 프로토콜 준수율도 낮아(식사 제한을 제대로 지키지 않았다) 평가하기 어려웠다.

실제 임상 현장에서는

2000년 Association of Community Cancer Centers에 소속된 156개 병원에서 조사한 결과, 호중구 감소 환자에게 78%의 병원이 어떤 형태로든 식사 제한을 하고 있었다.

주된 제한 내용은, 생채소, 생과일이나 주스, 생감자, 날 달걀, 덜 익힌 고기·어패류 등이었다. 제한 기준은 다양하여 식사 제한 내용뿐 아니라, 식사 제한 시작 시기와 종료 시기도 일정하지 않았다.

이것으로 식사 제한에 대해 일정한 기준이 없는 현장의 혼란을 엿볼 수 있다.

표 80-2 호중구 감소 환자 제한식

1. 생 채소는 피한다.
2. 껍질을 벗길 수 없는 과일을 피한다(오렌지나 바나나 등은 좋다).
3. 배달 식사나 패스트푸드는 피한다.
4. 숙성된 치즈는 피한다.
5. 모든 식품을 충분히 익힌다. 계란 요리는 단단해질 때까지 삶는다.
6. 조리 육제품(햄, 소세지, 패티 등)을 피한다.

식사 제한 이외의 접근이 있을까?

식사 제한에 의해 식욕이 저하되어 식사량이 줄면 호중구 회복을 늦추어 감염 위험이 높아진다고 생각할 수 있다. 이 가설에 대해, FDA-Approved Food Safety Guidelines에 따라 식품 취급에 충분히 주의하고, 어느 정도 자유로운 식사를 시켜 안전성을 조사한 예비 연구가 소아를 대상으로 19례에서 시행되었다.

그 결과, 식품 취급에 주의한 어느 정도의 자유 식사는 식사량을 증가시켜 본인이나 가족의 QOL을 개선할 수 있었다. 이 결과에 근거하여 현재 대규모 임상시험이 등록되어 있다.

이와 같이, 식사 제한은 25년의 역사가 있으나 근거가 부족하고, 식품위생에 대한 정보(손 씻기나 식품 취급 방법, 식품 선택 방법 등)를 본인 및 가족에게 확실히 교육하여 식사 제한과 같은 효과를 얻을 수 있을 것이라는 의견이 최근 제시되었다.

면역 시스템 장애의 여러 가지

식사 제한에서 문제가 되는 것은 호중구 감소만으로 면역력 정도를 파악하는 데는 한계가 있다는 것이다.

1. 항암제 종류에 따라 장애되는 면역 시스템이 다르다.

플루다라빈 같은 퓨린 유도체는 세포성 면역 장애를 일으키며, 점막 손상이 강한 항암제는 점막 배리어를 파괴한다.

2. 원 질환에 따라 장애되는 면역 시스템이 다르다.

다발성 골수종에서는 체액성 면역 부전이, 악성 림프종은 세포성 면역 부전이 주로 일어난다.

이상과 같이 호중구 수만으로 추측할 수 없는 면역 부전 종류가 많다. 이런 점에서 모든 암에 대한 치료로 보편적으로 사용할 수 있는 식사 제한 기준을 작성하는 것은 어렵다.

이러한 점을 감안하여 현시점에서 일상 업무에서 사용할 수 있는 구체적인 예는 다음과 같다.

현재 진행 중인 대규모 연구

현재 The Effectiveness of the Neutropenic diet in Pediatric Cancer Patients (Clinical Trials gov Identifier : NCT 00726934)라는 3상시험이 진행되고 있으며 증례 등록 중이다. FDA-Approved Food Safety Guidelines을 준수하는 군과 이 진료 지침에 표 80-2의 식사 제한을 더한 군에 소아 19명을 할당한 예비 연구에서 유의한 차이가 없었다는 결과에 근거한 연구이다.

식품 위생에 대해 이 연구에 사용되고 있는 FDA-Approved Food Safety Guidelines[표 80-1]가 참고가 되며, 식사 제한의 구체적인 예로 이 연구에서 사용하고 있는내용[표 80-2]이 일반적으로 받아들이기 쉬울 것으로 생각된다.

현시점에서의 견해는…

이상을 근거로 식사 제한에 대한 견해를 정리하면 다음 2가지가 된다.

1. 치료 전에 환자 및 환자 가족에게 표 80-1와 같은 식품위생에 대한 정보를 제대로 제공한다.
2. 7~10일 이상 호중구 감소가 예측되는 경우나, 호중구 감소 이외에 원 질환과 관련

된 고도 면역 억제(체액성 면역이나 세포성 면역)가 존재하는 경우, 면역 억제와 관련된 기저 질환(당뇨병, 무비증 등)이 있으면 표 80-2와 같은 식사 제한을 마련한다. 앞으로 상기 연구 등의 지견이 축적되면 식사 제한에 대한 권고가 크게 바뀔 가능성이 있는 것에 주의할 필요가 있다.

● 문헌

1. Mank A, Davies M, Langeveld N, et al. Low bacterial diet to prevent infection in neutropenic patients. Cochrane Database Syst Rev 2008; 4: CD006247.
2. Bodey GP, Buckley M, Sathe YS, et al. Quantitative relationships between circulating leukocytes and infection in patients with acute leukemia. Ann Intern Med 1966; 64: 328-40.
3. Hughes WT, Armstrong D, Bodey GP, et al. 2002 guidelines for the use of antimicrobial agents in neutropenic patients with cancer. Clin Infect Dis 2002; 34: 730-51.
4. Centers for Disease Control Prevention. Foodborne Illness. http://www.cdc.gov/ncidod/dbmd/diseaseinfo/foodborneinfections_g.htm (2008/10/25)
5. Centers for Disease Control and Prevention; Infectious Disease Society of America; American Society of Blood and Marrow Transplantation. Guidelines for preventing opportunistic infections among hematopoietic stem cell transplant recipients. MMWR Recomm Rep 2000; 49: 1-125.
6. Smith LH, Besser SG. Dietary restrictions for patients with neutropenia: a survey of institutional practices. Oncol Nurs Forum 2000; 27: 515-20
7. Moody K, Finlay J, Mancuso C, et al. Feasibility and safety of a pilot randomized trial of infection rate: neutropenic diet versus standard food safety guidelines. J Pediatr Hematol Oncol 2006; 28: 126-33.
8. Restau J, Clark AP. The neutropenic diet: does the evidence support this intervention? Clin Nurse Spec 2008; 22: 208-11.
9. Montefiore Medical Center. The Effectiveness of the Neutropenic Diet in Pediatric Cancer Patients. http://clinicaltrials.gov/ct2/show/NCT00726934 (2008/10/25)

Question 81

흰 가운과 넥타이를 며칠에 한번 바꾸어야할까?

▶▶ 진료실에는 감염원이 가득!

원내 감염 대책으로 중요한 요소의 하나가 「의료인에 의한 병원체 이동」을 억제하는 것이다. 이런 관점에서 손 위생에 대한 대책을 강구하여 많은 병원에서 철저하게 시행하고 있다.

「환자에게 손대고 곧바로 손을 씻거나 알코올로 소독을 한다」라고 되어는 있으나 실제로는 진찰 후에 전자 진료기록에 몰두하거나 흰 가운이나 너스 캡에 손을 댄다고 지적되고 있다. 그 중에서 너스 캡은 원내 감염 방지 관점에서 폐지한 병원이 적지 않다.

너스 캡은 이렇게 폐지되었으나 다른 기구나 의복에는 문제가 없을까? 일반적으로 접촉 예방 대책이 필요한 질환에서는, 가운을 입고, 장갑을 착용하여 처치한 후에 이들은 폐기하는 것을 생각하면, 일반 환자에 대한 대책에는 의문이 생기는 것은 당연하다.

일상 진료 복장인 흰 가운과 의사가 착용하는 경우가 많은 넥타이 그리고 평상시에 사용하는 청진기에 실제로 어느 정도의 오염이 있으며, 어떤 대책을 세우면 좋을까?

▶▶ 자신의 주위를 돌아보면…

● 흰 가운은 어느 정도 더러운가?

영국의사회는 원내 감염 대책을 위해 의료 종사자에게 복장 규정(dress code)을 제시하고 있다. 이 규정에 의하면, 흰 가운에서 Sraphylococcus aureus, Clostridium difficile, 글리코펩티드 내성 장구균(GRE) 검출이 많다고 알려졌으며, 특히 넥타이처럼 기능적 의미가 없는 것은 착용하지 않도록 권고하고 있다.

직장을 떠날 때는 먼저 매일 착용하나 거의 세탁하지 않는 흰 가운을 새 것으로 바꾸고, 또 흰 가운을 입은 채로 불필요한 외출을 피하도록 권고하고 있다.

흰 가운의 오염도를 전공의나 진료과와 관계 없이 100명의 의사에서 ① 25 cm²에서 배양되는 콜로니 수, ② S. aureus 검출 여부에 대해 조사한 보고가 있다.

오염이 심한 흰 가운 부위로 S. aureus가 소매에서 19명, 포켓에서 16명, 등에서 7명이 검출되어 소매와 포켓의 검출이 많았다.

또 의사의 소속에 따라 51명이 내과계, 38명이 외과계, 11명이 응급의학 등 기타부서였으며, 그 중에서 균의 검출은 내과계 7명, 외과계 17명, 그 외 부서 5명으로 외과계가 많았다.

또 흰 가운 사용 빈도와의 관계를 조사하여, 흰 가운 사용 기간과 근무 중 착용 비율을 평가했다. 사용 기간에 따라 1주 이내 교환과 4주 이상 교환의 비교에서 차이가 없었으나, 옷을 입는 근무 시간에 따라 장시간 사용하면 검출되는 콜로니 수가 증가하였다.

이런 연구는 조사한 흰 가운의 수나 사용 방법에 따라 결과가 크게 영향 받을 수 있으므로 처치에서 환자와 접촉 빈도가 증가하는 진료 과나 부위와의 관계가 시사된다.

이상적으로 보면 흰 가운은 매일 바꾸는

것이 바람직하다. 그러나 흰 가운을 대여 받거나 개인이 소유하는데 매일 세탁하려면 여러벌을 준비해야(실제로 충분히 준비되어 있지 않다) 한다. 이런 사정으로 흰 가운 교환 빈도가 줄어들 가능성이 있다.

병원에서 흰 가운을 일괄 관리하는 곳이 있으며, 그런 시스템에서는 빈번하게 교환하기 쉽다고 생각된다. 즉 교환 빈도로 매일이 좋은 것은 확실하지만, 병원의 지원 체제가 꼭 필요하다.

● 넥타이를 착용한 의사가 좋은가?

앞에서 설명한 영국의학회 근무 규정에 넥타이에 대해서도 언급하고 있지만, 실제로 어느 정도로 오염이 보고되어 있을까?

Steinlechner 등에 의하면, 정형외과 병동에서 361개의 도말 검체가 양성이었으며, 651개의 병원체가 검출되었다. 그 중 295건(45.4%)이 넥타이에서 배양되었다.

또 정형외과에 소속된 26개의 넥타이 중 22/26에서 coagulase-negative staphylococcus가 양성이었고, 2/26에서 S. aureus가 양성이었다. 넥타이가 오염되어 의료인(특히 의사)이 균을 이동시킬 가능성을 생각할 수 있다.

넥타이를 착용하면 확실히 인상은 좋아 보일지 모르지만, 감염 위험이 된다면 착용하지 않는 것이 하나의 선택이다.

현재 너스 캡을 폐지한 병원이 적지 않다. 너스 캡은 직업의 자부심이나 이념과 관계가 있어 폐지 시 많은 논란이 있었다고 들었다. 넥타이 착용과 상통하는 점이 있다고 생각한다.

넥타이를 착용한 의사가 바람직하다고 생각하는 환자도 있을지도 모른다. 감염 대책으로 착용하지 않는 편이 좋다고 생각되지만, 그런 경우 왜 폐지했는가에 대한 이유를 설명하여 공지하면 넥타이 폐지도 받아들이기 쉬울 것으로 생각한다(아무래도 착용하고 싶다면, 특히 처치가 필요한 경우에는 착용을 피하고, 자주 세탁이나 클리닝하는 것도 생각해야 한다).

● 청진기 소독법

환자에게 직접 접촉하며, 다른 환자에게도 사용하는 기구로 청진기를 들 수 있다.

청진기는 진찰에 빠뜨릴 수 없는 중요한 장비이다. 그러나 항상 환자에게 직접 사용하므로 쉽게 세균에 오염될 수 있다.

균을 다른 환자에게 전달할 위험은 확실히 있다. 그러나 흰 가운처럼 세탁하거나 넥타이처럼 착용하지 않는다는 선택을 할 수는 없다. 진찰 중에 알코올로 닦는 것은 일상 진료에서 쉽지 않지만 현실적으로 시행할 수 있는 대책이다. 그렇다면 실제로 어느 정도의 효과를 기대할 수 있을까?

Africa-Purino 등은 30개의 청진기를 진찰 전후와 소독 후에 배양하여 조사했다.

진찰 후 17개에서 S. aureus가 검출되었다. 그 30개를 10개씩, 비누와 물, 70% 이소프로필 알코올, 차아염소산으로 씻었는데, 어느 쪽에서나 균은 배양되지 않았다.

즉, 진찰 후에 알코올로 닦는 것은 간단하고 쉽게 시행할 수 있으며 충분히 효과를 기대할 수 있는 대처법이다.

▶▶ 병원 지원이 중요

자신을 둘러싼 감염 대책은 간단하지만 어렵다. 가장 큰 이유는 습관이 크게 관여하고 있기 때문에 변경하기 어려운 것이다. 또 개인의 대책도 중요하지만, 병원이 그 대책을 어디까지 지원해 줄 수 있는지가 더욱 중요하다. 흰 가운의 공급, 넥타이 착용을 요구하지 않는 취지의 홍보, 진찰실이나 처치실에 알코올 솜이 사용하기 쉬운 상태로 준비되어 있는 것 등은 어디까지나 한 예에 지나지 않는다.

개인과 병원 전체에서 감염 대책 전반에 대한 방침을 살펴 스스로 시행하기 쉬운 방안을 검토해야 한다.

● 문헌

1. High standards of hygiene in clinical practice. In: George C, Nathanson V, Seddon C, et al. Healthcare associated infections. A guide for healthcare professionals. London: British Medical Association, 2006: 9-13.
2. Wong D, Nye K, Hollis P. Microbial flora on doctor's white coats. BMJ 1991; 303: 1602-4.
3. Steinlechner C, Wilding G, Cumberland N. Microbes on ties: do they correlate with wound infection? Ann R Coll Surg Engl 2002; 84 (Suppl): 307-9.
4. Africa-Purino FMC, Dy EER, Coronel RF. Stethoscopes: A potential source of nosocomial infections. Phil J Microbiol Infect Dis 2000; 29: 9-13.

Question 82 피부 소독에 포비돈과 알코올의 어느 쪽이 좋을까?

포비돈 vs 알코올 : 어느 쪽의 효과가 좋을까?

피부 소독은 시행하는 수기에 따라 사용하는 소독약이 구분되어 있다. 현재 임상 현장에서 일반적으로 사용되는 소독약에는, 10% 포비돈-요드 수용액과 크롤헥시딘 알코올 용액이 있다. 구미에서는 2% 크롤헥시딘이 포비돈-요드에 비해 효과적이라고 많이 사용되고 있다.

여기서는 침습성이 높은 수기를 중심으로, 현재 구미에서 권고되고 있는 소독약에 대해 설명한다. 포비돈은 포비돈-요드 수용액을, 알코올은 알코올 솜 또는 크롤헥시딘 알코올 용액을 가리킨다.

구미에서는 2% 크롤헥시딘이 사용되고 있으나 일본에서는 2% 용액은 승인되어 있지 않으며, 0.5% 크롤헥시딘만 사용 가능하다.

수기에 따른 사용구분

● 중심정맥 카테터 삽입

현재 미국 등 여러나라에서 중심정맥 카테터 삽입 시 소독약으로 포피돈-요드 대신 2% 크롤헥시딘 사용이 권고되고 있다. 일본에서는 2% 크롤헥시딘이 미승인이기 때문에 포비돈을 사용한다.

크롤헥시딘은 지금까지 임상시험에서 포피돈-요드에 비해 중심정맥 카테터 관련 감염 발생률이 유의하게 낮았다고 보고되었다. 8개의 무작위 시험을 메타분석한 보고에 의하면, 4,143명의 축적된 자료에서 크롤헥시딘이 포비돈-요드보다 카테터 감염 발생률을 50% 저하시켰다.

수술 전 피부 절개

수술 부위 감염 예방을 위해 미국에서 수술 전 소독약으로 포비돈-요드가 지금까지 사용되었으나, 최근에는, 유의한 유효성에 따라 2% 크롤헥시딘이 사용되고 있다.

보통 크롤헥시딘은 무색 투명하여, 소독 범위가 분명하지 않기 때문에 최근에는 색깔을 넣은 제품도 나와있다.

코크란 리뷰에 흥미 있는 보고가 있다. 수술 전 크롤헥시딘을 이용한 샤워나 목욕이 수술 후에 수술 부위 감염 발생률 감소에 효과적인지 검토하였다. 1966~2005년의 논문을 리뷰하였으며, 유감스럽게도 크롤헥시딘은 다른 비소독성 세정 제품에 비해 효과적이라는 근거가 없었다.

요추 천자

보통 포비돈을 사용하여 천자부위를 소독하고 있다. 미국 등에서는 2% 크롤헥시딘도 사용할 수 있다.

경막외 카테터 삽입

보통 포비돈을 사용하여 삽입부를 소독한다. 미국 등에서는 2% 크롤헥시딘도 사용할 수 있다.

무작위 시험은 예가 적으나, 한 예에서 수술 후 통증 조절 목적으로 경막외 카테터 삽입을 시행한 소아 환자 96명을 알코올 베이스 0.5% 크롤헥시딘 사용군 또는 10% 포비돈-요드 수용액 사용군으로 무작위 배분하였다. 그리고 카테터를 제거하여 세균을 배양한 결과 0.5% 크롤헥시딘은 10% 포비돈-요드에 비해 세균 보유율이 유의하게 낮아

상대 위험도가 0.2였다.

혈액 배양 채취

보통 포비돈으로 채혈부를 소독하여 오염을 방지한다. 미국 등에서는 2% 크롤헥시딘도 사용할 수 있다.

지금까지 혈액 배양 채취에서 정맥 채혈 소독약으로 2% 크롤헥시딘과 10% 포비돈-요드의 효과를 비교한 무작위 시험이 없었으나 최근 타이의 연구가 보고되었다.

이 연구는 2006년 8~10월에 시행되었으며 모두 2,146건의 혈액 배양 검체가 채취되

 column

마를 때까지 기다리지 않으면 효과 없다!?

흔히 「포비돈은 마를 때 효과가 있다」고 하지만, 포비돈의 살균 기전은 산화 환원 반응이며, 그 반응이 충분히 일어나도록 기다리는 시간이 대체로 포비돈이 피부에서 마르는 시간 정도라는 것이다. 습관적으로 「마를 때까지 기다리지 않으면 효과가 없다」라고 해왔지만, 정확하게는 마를 때까지 기다리는 동안 산화 환원 반응이 일어나는 것이다.

포비돈을 바르고 충분한 시간 경과를 기다리지 않고 바로 알코올 솜으로 「착색된 부분을 닦아낸다」라는 습관적 행위를 흔히 하고 있으나 이것은 살균 효과를 없애버린다. 이런 행동은 즉시 그만 두어야 하다!

충분한 살균·소독 효과를 기대하기 위해서는 포비돈을 바르고 나서, 살균 반응이 일어나기까지 잠시 기다릴 필요가 있다(2~3분 기다린다). 소독 효과가 포비돈 보다 낮은 알코올 솜으로 닦아내어 포비돈의 소독 효과를 무효로 만든다.

포비돈-요드는 수용성 용액으로 사용하며 앞에서 말한대로 효과 발현은 산화 환원 반응에 의한다. 따라서 양치질 약 등 물로 희석하여 사용하는 경우에도 농도에 따라 살균 효과에 영향이 있으며, 근본적으로 산화 환원 반응이므로 마르는 것과 관계가 없다. 산화 환원 반응에는 어느 정도의 시간이 필요하다. 마를 때 효과가 나타나는데 양치질 약은 왜 살균 효과를 나타내는지 의심스럽게 생각하는 사람도 있었을 것이다. 의문이 해결되었는지?

었다. 그 결과 2% 크롤헥시딘과 10% 포피돈-요드 사용에서 오염 발생률이 각각 3.2%, 6.9%로 2% 크롤헥시딘이 유의하게 적었다.

앞으로 2% 크롤헥시딘을 혈액 배양 채취 시에 사용할 것이 시사되고 있다.

● 동맥 천자

보통 포비돈을 사용하여 삽입부를 소독한다. 미국 등에서는 2% 크롤헥시딘도 사용할 수 있다.

● 일반 채혈

보통 알코올 솜으로 소독한다.

▷▷ 2% 크롤헥시딘이 세계 표준이지만…

세계적으로 2% 크롤헥시딘에 의한 피부 소독이 다양한 상황과 수기에서 유효하다는 결과가 많다. 유감스럽지만 일본에서는 2% 크롤헥시딘이 승인되어있지 않아 종래의 10% 포비돈-요드를 현장에서 사용하고 있다.

● 문헌

1. Maki DG, Ringer M, Alvarado CJ. Prospective randomised trial of povidone-iodine, alcohol, and chlorhexidine for prevention of infection associated with central venous and arterial catheters. Lancet 1991; 338: 339-43.
2. Chaiyakunapruk N, Veenstra DL, Lipsky BA, et al. Chlorhexidine compared with povidone-iodine solution for vascular catheter-site care: a meta-analysis. Ann Intern Med 2002; 136: 792-801.
3. Mimoz O, Villeminey S, Ragot S, et al. Chlorhexidine-based antiseptic solution vs alcohol-based povidone-iodine for central venous catheter care. Arch Intern Med 2007; 167: 2066-72.
4. Webster J, Osborne S. Preoperative bathing or showering with skin antiseptics to prevent surgical site infection. Cochrane Database Syst Rev 2007; 2: CD004985.
5. Kinirons B, Mimoz O, Lafendi L, et al. Chlorhexidine versus povidone iodine in preventing colonization of continuous epidural catheters in children: a randomized, controlled trial. Anesthesiology 2001; 94: 239-44.
6. Suwanpimolkul G, Pongkumpai M, Suankratay C. A randomized trial of 2% chlorhexidine tincture compared with 10% aqueous povidone-iodine for venipuncture site disinfection: Effects on blood culture contamination rates. J Infect 2008; 56: 354-9.

PART 16

통증과 불면

Question 83~85

Question

83 몰핀을 투여하여 통증이 없어진다면 NSAID를 끊어도 좋을까?

암성 통증의 진통제 투여에서 NSAID로 충분히 진통되지 못하여 오피오이드를 추가할 때 NSAID와 몰핀을 비롯한 오피오이드 병용이 원칙이다. 기본적으로 몰핀(오피오이드)로 진통되어도 NSAID를 계속 사용해야 하고, WHO의 암 통증 치료지침에도 이렇게 기술되어 있다. 아래에 그 이유를 정리해 보았다.

❯❯ 암의 통증은 2가지로 구별된다

통증은, 오피오이드 반응성이 좋은 침해 수용성 통증과 오피오이드 반응성이 충분하지 않은 신경장애성 통증 neuropathic pain으로 구별된다.

또 침해 수용성 통증을 일으키는 침해수용기에 대한 자극은 염증에 의한 것이나 물리적 압박에 의한 것 등으로 다양하다. 그리고 신경장애성 통증을 일으키는 신경장애에 염증이 관여하는 경우도 있다.

통증이 한 가지 원인으로 발생하는 경우는 적으며 많은 원인이 혼재한다.

❯❯ NSAID와 몰핀의 진통 작용 차이

NSAID는 시크로옥시게나제(COX)를 저해하여 프로스타글란딘(PG) 합성을 억제하고 염증부위에 대한 소염 · 진통 작용을 나타낸다.

한편 몰핀을 비롯한 오피오이드는 중추 신경 시냅스 전후에 있는 오피오이드 수용체에 작용하여 진통 작용을 나타낸다.

❯❯ WHO 암 통증 치료 원칙

WHO 암 통증 치료는 다음과 같은 5개의 기본 원칙으로 구성되어 있다.

1. by mouth(경구 투여와 같은 간편한 방법으로)
2. by the clock(시간을 정해 규칙적으로 투여)
3. by the ladder(진통제 사다리를 따라 효력의 순서대로)
4. for the individual(환자에 따라 개별적인 양으로)
5. attention to detail(세밀한 배려를)

세번째 3항목인 진통제 사다리[그림 83-1]를 따라 효력 순서대로 진통제를 선택하여 사용하도록 권고하고 있다. 이 그림에서 나타난 대로, 어떤 정도의 통증에도 NSAID로 대표되는 비오피오이드 진통제 사용이 권고된다.

그림 83-1 WHO의 진통제 사용 지침
어떤 통증에나 NSAID가 대표적이며 비마약성 진통제 사용이 권고된다.

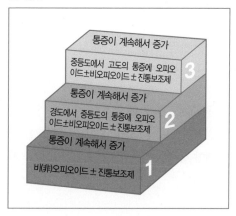

그 이유는 앞에서 설명한대로 NSAID와 오피오이드의 작용 기전이 다르기 때문이다. 한가지 작용이 아니라 여러 작용 기전으로 통증에 대응하면 보다 효과적으로 진통 효과를 얻을 수 있다는 것이다.

또 통증 원인에 앞서 말한대로 염증을 비롯한 많은 요인이 혼재하고 있다. 염증에 동반한 통증에는 NSAID가 효과적이다. 따라서 NSAID로 조절할 수 있는 통증은 NSAID로 대응하고, 오피오이드가 효과적인 통증은 오피오이드를, 그리고 신경장애성 통증에는 통증 보조제를 사용하여 각각의 사용량을 줄일 수 있어 부작용을 감소시킬 수 있다.

▶▶ NSAID의 계속적인 사용이 좋다

NSAID가 효과가 있는 대표적인 통증은, 염증을 동반한 통증과 골전이 통증이다. 이런 상황에서는 특히 계속 병용하는 것이 중요하다. NSAID의 계속 사용이 좋은 이유는 다음 2가지로 정리할 수 있다.

1. 통증은 여러가지 원인에 의해 일어난다. 모든 통증을 제거할 수 없더라도 NSAID가 효과적인 경우가 많다.
2. 효과적인 약물을 여러 종류 사용하여 오피오이드나 통증 보조제의 부작용을 감소시킬 수 있다.

▶▶ 반대로 어떤 경우에 NSAID를 중지하는가?

● 중지해도 좋을 때
원칙적으로는 NSAID와 오피오이드를 병용해야 하지만, NSAID를 중지해도 좋을 때

가 있다. 통증이 충분히 조절되고, 환자의 전신 상태 변화에 의해 NSAID를 계속 투여하기 어려운 경우이다.

구체적으로, 투여 경로가 문제 되는 경우가 있으며, ① 경구 섭취가 어려워 정맥 투여나 경직장 투여가 환자에게 부담된다고 판단될 때, ② 신기능 장애, 혈소판 기능 저하, 위장관 점막 장애, 혈압 저하 등 NSAID 부작용이 전신 상태에 현저한 영향을 줄 때 등이다.

일시적으로 NSAID를 중지하여 통증 증가가 없으면 그대로 경과를 본다. 그러나 통증이 증가될 경우에는, 오피오이드를 가능한 증량하고, 오피오이드 증량이 적절하지 않은 과량 투여에 가까운 상황에서는 NSAID를 재개하거나 아세트아미노펜을 투여한다.

● 중지해야 하는 경우
NSAID 중지가 필요한 경우는, ① 위장관 출혈이 지속될 때, ② NSAID에 의한 신기능 장애가 명확할 때 등을 들 수 있다.

● ● ●

이상과 같은 NSAID 부작용이 문제가 되었다고 해도, NSAID를 중지하면 오피오이드만으로 대처하기 어렵다. 진통이 악화되는 경우 환자의 예후를 고려하고 다양한 균형을 고려하여 NSAID 투여를 계속하는 경우가 있다.

이 경우에는, 환자나 가족에게 설명 및 의료진 사이에 합의가 필요할 것이다.

● 문헌
1. WHO 編(武田文和訳). 癌の痛みからの解放 —WHO 方式癌疼痛治療法. 第 2 版. 東京: 金原出版, 1996; 20.

Question 84 복통 환자 진찰 후 진통제를 주어야 할 것인가?

여기서는 진단되지 않은 급성 복통에서 진통제 사용에 대해 설명한다.

복통은 다양한 원인으로 일어나며 복강 내는 물론 복강 외 원인으로 생기기도 한다. 감별 진단을 좁히기 위해 병력과 신체 검사가 중요하지만, 심한 복통을 호소하는 환자에서 충분한 병력 청취와 진찰 시행은 쉽지 않다.

진통제를 사용하여 통증을 완화시킬 수 있으면 진찰을 어느 정도 쉽게 할 수 있을 것이나, 과연 처음부터 진통제를 사용하는 것이 적절할까?

▶ 진통제 사용이 진단에 지장을 줄 수 있을까?

복통 환자의 평가에서 자주 만나는 문제는 "외과 치료가 필요한 질환이 아닐까?"라는 의문이다. 이런 환자의 진단과 처치가 늦어지면 예후가 불량하게 된다.

전형적인 예로 위장관 천공에 동반된 복막염을 들 수 있다. 복막염을 일으킨 환자는 움직이면 아프므로 침상에 가만히 있는 경우가 많으며, 또 복벽 긴장을 완화시키기 위해 무릎을 굽힌 체위를 취하는 경우가 많다.

● 복부 소견이 마스크된다!?

이렇게 전형적 소견이 있는 환자는, 환자의 상태를 보기만 해도 복막염이 의심되며, 반동압통(rebound tenderness)을 보려는 진찰은 오히려 환자에 대한 고문이다. 이런 환자에게 진통제를 투여할 때 진찰이 종료될 때(특히 외과의사에 의한 진찰)까지 기다리지 않으면 안 된다. 과거에는 진통제를 사용하면 복부 진찰이 마스크된다는 생각에서 진찰 전 진통제 투여가 권고되지 않았다.

그러나 몇 개의 질 높은 연구 결과에 의해 이런 생각은 부정되었다. 예를 들어, 응급실을 방문한 진단이 확정되지 않는 복통 환자 74명을 몰핀 투여군(38명)과 위약군(36명)으로 랜덤하게 나누어, 투여 직전과 60분 후 신체 소견 변화와 진단의 정확도를 비교한 이중맹검시험에서 양 군 사이에 신체 소견 변화와 진단 정확도에 유의한 차이가 없었다.

또 메타분석에서도 복통 환자에 마약 사용으로 인한 「치료 과오」(불필요한 수술 시행 또는 필요한 수술을 적기에 시행할 수 없는 것으로 정의)가 증가하지 않았다고 결론짓고 있다.

이런 근거가 있음에도 불구하고, 미국 응급의사의 76%가 외과의사의 진찰이 끝날 때까지 마약을 투여하지 않는다는 조사 결과가 있다.

● 완전히 진통시킬 필요는 없다

우리나라에도 외과의사의 진찰 전 진통제, 특히 마약계 진통제를 투여하지 않는 병원이 많을 것이다. 중등도 이상 복통을 호소하는 환자의 통증을 완전히 제거할 필요는 없다. 통증 정도를 완화시키면 환자의 병력 청취가 쉽게 되고, 진찰에 협력 받을 수 있을 것이다.

물론 약물 투여 전에 가능하면 약물 알레르기 병력을 청취해야 하며, 중증으로 쇼크 상태에 있는 경우 진통제 투여로 상태가 악화될 가능성이 있으므로, 먼저 전신 상태를 안정화시켜야 한다.

▶ 복통 진찰의 함정 : 고령자

복통의 정도는 원인 질환의 중증도와 관계되지만, 그 상관도는 강하지 않다. 이것을 염두에 두고, 특히 위험이 높은 환자에서는 검사 시행의 역치를 낮출 필요가 있다. 고위험 환자 구분에 도움이 되는 질문 사항은 표 84-1과 같다.

특히 고령자(>65세)의 복통은 사망률이 6~8배 증가한다고 알려져 있다. 고령자에서는 여러 질환이 동반될 가능성이 높고, 또 복부 진찰 소견도 확실치 않은 경우가 많다. 따라서, 예를 들어 고령자의 복통에서 복막 자극 증상이 없는 경우에도, 병력이나 혈액 검사에서 중증 질환이 의심되면 신속히 영상 검사를 시행해야 한다.

또 고령자 등의 고위험군에서 신속하게 진단되지 않은 경우에는 복부 소견을 시간 경과에 따라 재평가하는 것이 중요하다.

표 84-1 고위험군 구분을 위한 질문 사항

1. 몇 살인가? 고령자는 고위험군이다.
2. 통증과 구토 중 어느 쪽이 먼저인가? 통증이 먼저인 경우가 더 나쁘다(즉 외과 질환일 가능성이 높다).
3. 복통 기간은 어느 정도인가? 48시간 이내의 복통이 더 나쁘다.
4. 과거 복부 수술 병력이 있는가? 복부 수술 병력이 있으면 장폐색을 의심한다.
5. 복통이 지속성인가, 간헐적인가? 지속성 복통이 더 나쁘다.
6. 같은 복통 경험이 있는가? 과거에 같은 복통이 없다면 더 나쁘다.
7. 암, 대장게실, 췌장염, 신부전, 담낭 결석, 염증성 장질환 병력이 있는가? 이들은 모두 보다 중증인 질환의 가능성을 시사한다.
8. HIV 감염이 있는가? 감염 가능성 또는 약물성 췌장염을 의심한다.
9. 하루에 어느 정도의 알코올을 소비하는가? 췌장염, 간염, 간경변을 의심한다.
10. 임신하고 있는가? 임신 반응을 검사한다. 자궁외 임신을 의심한다.
11. 항생제 또는 스테로이드제를 복용하고 있는가? 이런 약제에 의해 감염이 마스크될 가능성이 있다.
12. 복통이 배 중앙에서 시작하여 점차 우하복부로 이동했는가? 급성 충수염에서 특이적이다.
13. 심혈관 질환, 고혈압, 또는 심방세동의 병력이 있는가? 장간막 허혈 또는 복부 대동맥류를 의심한다.

● 문헌

1. Thomas SH, Silen W, Cheema F, et al. Effects of morphine analgesia on diagnostic accuracy in Emergency Department patients with abdominal pain: a prospective, randomized trial. J Am Coll Surg 2003; 196: 18-31.
2. Pace S, Burke TF. Intravenous morphine for early pain relief in patients with acute abdominal pain. Acad Emerg Med 1996; 3: 1086-92.
3. Gallagher EJ, Esses D, Lee C, et al. Randomized clinical trial of morphine in acute abdominal pain. Ann Emerg Med 2006; 48: 150-60.
4. Ranji SR, Goldman LE, Simel DL, et al. JAMA 2006; 296: 1764-74.
5. Wolfe JM, Lein DY, Lenkoski K, et al. Analgesic administration to patients with an acute abdomen: a survey of emergency medicine physicians. Am J Emerg Med 2000; 18: 250-3.

Question 85 입원 환자의 불면증에 어떻게 대처할까?

▶▶ 입원 환자에서의 잦은 호소 : "잠을 잘 수 없습니다…"

불면은 야간 당직 시 환자에게 가장 많이 듣는 호소 중 하나이다. 사람의 수면 시간에는 개인차가 크기 때문에 수면 시간의 장단과 관계없이, 환자 자신이 수면의 부족감을 자각하면 불면이라고 한다.

불면의 형태에 따라 잠들기 어려움(입면곤란), 자다가 깸(중도 각성), 아침 일찍 깸(조조 각성), 푹 자지 못함(숙면 장애) 등으로 나눌 수 있으나 실제로 이들이 중복되어 나타나는 경우가 많다. 또 수면 부족에 의해 졸음, 피로감, 집중력이나 의욕저하 등이 나타나서 낮 동안의 생활이 방해되는 경우에도 불면증이 있다고 할 수 있다.

불면은 자각하는 기간에 따라 1주 이내의 「일과성 불면」, 1개월 미만의 「단기 불면」, 1개월 이상의 「장기 불면」으로 분류된다. 입원 환자의 불면에는 일과성이나 단기 불면이 많다.

▶▶ 감별 진단에 근거한 대처가 중요

● 5개의 P

입원 환자의 불면증에 대한 대처를 위해 먼저 감별 진단을 통해 원인 되는 질환이나 병태 또는 원인 약물을 분명히할 필요가 있다. 불면의 원인은 다양하며 여러가지 요인이 관여하는 경우가 많은 것에 주의한다.

대표적인 원인 분류에 「5개의 P」가 있으며, physiological, psychological, physical, psychiatric, pharmacological을 주된 원인 카테고리로 나누도록 고안되어 있다 [표 85-1].

● 입원 환자의 특성을 이해한다

입원 환자의 불면증에서, 입원 전과 입원 중 수면 시간의 엇갈림이나 장시간의 낮잠 등 physiological factor(생리적 원인)와 중증 질환에 이환된 정신적 스트레스인 psychological factor(심리적 원인)에 의한 경우가 흔하며, 이 경우에는 입면도입제 처방으로 대처가 가능하다. 그러나 입원 환자 중에는 psychiatric(정신적 원인), physical(신체적 원인), pharmacological(약리학적 원인)에 의한 불면증도 많으며, 또 여러 원인이 관여하는 경우도 많아, 이런 원인에는 기저 질환 치료나 조절 또는 원인 약제 중지나 감량 또는 다른 약제로 변경 등 원인별에 적합한 대처가 필요하다.

▶▶ 질 좋은 수면을 위한 환자 교육 : 수면의 12 법칙

불면증에 대한 대처로 먼저 수면 환경을 정돈하는 등 가능한 투약에 의지하지 않는 방법을 찾아본다.

표 85-2는 수면의 12 법칙이다. 이런 비약물적 접근으로 효과가 없으면 약물요법을 시도한다.

🏁 약물요법의 기본 원칙

● 수면 효과가 있는 약제와 반감기에 의한 분류

불면에 대한 약물요법의 기본 원칙은 다음과 같다.

1. 가능한 저용량을 투여한다.
2. 간헐적으로 사용한다(1주에 2~4일 정도).
3. 처방은 단기간으로 한다(2주 이내).
4. 장기간 매일 복용한 환자에서 갑자기 중지하지 않는다.
5. 중지 후 리바운드(증상 악화)에 주의한다.

수면 효과가 있는 약제는, 벤조디아제핀계 수면제, 비벤조디아제핀계 수면제, 항우울제 등 3 종류로 분류된다.

벤조디아제핀계 수면제는 REM 수면을 억제하기 때문에 중도 각성을 방지하는 효과가 있다. 비벤조디아제핀계 수면제는 수면 단계에 영향이 작고, 벤조디아제핀계 수면제에 비해 장기 복용에서 내성이나 중지 후 리바운드가 적다. 항우울제 중에서 트라조돈은 수면 장애를 동반한 우울증에 효과적이나, 효과 발현에 며칠이 필요하므로 야간 당직 시 불면 환자에게 투여하지 않는다.

벤조디아제핀계 수면제와 비벤조디아제핀계 수면제는 반감기에 따라 다음과 같이 분류된다.

1. 초단기 작용형=반감기 6시간 정도
2. 단기 작용형=반감기 12시간 정도
3. 중기 작용형=반감기 24시간 정도
4. 장기 작용형=반감기 30시간 정도
5. 초장기 작용형=반감기 90시간 이상

표 85-1 **불면증의 원인(5개의 P)**

1. **physiological factor(생리적 원인)**
   장거리 비행 시차
   교대 근무자
   단기간 입원
   부적절한 수면 환경
2. **psychological factor(심리적 원인)**
   정신적 스트레스
   중증 질환에 의한 정신적 충격
   생활의 큰 변화
3. **physical(신체적 원인)**
   통증, 가려움증, 빈뇨
   호흡곤란 등 신체 질환
   혈관장애, 심질환
   위장질환, 내분비대사 질환
   천식, 만성 폐색성 폐질환
   중추신경 질환(파킨슨병)
   수면 무호흡증후군
   불안정 발 증후군
   주기성 사지운동 장애
4. **psychiatric(정신적 원인)**
   알코올 의존증
   불안 신경증
   공황 장애
   우울증
   정신분열증
5. **pharmacological(약리학적 원인)**
   알코올
   항암제
   H$_2$ 길항제(시메티딘)
   카페인
   스테로이드제
   기관지 확장제(테오필린)
   갑상선 호르몬제
   항파킨슨제
   인터페론

표 85-2 수면의 12 법칙

1. **수면 시간은 사람에 따라 다르다.**
   수면 시간이 긴 사람과 짧은 사람이 있으며,
   계절에 따라서도 변한다.
   꼭 8시간을 자야하는 것은 아니다.
   나이가 들면 수면시간이 짧아진다.

2. **자기 전에 자극을 피한다. 자신만의 이완법을 이용한다.**
   자기 4시간 전에 알코올 또는 카페인 섭취를 피한다.
   자기 1시간 전 흡연을 피한다.
   가벼운 책을 읽는다.
   음악 듣기
   미지근한 물에 목욕
   향기요법
   근 이완 훈련

3. **잠이 오지 않으면 자지 않는다.**
   잠자는 시간에 집착하지 않는다.
   자야한다는 생각을 머리에 담아두지 않는다.

4. **매일 같은 시간에 일어난다.**
   일찍 자고 일찍 일어날 뿐 아니라 일찍 일어나고
   일찍 잔다.
   일요일에도 늦게 일어나지 않는다.

5. **빛을 이용한 숙면**
   눈을 떠서 햇빛을 보면 체내 시계가 스위치 온
   된다.
   밤에는 밝지 않은 조명을 사용한다.

6. **규칙적인 3끼 식사와 규칙적인 운동 습관**
   아침 식사는 몸과 마음을 깨어나게 한다.
   자기 전 배부름이나 배고픔은 수면의 질을 나쁘
   게 한다.

7. **낮잠은 오후 3시 전에 20~30분**
   오래 자면 오히려 멍해진다.
   저녁 이후에 자면 야간 수면에 나쁜 영향을 준다.

8. **깊은 잠이 들지 않으면 수면 시간을 줄여 늦게 자고 일찍 일어난다.**
   침상에 오래 누워 있으면 숙면감이 줄어든다.

9. **자는 동안 심한 코골이, 호흡정지, 다리 경련 등에 주의**
   동반된 수면 관련 질환에 대한 전문가 진료가 필
   요하다.

10. **충분히 잠을 자고도 낮 동안 심하게 졸리면 전문가의 진료를**
    업무나 학업에 지장이 있으면 전문가 진료를 받
    는다.

11. **수면제 대신의 음주는 불면의 원인**
    깊은 수면을 이루지 못하며 밤중에 깨는 원인이
    된다.

12. **수면제는 의사의 지시에 따라 올바르게 사용해야 한다.**
    일정 시간에 복용하고 일정 시간에 잠자리에 들
    며 알코올과 병용해서는 안된다.

● **입면 곤란과 중도 각성에 따라 처방이 다르다**

불면의 특징을 파악하여, 「입면 곤란」과 「중도 각성」 중 어느 쪽이 주된 문제인지 판단하여 표 85-3의 처방을 참고한다.

고령자에서는 벤조디아제핀계 수면제의 반감기가 길어지면, 시각 · 청각 · 위치감각 기능이 저하되어 넘어질 위험이 높아 가능하면 저용량으로 반감기가 짧은 약물을 선택하는 것이 바람직하다. 표 85-3의 예와 같이 장기 및 초장기 작용형 벤조디아제핀

표 85-3 작용 시간에 따른 벤조디아제핀계 약제 선택

일반명	용량
입면 곤란에 :	
초단기, 단기 작용형	
졸피뎀	5~10 mg
조피클론	7.5~10 mg
브로티졸람	0.25 mg
로르메타제팜	1~2 mg
중도 각성에 :	
로라제팜	1~3 mg
뉴트라제팜	5~10 mg
에스타졸람	1~4 mg

계 약제는 불면 치료에 사용하지 않는 것이 좋다. 특히 고령자에서 이런 약물은 일반적으로 금기이다.

● 문헌

1. 風祭 元: 知っておきたい薬物療法の新展開—睡眠薬. JAPIC NEWS 2005; 254: 4-9.

2. 睡眠障害の診断・治療ガイドライン研究会. 内山 真編. 睡眠障害の対応と治療ガイドライン. 東京: じほう, 2002.

3. Kamel NS, Gammack JK. Insomnia in the elderly: cause, approach, and treatment. Am J Med 2006; 119: 463-9.

4. Ramakrishnan K, Scheid DC. Treatment options for insomnia. Am Fam Physician 2007; 76: 517-26.

PART 17

남보다 앞선 임상의사가 되기 위해

Question 86~89

Question 86 철분제를 녹차로 복용하면 안 되는가?

좋아하는 녹차를 금지시킬 필요가 있을까?

녹차나 커피에 포함되는 탄닌산이 철과 결합하여 고분자 철 킬레이트를 만들면 위장관에서 흡수가 안 된다는 생각에서 차와 철분제제의 흡수 문제가 논란이 되고 있다. 그러나 임상적으로 빈혈 개선 효과에 큰 영향이 없어, 최근에는 「탄닌산이 포함된 음료로 철분제를 복용해도 임상적으로 문제가 되지 않는다」고 생각되고 있다. 그렇다고 철분제를 굳이 차로 마시도록 권할 필요까지는 없다.

환자 중에는 철분제 복용 기간 동안 일체 차를 마시면 안된다고 오해하는 경우가있다. 철분제를 복용하는 기간에 좋아하는 차를 금지할 필요는 없다고 환자에게 제대로 설명하는 것이 좋다.

다음에 약물 간 상호 작용에 주의해야 할 차 이외 다른 식품들에 대해 알아본다.

철분제와 비타민 C를 같이 복용하면 흡수가 좋아지는가?

철분이 효과적으로 흡수되기 위해서는 2가 철이온 또는 헴의 형태가 될 필요가 있다. 고기나 생선에 들어있는 철분은 헤모글로빈 철이나 미오그로빈 철 상태로 존재하므로 위장관에서 흡수되기 쉽다.

한편 비헤모 철은 당, 아미노산, 각종 유기산과 느슨하게 결합하여 대부분 3가 철이온 상태로 존재하므로 흡수되기 어렵고, 위액 중의 산에 의해 2가 철이온으로 환원되어 비로소 흡수된다.

비타민 C는 환원 작용이 있어 3가 철이온을 2가 철이온으로 변환시켜 흡수하기 쉬운 상태로 만든다. 철 150 mg에 대해 비타민 C 200 mg를 복용하면 철분 흡수는 1.5배, 400 mg에서는 1.83배, 600 mg에서는 2.37배 흡수율이 증가한다. 다만 철분제와 비타민 C를 동시에 복용하면 위장 장애가 나타나는 경우가 있어 주의가 필요하다.

자몽 주스와 함께 칼슘 길항제를 복용하면 안 될까?

자몽 주스에 들어있는 물질(쓴 맛 성분인 프라보노이드 노나린딘)이 약제 대사 효소인 시토크롬 P4503A4(CYP3A4)를 저해한다. 따라서 CYP3A4에 의해서 대사되는 약제를 복용하는 환자가 자몽 주스를 마시면, 약물 대사 속도가 지연되어 혈중 농도가 예상보다 높아지면서, 약리 작용이 강해져 부작용이 나타나기 쉽다.

대표적인 약물로 혈관 확장제인 칼슘 길항제가 있으며, 과도한 혈압 저하, 두통, 어지럼증 같은 증상이나, QT 연장, 심실성 부정맥 등의 부작용이 나타날 수 있다. 그 외에도 표 86-1에 제시한 약제를 복용하는 기간 동안엔 자몽 주스를 마시지 않는 것이 좋다.

그 밖에 지질이상증 치료제(심바스타틴, 아트로바스타틴), 최면 진정제, 신경안정제,

항혈소판제(실로스타졸), 면역 억제제(시클로스포린, 타크로림스 수화물), HIV 프로테아제 억제제, BCR-ABL 티로신키나제 특이 억제제(이마티니브), H_2 수용체 길항제(시메티딘) 등의 복용에 주의해야 한다.

≫ 와파린 복용 중 낫토를 금지하는 것이 좋은가?

와파린은 간에서 비타민 K 의존성 혈액 응고인자 활성화를 억제하여 항응고 작용, 혈전 형성 예방 작용을 나타낸다. 낫토에는 비타민 K가 많이 들어있어 와파린의 작용을 약하게 만든다.

따라서 와파린을 복용하여 혈전 형성을 예방하는 환자가 낫토를 먹으면 와파린의 혈전증 예방 효과가 감소되므로, 복용 기간에 낫토를 금지하는 것이 좋다. 클로렐라에도 비타민 K가 많아 섭취를 금지한다. 같은 이유로 녹황색 채소나 녹즙 등의 대량 섭취도 삼가하는 편이 좋다.

와파린 처방 시에는 식사에 대한 설명서를 같이 주어야 한다. 식품의 비타민 K 함량이 기록된 자료를 준비해 준다.

≫ 신경안정제 복용 중 커피를 금지하는 것이 좋은가?

신경안정제와 상호작용이 문제가 되는 것은 커피, 홍차, 녹차 등에 많이 들어있는 카페인이다. 선택적 세로토닌 재유입 억제제(SSRI)는 체내에서 카페인 분해를 억제하므로 혈중 카페인 농도가 상승되어 신경 과민, 초조감, 불면 등의 중추신경 자극작용이 증가할 가능성이 있다.

그 외 벤조디아제핀제, 잔틴 유도체, 퀴놀론 항생제에서도 같은 증상이 나타날 수 있다. 해열진통제, 항혈전제, 살리실산제 등에서도 혈중 농도가 상승되어 진통 효과 증가나 출혈 경향이 높아질 위험이 있다. 따라서 이런 약제를 복용하는 동안에는 커피, 홍차, 녹차를 많이 마시지 않는 것이 좋다.

≫ 어떤 약을 복용하고 있을 때 알코올을 금지해야 할까?

알코올은 많은 약의 흡수와 대사 과정에 영향을 주어 혈중 농도를 크게 변동시키므로 약제 복용 기간 중 음주를 삼가하는 것이 좋다. 벤조디아제핀제, 3환계 항우울증제, 당뇨병약, 해열진통제 등은 혈중 약물 농도가 높아져서 약리 작용이 증가하고 부작용이 나타날 위험이 있다.

항간질약과 병용하면 중추신경 억제 작용이 증가될 가능성이 있다. 세펨계 항생제, 메트로니다졸이나 항암제와 병용하면 알코올 분해가 억제되어 알코올 대사의 중간 대사물인 아세트알데히드 축적으로 두통, 구토, 안면 홍조 등의 증상이 나타날 가능성이 있다.

또 알코올 자체에 혈관 확장 작용이 있어 니트로글리세린 등의 혈관 확장제와 병용하면, 혈관 확장 작용이 증가되어 기립성 저혈압이나 실신 발작이 일어날 위험이 있다.

≫ 우유는 어떤 약제를 복용하고 있을 때 주의가 필요한가?

우유에 들어있는 칼슘이 약제와 결합여 약의 흡수나 작용을 저하시킨다. 항생제(퀴놀론, 테트라사이클린, 세펨) 복용에서 나타날 수 있으므로, 2시간 정도 우유 섭취를 피

표 86-1 약과 식품의 상호작용

식품	상호작용에 관여하는 주요 약제	대표 약제
자몽 주스	칼슘 길항제	
	디히드로피리딘계	펠로디핀, 니페디핀, 니솔디핀
	지질이상증 치료제	아트로바스타틴, 심바스타틴
	최면 진정제	트리아졸람
	정신신경제	카르마제핀
	면역 억제제	시크로스포린
	항HIV제	사키나필
낫토, 클로렐라 녹황색 채소	항혈전제	와파린
카페인	강심제, 기관지확장제	아미노필린
	산틴제	테오필린
치즈	모노아민산화효소억제제	세레기린
	소화성궤양 치료제	시메티딘
	항결핵제	이소니아지드
	삼환계 항우울제	이미프라민
알코올	벤조디아제핀계	디아제팜
	삼환계 항우울제	아미트리프틸린
	당뇨병약	아세트헥사미드
	해열진통제	아세트아미노펜
	정신신경제	카르마제핀
	세펨계 항생제	세프메타졸
		세포페라존
	항암제	카르모플
	협심증 치료제	니트로글리세린
우유	퀴놀론제	노르프록사신, 시프로프록사신
	테트라사이클린	테트라사이클린, 옥시테트라사이클린
	세펨계 항생제	세파렉신, 세파크롤
	소화성궤양제	산화마그네슘, 탄사칼슘
	골다공증 약	알파칼시돌, 칼시트리올
	항진균제	글리세오훌빈

하는 것이 바람직하다.

또 부작용으로 고칼슘혈증을 일으킬 가능성이 있는 약제(산화마그네슘이나 탄산칼슘 등의 소화성 궤양약, 활성형 비타민 D_3 등의 골다공증 치료제)는 고칼슘혈증을 피하기 위해 대량 섭취를 삼가야 한다.

약제 흡수가 촉진되어 작용이 증가할 수 있는 약제로는 글리세오훌빈 등의 항생제나 쿠아제팜 등의 진정제가 있다.

치즈는 어떤 약제를 복용하고 있을 때 주의가 필요한가?

치즈에 많이 들어있는 티라민 분해를 억제하는 약물을 복용하고 있으면, 신경종말에서 카테콜아민 유리가 촉진되어 안면 홍조, 두통, 급격한 혈압 상승 등의 티라민 중독을 일으킬 수 있다. 이런 약제에는 모노아민 산화효소(MAO) 억제제(세레기린), 소화성 궤양약(시메티딘), 항결핵약(이소니아지드), 3환계 항우울증약(이미프라민) 등이 있다.

• • •

음식과의 상호 작용에 의해 약제의 약리작용이 크게 변화되어 중증 부작용을 일으킬 위험이 있다. 의사는 처방하는 약의 흡수나 대사가 어떤 음식에 의해 어떻게 영향을 받는지 알고 있어야 한다[표 86-1].

● 추천문헌

· Nowack R. Review article: cytochrome P450 enzyme, and transport protein mediated herb-drug interactions in renal transplant patients: grapefruit juice, St John's Wort-and beyond! Nephrology 2008; 13: 337-47.
· 大西憲明編, 奥村勝彦監修. 医薬品と飲食物・サプリメントの相互作用とマネジメント. 第2版. 東京: フジメディカル出版, 2007.

Question 87

퀴놀론계 항생제와 NSAID 병용은 경련 위험을 증가시키는가?

퀴놀론계 항생제와 비스테로이드성 소염제(NSAID)의 병용이 경련 위험을 상승시킨다고 약제 첨부 문서에 기록되어 병용에 주의하라는 보고가 있다. 양자 사용과의 관련성은 어느 정도 일까?

병용하여 경련 위험이 알려진 경위

1985년 영국에서, 에녹사신과 관련성을 생각할 수 있는 1례가 보고되었으며, 1987년 미국에서, 시프로플록사신을 사용한 2,829례의 부작용 조사에서 2례가 경련과 관련성이 있는 것으로 생각되었으며, 1988년에 또 미국에서 노르프록사신 사용자의 경련 증례가 보고되었다. 일본에서도 1986년 에녹사신과 NSAID인 fenbufen 병용으로 경련이 보고되어, 퀴놀론계 항생제와 NSAID의 병용으로 경련 위험을 상승시킬 가능성이 시사되었다. 이것이 약제 첨부 문서에 기록된 경위이다.

어떤 조합에서 특히 주의하지 않으면 안 될까?

의약품 정보에 페닐 초산계나 프로피온산계에 특히 관련성이 알려져 있으며, 에녹사신(퀴놀론계 항생제)과 fenbufen (NSAID),

에녹키사신, 로메프록사신(퀴놀론계 항생제)과 푸로르비프로펜아키세틸(NSAID)의 조합이 위험하다고 보고되었다.

이러한 경과에 의해 현재 노르프록사신 · 에녹사신 · 로메프록사신 · 프르리프록사신과 fenbufen · 플루비프로펜 · 푸로르비프로펜아키세틸의 병용, 시프로프록사신과 케토프로펜의 병용 등은 금기, 그 밖의 퀴놀론에도 페닐 초산계와 프로피온산계의 NSAID의 병용에 주의가 필요하다.

기전으로는 중추신경에 억제적으로 작용하는 신경전달물질 GABA (γ아미노낙산) 수용체를 저해하여 흥분을 유발하는 것으로 생각 되며, NSAID는 이 작용을 증가시킨다고 생각되고 있다.

퀴놀론계 항생제 단독의 부작용으로 0.9~11%에서 중추신경 작용이 일어난다고 알려져 있다. 대부분 가벼운 두통, 어지럼증 등이며 환각 증상, 섬망, 경련 등은 드물다고 한다.

▶▶ 시판 후 조사에서는 어떤 결과였을까?

이상과 같은 역사적 경위에 의해 모든 퀴놀론계 항생제와 NSAID 병용에 대해 병용 금기 및 병용 주의가 첨부 문서에 기록되어 있다. 이런 배경으로 일본에서 레보프록사신에 대한 시판 후 조사 결과가 보고되었다.

1994년부터 1996년까지 16,117명 사용례에 대한 분석이며, 부작용 보고 및 다른 약제와의 병용에 대해 보고하였다. 그 중 NSAID를 병용한 사람은 4,977명이었다. 부작용이 보고된 증례는 203명으로 전체의 13%였다.

특히 중추신경 증상에 대한 부작용으로, NSAID 비사용군 0.1%, 페닐 초산계, 프로피온산계 NSAID 사용군 0.13%, 그 밖의 NSAID 사용군이 0.15%로 3군 사이에 차이가 없었다.

결과적으로, 레보프록사신 시판 후 조사에서 NSAID 병용으로 경련 위험은 증가하지 않았다. 그러나 경련이 일어난 증례의 위험 분석에 의해, 75세 이상, 신부전, 경련의 병력 등이 있으면 주의가 필요하다고 지적하였다.

▶▶ 아세트아미노펜 대처가 기본

퀴놀론계 항생제는 외래에서 감염증 치료에 흔히 처방되며, 감염에는 발열이나 통증이 수반되는 경우가 많기에 해열진통제를 같이 처방하는 경우가 적지 않을 것으로 생각된다. 그러나 NSAID가 아니면 안되는 경우는 그리 많지 않을 것이다.

현 단계에서는, 퀴놀론계 항생제와 NSAID 병용이 의약품 정보상에 병용 주의 및 금기 사항으로 기록되어 있으므로, 기본적으로 아세트아미노펜으로 대처하는 것이 바람직하다. 또 NSAID를 사용해야 할 때 퀴놀론계 항생제가 반드시 필요한 상황인지 확인하며, 다른 계통의 항생제로 치료가 가능하다면 변경을 고려하는 편이 좋다. 퀴놀론계와 NSAID를 병용할 때는 페닐 초산계, 프로피온산계는 피하는 편이 좋다.

또 75세 이상, 신기능 장애, 경련의 병력이 있는 경우 퀴놀론계 항생제와 NSAID 병용은 피해야 한다.

● 문헌

1. Simpson KJ, Brodie MJ. Convulsions related to enoxacin. Lancet 1985; 2: 161.

2. Arcieri G, Griffith E, Gruenwaldt G, et al. Ciprofloxacin: an update on clinical experience. Am J Med 1987; 82: 381-6.

3. Anastasio GD, Menscer D, Little JM Jr. Norfloxacin and seizures. Ann Intern Med 1988; 109: 169-70.

4. 厚生省薬務局. 医薬品副作用情報. 1986; No. 81.

5. 厚生省薬務局. 医薬品副作用情報. 1993; No. 120.

6. Hooper DC. Quinolones. In: Mandell GL, Bennett JE, Dolin R, et al. Mandell, Douglas, and Bennett's Principles and Practice of Infectious Diseases. 6th ed. New York: Churchill Livingstone: Elsevier, 2005: 451-73.

7. Yamaguchi H, Kawai H, Matsumoto T, et al. Post-marketing surveillance of the safety of levofloxacin in Japan. Chemotherapy 2007; 53: 85-103.

Question 88 스테로이드 장기 사용 환자에서 어느 정도의 양을 어느 정도 기간 사용하면 감염되기 쉬운 상태가 될까?

▶ 급성으로 발생하여 악화되는 뉴모시스티스 폐렴에 주의

임상에서 스테로이드(당질 코르티코이드)를 장기간 사용하는 경우는, 교원병, 혈관염 증후군, 장기 이식 (줄기세포 이식 포함), 각종 악성 종양(화학요법 일부로), 그리고 뇌종양 환자에서 뇌압을 저하시키기 위해서 등이다. 어느 경우에나 면역 억제제의 대표인 당질 코르티코이드를 사용하는 이상, 세포성 면역 저하에 의한 감염 증가가 항상 문제가 된다. 그 중에서 특히 문제되는 질환은 뉴모시스티스 폐렴 pneumocystis pneumonia (PCP)과 결핵이다. 여기서는 PCP를 중심으로 생각해 본다.

특히 HIV가 아닌 환자에서 PCP가 HIV 환자에 비해서 급성으로 발생하여 악화되며, 중증화되는 경우가 있어 뼈아픈 경험이 있는 내과의사가 필자를 포함하여 적지 않을 것이다. 그렇다면 당질 코르티코이드는 어느 정도의 기간과 투여량에서 PCP 발생 위험이 높아질까?

▶ PCP 감염 위험인자에는 어떤 것이 있을까?

● 프레드니솔론 저용량·단기간 사용에도 발생한다

원래 HIV가 아닌 환자에서 어떤 면역 억제 상태가 PCP의 위험이 되는 것일까?

몇 개의 후향적 연구에 의하면, 악성 종양이나 교원병, 혈관염 증후군, 당질 코르티코이드 복용 환자 등에서 위험이 증가하는 것으로 알려졌다.

특히 당질 코르티코이드 투여량을 원인 질환과 관계없이 조사해 보면, 투여량의 중앙치는 프레드니솔론으로 30 mg이지만, 25%는 16 mg 정도의 비교적 저용량에서도 발생되고 있다. 또 투여 기간의 중앙치는 12주간 정도였으나, 25%는 8주 이하의 투여

표 88-1 예방약을 복용하지 않은 pneumocystis jiroveci 폐렴의 임상 소견과 치료

	AIDS	암	이식 환자	교원병, 혈관염 증후군	기타
발생률	>50%	암의 종류에 따라 다르다. ALL, NHL은 22~45%, SCID 는 25% 이상, 화학요법을 받은 고형암은 1~3%	전체적으로 5~10%, 폐 이식 25% 이상	전체적으로 <2% Wegener육종증 은 6% 이상	불명
임상상					
발병까지 기간	28일	5일 이하	5일 이하	5일 이하	불명
PaO$_2$	69 mmHg	50 mmHg	50 mmHg	불명	불명
균체량	많다	적다	적다	적다	적다
생존율	80%이상	50%	신이식 90%이상	68%	불명
예방 권고	CD4 수 200/mm³ 이하	프레드니 솔론 20 mg 이상 1개월 이상 투여	동종골수세포 이식에서 2~6 개월에 많다. 만성 GVHD에서 그 이상.	특이 권고 없음	없음

기간에서도 발생했다.

● **화학요법에서도 위험이 증가한다**

스웨덴의 후향적 연구에서, PCP 발생 위험이 가장 높은 경우는 당질 코르티코이드투여와 화학요법이었다.

또 당질 코르티코이드 투여 중 PCP가 발생된 증례의 78%에서 림프구 감소가 있었다. 그 중 CD4 수를 측정한 증례에서 300/mm³ 미만은 1례뿐이었다. HIV 감염에서 통상 CD4 200/mm³ 이하일때 PCP 예방약 복용을 고려하는 것을 생각한다면 매우 흥미로운 보고이다.

또 악성 종양 중에서도 혈액 질환에서 위험이 높았으며, 그 중에서도 플루다라빈사용 환자에서 위험이 증가한다는 보고도 있다.

● **림프구 감소가 위험이 된다**

교원병 중에서는, 표 88-1과 같이 원인 질환으로 Wegener 육아종이 다른 질환보다 위험이 높다고 하며, 전신성 홍반성 낭창증(SLE)에서도 중증 림프구 감소(500 미만)가 PCP 위험이 될 가능성이 시사되고 있다.

최근 유럽에서 시행되고 있는 혈관염의 임상 연구에서, CD4 수 200~300/mm³ 이하에서 PCP 예방약을 투여하고 있으나, PCP와 CD4 수와의 관계는 HIV 환자처럼 명확하지 않다.

● **덱사메타손 투여 중인 뇌종양 환자에서도 주의 필요**

뇌종양에서는 주로 덱사메타손이 장기간 사용된다. Mayo Clinic에서 시행한 12년간

표 88-2 Pneumocystis jiroveci 폐염 예방제 투여

투여 약	투여 양	투여 방법	설명
ST복합제	2정/일 또는 1정/일	경구	1차 선택제
ST복합제	2정/일을 주 3회	경구	2차 선택제
디아페닐	50mg/일 또는	경구	G6PD 결핍증에서
설폰	100mg/일		용혈성 빈혈 발생
펜타미딘	월 1회 300mg	흡입	ST복합제 사용 불가능
			환자에서 고려
Atovaquone	1,500mg/일	경구	HIV환자에서 사용

의 후향적 연구에서 뇌종양 환자의 PCP 발생이 고찰되었다. 여기서는 약용량 감량중 발생하는 것이 지적되어 흥미롭다.

발생 예는 모두 덱사메타손 사용 중이었으며, 투여 기간은 47~398일(중앙치 69일)로 광범위했고, 투여량도 1~16mg(중앙치 9mg)로 광범위했다. 이것은 프레드니솔론으로 환산하면 6.25~100mg 정도가 된다. 여기서도 림프구 감소가 PCP 발생 위험을 증가시킨다고 지적되었다. 덧붙여, 이 연구에서는 덱사메타손을 5주 이상 투여하는 경우 림프구 감소가 있으면 PCP 예방을 권고하였다.

● 다시 PCP 위험인자의 복습

이상을 정리하면, ① 기저 질환으로 악성종양(특히 혈액 질환)을 가지고, ② 특히 화학요법 시행 중이며, ③ 림프구 감소가 있고, ④ 당질 코르티코이드를 프레드니솔론으로 환산하여 16mg/일 이상을 8주 투여하는 증례에서 PCP 예방약 투여를 고려하면 좋을 것이다.

뇌종양 환자에서는 좀 더 기준을 엄격하게 하여 프레드니솔론 환산하여 10mg/일 정도부터 예방 투여를 고려해도 좋을 것이다.

또 교원병이나 혈관염 증후군에서도 동일하게 당질 코르티코이드를 프레드니솔론 환산으로 16mg/일 이상을 8주 정도 투여하는 증례에서는 예방적 투여를 고려하는 것이 좋다고 생각하며, ① 기저 질환(Wegener 육아종에서 특히 위험이 높다 표 88-1), ② 스테로이드와 함께 면역 억제제 병용, ③ 림프구 감소, ④ 간질성 폐렴 등 기존 폐질환이 있어 폐의 예비량이 적어 PCP에 이환되면 중증화될 가능성이 높은 환자 등의 인자를 고려하여 예방적 투여 시작을 검토한다.

ST복합제 사용 방법에 대한 근거

● 1일 1정 아니면 2정이 효과적 인가?

예방 투여약을 표 88-2에 정리하였다. 현 시점에서, HIV 감염자에서 처럼 ST복합제가 가장 좋은 PCP 예방약이다. 8건의 RCT(무작위 비교 시험)에 대한 메타분석결과 조절군의 상대위험 감소율이 91%였다. 또 투여 방법에서 의외로 1일 1회 투여와 주 3회 투여간에 차이가 없었다.

그러면 1회 투여량은 어떻게 될까? 확립된 근거는 없으나, HIV의 PCP 예방에 대해, 1일 2정(미국의 double strength 설파메톡사졸 800mg과 트리메트프림 160mg)과 1일 1정(미국의 single strength 설파메톡사졸 400mg와 트리메트프림 80mg)이 같은

효과라는 연구에 의해 일본에서는 1일 1정을 투여하는 경우가 많다.

교원병에서 메토트렉세이트를 사용하는 경우가 많은데, 같은 엽산 길항제인 트리메토프림과 독성 상승 작용(시너지)이 걱정되나 경험적으로 문제는 없다. 그러나 이런 경우 ST복합제를 1일 1정이 넘지 않도록 주의한다.

정리하면, 일반적인 예방 투여에 ST복합제 1일 1정 또는 2정, 메토트렉세이트를 사용하는 경우에는 ST복합제 1일 1정 투여가 좋을 것이다. 주 3회/일 투여는 순응도 악화 가능성이 있어 별로 권고하지 않는다.

● ST복합제의 부작용 : 특히 피부 발진에 주의 필요

마지막으로, ST복합제 부작용에 대해 살펴보면, 외관상의 크레아티닌 상승, 트리메토프림에 의한 고칼륨혈증이나 저나트륨혈증, 그 외에 발열, 구토, 피부 발진, 골수 억제 등으로 약물을 중지하지 않을 수 없는 환자도 있다. 특히 피부에서 Stevens-Johnson 증후군이나 중독성 상피 괴사증 등 중증 부작용이 있으므로 알레르기 병력에 주의하고, 투여 시작 후에도 주의 깊게 관찰한다.

Johns Hopkins 대학의 증례 대조 연구에서 SLE 환자는 약진 발생 빈도가 높았고(ST복합제의 약 30%), 설파제 알레르기 증상으로 SLE 악화가 약 20%에서 나타나서 흥미로웠다.

신장애가 있는 환자에게 투여량에 대한 근거는 없지만, 감량(예를 들어, 1일 1정을 주 3회)하여 투여하는 경우가 많다. 부작용이나 알레르기 반응으로 ST복합제를 사용할 수 없는 경우에는 표 88-2과 같은 다른 방법을 이용한다.

● 문헌

1. Sepkowitz KA. Opportunistic infections in patients with and patients without acquired immunodeficiency syndrome. Clin Infect Dis 2002; 34: 1098-107.
2. Yale SH, Limper AH. *Pneumocystis carinii* pneumonia in patients without acquired immunodeficiency syndrome: associated illness and prior corticosteroid therapy. Mayo Clin Proc 1996; 71: 5-13.
3. Overgaard UM, Helweg-Larsen J. *Pneumocystis jiroveci* pneumonia (PCP) in HIV-1-negative patients: a retrospective study 2002-2004. Scand J Infect Dis 2007; 39: 589-95.
4. Byrd JC, Hargis JB, Kester KE, et al. Opportunistic pulmonary infections with fludarabine in previously treated patients with low-grade lymphoid malignancies: a role for *Pneumocystis carinii* pneumonia prophylaxis. Am J Hematol 1995; 49: 135-42.
5. Schiff D. Pneumocystis pneumonia in brain tumor patients: risk factors and clinical features. J Neurooncol 1996; 27: 235-40.
6. Thomas CF Jr, Limper AH. Pneumocystis pneumonia. N Engl J Med 2004; 350: 2487-98.
7. Green H, Paul M, Vidal L, et al. Prophylaxis for Pneumocystis pneumonia (PCP) in non-HIV immunocompromised patients. Cochrane Database Syst Rev 2007: CD005590. Review.
8. Wegener's Granulomatosis Etanercept Trial (WGET) Research Group. Etanercept plus standard therapy for Wegener's granulomatosis. N Engl J Med 2005; 352: 351-61.
9. Petri M, Allbritton J. Antibiotics allergy in systemic lupus erythematosus: a case-control study. J Rheumatol 1992; 19: 265-9.
10. Wilson JW, Estes L, Mayo Clinic Antimicrobial Therapy: Quick Guide. New York: Informa, 2008: 297.

스테로이드 투여 중에 비스포스포네이트 투여가 필요한가?

스테로이드에 의한 부작용은 표 89-1처럼 많지만 그 중에서 골다공증이 가장 주의해야 할 부작용의 하나이다. 단기간 투여에서는 문제가 적지만, 장기적 투여(또는 장기간 투여 예정) 환자에서는 충분히 주의해야 한다[표 89-2].

스테로이드가 골다공증을 일으키는 기전

스테로이드는 골아세포나 골세포의 세포자멸사(apoptosis)를 유도하여 뼈형성을 억제하는 작용이 있다. 또 안드로겐이나 에스트로겐 등의 호르몬 분비 저하나 부갑상선 호르몬 parathyroid hormone (PTH) 분비 촉진작용(장에서 칼슘 흡수 저하 작용이나, 신장에서 칼슘 배설 촉진작용)이 있어 뼈흡수를 촉진시킨다. 이런 작용에 의해 골다공증이 일어난다.

스테로이드를 얼마 이상 투여하면 골다공증이나 골절 위험이 높아질까?

전향적 연구에서 고용량 스테로이드 투여(평균 프레드니솔론 양 21 mg/일)에 의해 처음 1년에 27%의 요추 골밀도 저하가 있었다. 류마티스 관절염 환자를 대상으로 한 연구에서는, 소량 스테로이드 투여(평균 프레드니솔론 양 8 mg/일, 평균 투여 기간 6.9년)에서도 골절 증가가 있었다.

교원병 이외 질환이 포함된 연구에서는 어떻게 되었을까? 다양한 질환에서 스테로이드 호르몬을 사용한 약 25만 명의 환자를 대상으로 한 후향적 Cohort 연구 결과, 같은 수의 비스테로이드 호르몬 사용 대조군과 비교했을 때 스테로이드 복용군은 비복용군에 비해 대퇴골 경부 골절의 상대 위험도가 프레드니솔론 25 mg 미만에서는 0.99배였지만, 2.5~7.5 mg에서는 1.77배, 7.5 mg 이상에서는 2.27배가 되어, 소량 투여에서도 주의가 필요하다는 것을 확인하였다.

여기서 특기해야 할 점은 스테로이드 투여 환자는 폐경 후 여성에 비해 골밀도가 높아도 골절 위험이 증가한다는 것이다. 따라서 스테로이드에 의한 골다공증은 고령자나 골절 병력이 있는 환자에서 적극적으로 치료할 필요가 있다.

스테로이드 사용 중 마음가짐

치료를 진행하기 전에 스테로이드 유발 골다공증을 방지하기 위한 「마음가짐」은 다음과 같다.

1. 스테로이드 사용량과 사용 기간을 가능한 줄인다. 실제로 Addison병 등에서 부신피질 호르몬 보충요법으로 극히 소량의 스테로이드를 사용해도 골밀도 저하를 일으킬 수 있으므로, 가능한 스테로이드의 감량과 중지에 유의한다. 그러나 실제 임상에서는 매우 어려운 과제의 하나이다.

2. 스테로이드 투여 결정에서, 가능하면 전

신 투여보다 국소 요법(기관지 천식에서의 흡입 스테로이드, 염증성 장질환에서의 스테로이드 관장 등)을 고려한다.

3. 소량이나 중등량의 장기 투여보다 가능하면 단기간 고용량의 스테로이드 치료를 고려한다.

4. 환자에게 적어도 1일 30분의 체중 부하 운동을 권한다. 체중 부하에 의한 골밀도 강화와 근육 위축을 피할 수 있어 넘어질 위험도 감소된다.

5. 환자에게 흡연과 과도한 알코올 섭취를 금지시키고, 넘어짐 방지를 위한 재활훈련에 힘쓴다.

다음에는 스테로이드 유발성 골다공증에 대한 약물요법 근거에 대해 알아보자.

칼슘과 비타민 D

소량의 스테로이드(평균 5.6 mg/일)를 복용 중인 96명의 류마티스 환자를 대상으로 1,000 mg의 칼슘과 비타민 D3 500 IU/일 복용군과 위약군으로 나누어 무작위 비교시험(RCT)을 시행하였다. 그 결과 요추 골밀도는 위약군에서 2.0%/년 감소되었으나, 치료군에서는 0.72%/년 감소(P=0.005)하여 스테로이드 투여 환자에게 칼슘과 비타민 D 투여가 필요하다고 생각할 수 있었다.

미국류마티스학회(American College of Rheumatology, ACR)의 2001년 권고에서는, 스테로이드 투여 환자에게 칼슘 1,000 ~1,500 mg/일과 비타민 D 800 IU/일을 투여하도록 되어 있다. 그러나 칼슘과 비타민 D만으로 골절 위험은 저하시킬 수 없다는 것도 기억해 두어야 한다.

일본에서 주로 사용하고 있는 활성형 비타민 D(알파칼시돌), 칼시트리올의 스테로이드 유발성 골다공증에 대한 유효성도 근거가 있다. 스테로이드 투여 환자에게 활성형 비타민 D의 효과를 조사한 5개 연구의 메타분석에서 골절 예방은 충분한 효과가 없었으나, 요추 골밀도에는 효과가 있었다.

그러나 활성형 비타민 D 사용에는 고칼슘혈증이나 고칼슘뇨증에 대한 충분한 주의가 필요하다. 특히 스테로이드 시작 직후 환자에서는 스테로이드 작용에 의해 소변으로 칼슘 배설이 증가하기 때문에 주의가 필요하다.

● 호르몬 보충 요법

앞에서 설명한대로 스테로이드는 성호르몬 생산을 감소시킨다. 이런 점에서 스테로

표 89-1 스테로이드제의 부작용

부작용 종류	100명/년 당 발생 중앙치
심혈관계(수분 · 전해질이상, 부종, 신부전 심부전, 고혈압)	15
감염(바이러스, 세균, 피부 감염)	15
위장관계(위 · 십이지장 궤양, 췌장염)	10
정신 · 행동계(우울증, 다행감, 정신증)	9
내분비대사계(내당능장애, 당뇨병, 지질이상, 월경이상)	7
피부(피부 위축, 여드름, 다모, 탈모)	5
근골격계(골다공증, 대퇴골두괴사, 근육통)	4
안과(녹내장, 백내장)	4

표 89-2 스테로이드제 부작용 발현 시기

투여 당일부터	불면, 우울, 고양감, 식욕항진
수일 후부터	혈압 상승, 부종, 고나트륨혈증, 저칼륨혈증
수 주 후부터	부신 억제, 내당능 이상, 상처 치유 지연, 콜레스테롤 상승
1개월 후부터	감염 증가, 중심비만, 다모, 여드름, 무월경
수개월 후부터	자반, 피부선조, 피부 위축, 스테로이드 근병증
장기적으로	무균성 골괴사, 골다공증, 백내장, 녹내장

column

비스포스포네이트 관련 턱뼈 괴사(BRONJ)

미국구강외과학회에 의하면, 발생 빈도는 주사용 제제의 0.8~12%, 경구제에서는 적어 10만명/년당 0.7건으로 되어 있다. 경구 비스포스포네이트 제제에 의한 BRONJ 발생 위험은 매우 낮지만, ① 경구 비스포스포네이트 제제에 의한 치료 기간이 3년을 넘는 경우, ② 스테로이드를 장기간 병용하는 경우, BRONJ 발생 위험이 상승한다고 여겨지고 있다.

미국구강외과학회는 비스포스포네이트(경구) 투여 중에 발치 등의 침습적 치과 처치가 필요한 경우, ① 투여 기간이 3년 미만으로 스테로이드를 병용하는 경우, 또는 ② 투여 기간이 3년 이상인 경우, 환자의 전신 상태가 경구 비스포스포네이트 제제를 중지해도 지장이 없으면 치과 처치 전 적어도 3개월간 경구 비스포스포네이트 제제 투여를 중지하고, 처치 부위 뼈에 치유 경향이 있을 때까지 투여를 재개해서는 안된다고 하였다.

이드 복용 환자에게 성호르몬 보충은 논리적이다.

폐경 후 여성에서 스테로이드 투여 중인 류마티스 관절염 환자를 대상으로 호르몬 보충 요법(hormone replacement therapy, HRT)과 위약의 효과를 비교한 RCT에서 대퇴골 경부 골밀도에는 유의한 차이가 없었으나, 요추 골밀도는 HRT군에서 의미있게 상승되었다. 이와 같이 비교적 적은 양의 스테로이드 치료 환자에서 HRT 효과에 대한 자료는 있으나 고용량 스테로이드 치료 환자에서 HRT의 유용성을 나타내는 자료는 부족하다.

또 장기간 HRT는 유방암, 뇌경색, 정맥 혈전증 위험을 상승시키므로 폐경 후 환자에서 더 이상 골다공증의 1차 선택제가 아니게 되었다.

스테로이드 치료 중 폐경전 여성에서는 많은 연구가 없으나, 스포츠 선수를 대상으로 한 관찰 연구에서, 경구 피임약을 복용하는 월경 불순이 있는 여성 스포츠 선수들은 복용하지 않는 사람에 비해 골밀도가 높다는 결과가 있다. 이것을 기초로 ACR는 스테로이드 복용 중이며 월경 불순이 있는 폐경 전 여성들에게 경구 피임약을 권고 하고 있다.

또 선택적 에스트로겐 수용체 조절제(SERM)〔랄록시펜〕의 스테로이드 유발성 골다공증에 대한 유효성을 나타내는 자료는 없지만, ACR의 권고는 이론적으로 효과를 기대할 수 있어 HRT나 비스포스포네이트 사용이 금기 또는 사용을 희망하지 않을 때 대체약으로 권고하고 있다.

스테로이드 투여 중인 남성에서, 성선기능저하증이 있으면 테스토스테론 보충 요법이 유용하다. 스테로이드 투여 중인 남성을 대상으로 시행된 테스토스테론 보충 요법의 RCT에서, 테스토스테론 보충군의 요추 골밀도, 근력, QOL은 위약군에 비해 의미 있게 상승하였다. 테스토스테론에 의한 골절 위험 감소를 나타내는 자료는 없으나, 스테로이드 복용에 의한 성선 기능저하 증상(성욕 감퇴, 의욕 저하, 근력 저하 등)이 있는 환자에서는 고려해도 좋다고 생각된다.

▶▶ 비스포스포네이트

비스포스포네이트는 골다공증의 중심적인 치료제이며, 골절 위험을 저하시킨다는 근거가 있다. 5개의 대규모 RCT에 의해 비스포스포네이트 중에서 알렌드로네이트, 리세드로네이트는 스테로이드 유발성 골다공증의 예방과 치료에 유효성이 있음이 알려졌다.

● **알렌드로네이트**

477명의 스테로이드 투여 중인 환자를 대상으로, 2년간 알렌드로네이트 투여군과 위약군을 비교한 RCT에서 요추 골밀도는 위약군에서 0.4% 감소되었으나, 알렌드로네이트 5 mg/일군에서는 2.1% 상승되었다(p<0.001).

또 대퇴골 경부, 전좌부의 골밀도도 의미있게 알렌드로네이트군에서 상승되었다. 그리고 알렌드로네이트군에서는 새로운 추체 압박 골절이 없었다(알렌드로네이트군 23% vs 위약군 3.7%, 95% CI 0.1~4.4).

● **리세드로네이트**

290명의 장기 스테로이드 치료 중(프레드니솔론 7.5 mg/일 이상, 6개월 이상복용)인 환자를 대상으로 1년간 리세드로네이트 5 mg/일 투여군과 위약군의 효과를 비교한 RCT에서, 요추·대퇴골 경부 골밀도는 위약군에서 명확한 변화가 없었으나, 리세드로네이트군에서 의미있는 상승을 나타냈다(요추 : 29% 상승, P<0.001 대퇴골 경부 : 18% 상승, p=0.004). 또 추체 골절 발생을 70% 감소시켰다(p=0.042).

이상 2개의 연구에 의해 비스포스포네이트는 스테로이드 유발 골다공증의 예방약으로 1차 선택되고 있으나, 폐경 전 여성에서나 임신 중 투여에 대한 안전성이 확립되지 않았음에 주의가 필요하다.

주사제 비스포스포네이트인 조레드론산의 연구에서는 심방세동 유발 위험이 알려져 부정맥이 있는 환자에서 주의가 필요하다.

그리고 비스포스포네이트 관련 턱뼈 괴사(bisphosphonate related osteonecrosis of the jaw, BRONJ)[칼럼] 위험도 있어 환자에게 설명도 필요하다.

표 89-3 스테로이드 유발성 골다공증의 치료

치료 대상
프레드니솔론 5 mg/일 이상을 3개월 이상 복용 예정인 환자 또는 이미 복용 중인 환자
투여량과 관계없이 장기적으로 스테로이드 치료 중 요추 또는 고관절 골밀도가 T스코어 <-1.0인 경우

약물 치료
칼슘 1,000~1,500 mg/일과 비타민 D 800 IU/일(또는 활성형 비타민 D제제 알파칼시돌 1 μg/일, 칼시트리올 0.5 μg/일) 복용
비스포스포네이트(순응도 면에서 주 1회나 월 1회 복용제 권고)
성호르몬 저하나 임상적으로 성선기능저하 증상이 있으면 HRT·SERM, 테스토스테론 보충 요법
비스포스포네이트 금기 또는 어떤 이유로 사용할 수 없는 경우에는 칼시토닌을 고려(특히 골절에 의한 통증이 있는 경우)

칼시토닌

44명의 스테로이드 의존성 천식 환자를 대상으로 한 전향적 연구(연어 칼시토닌+칼슘 제제군 vs 칼슘 단독군)에서, 대상군에 비해 칼시토닌 투여군에서 요추 골밀도 상승이 있었다. 그러나 9개 연구의 메타분석에서, 대퇴골 경부 골밀도 상승이나 추체 압박 골절 및 비추체 압박 골절 위험 감소 효과는 없었다.

따라서 칼시토닌은 스테로이드 유발성 골다공증의 1차 선택제는 아니며, 비스포스포네이트를 어떤 이유로 사용할 수 없는 환자나, 압박 골절에 의한 통증이 있는 환자에서 고려한다.

부갑상선 호르몬(PTH) 제제

PTH는 뼈흡수와 뼈형성 양쪽 모두에 작용이 있으나, 간헐적 투여는 뼈형성 작용이 우위에 있어 골다공증 치료에 이용된다. 스테로이드 투여 환자(프레드니솔론 5 mg/일

이상, 3개월 이상)에 대해 알렌드로네이트 (20 mg/일 경구)와 PTH 1-34(20 μg/일 피하주사)의 효과를 조사한 RCT에서, 요추·대퇴골 경부(total hip) 골밀도는 알렌드로네이트군에 비해 PTH군에서보다 증가했다(요추에서 PTH군 7.2% vs 알렌드로네이트군 3.4%, p<0.001. total hip에서는 3.8% vs 2.4%, p=0.005).

또 방사선학적 추체 압박 골절은 PTH군과 비스포스포네이트군 간 유의한 차이를 보였으나(0.6% vs 6.1%, p=0.004), 비요추 골절 발생에는 유의한 차이가 없었다.

● ● ●

이상과 같은 골다공증 치료제를 실제 임상 현장에서 환자의 상태에 따라 선택하며, 표 89-3에 미국류마티스학회(ACR)가 권고 하는 진료 지침을 바탕으로 치료 대상·약물 치료를 정리했다.

● 문헌

1. Hoes JN, Jacobs JW, Boers M, et al. EULAR evidence-based recommendations on the management of systemic glucocorticoid therapy in rheumatic diseases. Ann Rheum Dis 2007; 66: 1560-7.
2. Reid IR, Heap SW. Determinants of vertebral mineral density in patients receiving long-term glucocorticoid therapy. Arch Intern Med 1990; 150: 2545-8.
3. McDougall R, Sibley J, Haga M, et al. Outcome in patients with rheumatoid arthritis receiving prednisone compared to matched controls. J Rheumatol 1994; 21: 1207-13.
4. Van Staa TP, Leufkens HG, Abenhaim L, et al. Use of oral corticosteroids and risk of fractures. J Bone Miner Res 2000; 15: 1001-5.
5. Buckley LM, Leib ES, Cartularo KS, et al. Calcium and vitamin D3 supplementation prevents bone loss in the spine secondary to low-dose corticosteroids in patients with rheumatoid arthritis. A randomized, double-blind, placebo-controlled trial. Ann Intern Med 1996; 125: 961-8.
6. American College of Rheumatology Ad Hoc Committee on Glucocorticoid-Induced Osteoporosis. Recommendations for the prevention and treatment of glucocorticoid-induced osteoporosis: 2001 update. Arthritis Rheum 2001; 44: 1496-503.
7. Richy F, Ethgen O, Bruyere O, et al. Efficacy of alphacalcidol and calcitriol in primary and corticosteroid-induced osteoporosis: a meta-analysis of their effects on bone mineral density and fracture rate. Osteoporos Int 2004; 15: 301-10.
8. Hall GM, Daniels M, Doyle DV, et al. Effect of hormone replacement therapy on bone mass in rheumatoid arthritis patients treated with and without steroids. Arthritis Rheum 1994; 37: 1499-505.
9. Crawford BA, Liu PY, Kean MT, et al. Randomized placebo-controlled trial of androgen effects on muscle and bone in men requiring long-term systemic glucocorticoid treatment. J Clin Endocrinol Metab 2003; 88: 3167-76.
10. Saag KG, Emkey R, Schnitzer TJ, et al. Alendronate for the prevention and treatment of glucocorticoid-induced osteoporosis. Glucocorticoid-Induced Osteoporosis Intervention Study Group. N Engl J Med 1998; 339: 292-9.
11. Reid DM, Hughes RA, Laan RF, et al. Efficacy and safety of daily risedronate in the treatment of corticosteroid-induced osteoporosis in men and women: a randomized trial. European Corticosteroid-Induced Osteoporosis Treatment Study. J Bone Miner Res 2000; 15: 1006-13.
12. Black DM, Delmas PD, Eastell R. Once-yearly zoledronic acid for treatment of postmenopausal osteoporosis. N Engl J Med 2007; 356: 1809-22.
13. Luengo M, Pons F, Martinez de Osaba MJ, et al. Prevention of further bone mass loss by nasal calcitonin in patients on long term glucocorticoid therapy for asthma: a two year follow up study. Thorax 1994; 49: 1099-102.
14. Saag KG, Shane E, Boonen S, et al. Teriparatide or alendronate in glucocorticoid-induced osteoporosis. N Engl J Med 2007; 357: 2028-39.

증례토의

스테로이드 투여 중에 일어난 대퇴 앞부분과 허벅지의 통증

60세 여성. 10년 전부터 류마티스 관절염으로 인근 병원에서 치료 중. 왼쪽 허벅지 통증이 있었으나 류마티스 관절염 증상으로 생각하여 메토트렉세이트 6 mg/주, 포리아민 5 mg/주, 프레드니솔론 9 mg/일 추가하고 NSAID 복용하며 경과 관찰했으나, 허벅지 통증이 더 심해져 본원에 내원. 그림 a는 초진 시 고관절의 단순 방사선이며 왼쪽 대퇴골두에 허혈성 골괴사가 있었다.

왼쪽 대퇴골의 허혈성 골괴사에 대해 정형외과에 진료를 의뢰했다. 대퇴골두 치환 수술 후 통증이 사라졌고(그림 b), 고관절 통증 때문에 계속 사용하던 프레드니솔론을 점차 감량하여 중지하였으며 경과는 양호하였다.

그림a 고관절 단순방사선 연상

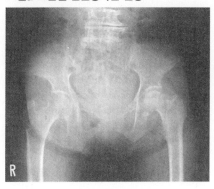

그림b 대퇴골두 치환술후 단순 방사선 영상

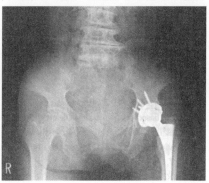

　관절염 이외에도 스테로이드 호르몬은 많은 염증성 질환에 사용하며, 어느 과 의사나 스테로이드제를 복용 중인 환자들을 진료하고 있을 것이다. 앞의 증례에서는
1. 허벅지 통증을 류마티스 관절염으로 잘못 생각하고 있었다.
2. 스테로이드 복용 중 부작용에 대한 이해가 부족했다.
　이상의 2가지 점에서 진단이 늦어져 대퇴골두가 이미 괴사된 상태에서 진단되었다.

　병력 청취에서 주의해야할 요점은, 대퇴골두 괴사를 포함한 고관절 자체의 문제에 대해 환자는 "대퇴 앞부분 통증'이나 "허벅지 통증"이라고 호소하는 것이다. 고관절 통증을 대퇴골 대전자부 활액낭염이나 정강이 인대의 장애라고 생각하는 수가 있으나 실제로는 그렇지 않다.

　진찰 소견으로 고관절을 내전시켜 통증이 나타나면 고관절 문제를 의심한다. 그러나 이런 병력과 진찰만으로 고관절염과 대퇴골두 괴사를 구별하기는 어렵고, 정확한 진단을 위해 영상 검사가 필요하다.

　상기 증례에서는, 단순 방사선으로 골두 괴사가 보였으나, 초기에는 단순 방사선으로 진단하기 어렵다. 특히 스테로이드 복용 중인 환자에서 병력과 신체 소견으로대퇴골두 괴사가 의심되면 MRI 촬영을 시행해야 한다.

　일반적으로 대퇴골두 괴사는, 발견시 양측성이 30~70%이며, 치료하지 않으면 3년 이내에 약 50%가 진행되어 치환술이 필요하게 된다. 원인으로는 명확한 외상 이외에 특발성이 많다. 또 다음과 같은 위험인자를 가진 환자가 많다. 위험인자에는, 스테로이드 복용, 과음, 교원병으로 전신성 홍반성 낭창증, 항인지질 항체 증후군, 류마티스 관절염, 혈관염 등이 있다. 그 외에 패혈증, 신부전, 겸상 적혈구증, 잠수병, 방사선에 의한 손상, 암, 임신, 감염증(HIV나 바이러스성 간염) 등이 있다.

조기에 발견하여 가능한 한 불필요한 스테로이드를 감량하는 등 위험인자를 제거하고, 과도한 하중을 제한하여 재활훈련을 시행한다. 약물요법으로 비스포스포네이트제제에 의해 진행이 억제되거나 증상 경쾌 효과가 있을 가능성이 있어, 조기 발견이 중요하다. 그 외 증례에 따라 전기 자극, 약물 요법으로 혈관 확장제, HMG-CoA(히드록시 메틸구르타릴 CoA) 환원 효소 억제제, 항응고 요법 등도 시도되고 있다.

INDEX

ㅈ